dr. ulrich
strunz

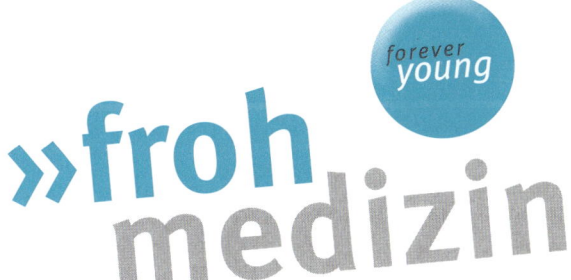

forever
young

»**froh**
medizin

HEYNE‹

Impressum

4. Auflage
Aktualisierte Taschenbuchausgabe 11/2009
© 2009 by Wilhelm Heyne Verlag, München
in der Verlagsgruppe Random House GmbH.
www.heyne.de

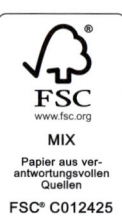

Verlagsgruppe Random House FSC-DEU-0100
Das für dieses Buch eingesetzte FSC®-zertifizierte Papier
Hello Fat Matt liefert Condat, Le Lardin Saint-Lazare, Frankreich.

Redaktion: Ernst Dahlke
Bildredaktion: Christa Jaeger
Innenlayout: Katharina Schweissguth, München
Umschlaggestaltung: Eisele Grafik-Design, München
unter Verwendung eines Fotos von mauritius images/SST
Satz und Lithos: Buch-Werkstatt GmbH, Bad Aibling
Druck und Verarbeitung: OAN, Zwenkau
Printed in Germany 2011

ISBN: 978-3-453-66026-7

Haftungsausschluss

Die Ratschläge in diesem Buch sind sorgfältig erwogen und geprüft. Sie bieten jedoch keinen Ersatz für kompetenten medizinischen Rat. Alle Angaben in diesem Buch erfolgen daher ohne jegliche Gewährleistung oder Garantie seitens des Autors und des Verlages. Eine Haftung des Autors bzw. des Verlages und seiner Beauftragten für Personen-, Sach- und Vermögensschäden ist ausgeschlossen.

Bildnachweis

Getty Images: 22 (Karen D'Silva), 92 (Altrendo), 94 (iconica), 247 (photodisc);
F1_online: 180; **Jump fotoagentur:** 4 u., 256 (Martina Sandkühler),
12, 14 (Kristina Vey), 105 (C. Botha); **Jupiterimages:** 4 o. (Thinkstock);
Stockphoto: 119, 131; **Lizenzfrei:** 98; panthermedia: 8 o. (Serge Villa),
9 (Thomas Lammeyer), 30 (Sabine Stassen), 58 (Uwe Bumann), 90 (Peter Jobst),
157 (Falk Bartels), 192 (Erwin Wodicka), 212 (Alexander Rochau),
274 (Jakub Pavlinec), 284 (Marc Dietrich), 288 (Philippa Willitts),
304 (Martin Binek), 317 (Marius Sabo); **Stock Food:** 8 u. (FoodPhotogr. Eising);
Zefa: 70 (Stockbyte); **Südwest-Verlag, München:** 6 o. (Michael Holz),
6 u. (Klaus Arras), 128 o. (Nikolas Olonetzky), 144 (Evelyn V. Kempen),
234, 269, 343 (Karl Newedel), 236 (Kristiane Vey); **Übungsfotos:** ED Archiv

dr. ulrich
strunz

forever young

»froh
medizin

+++ die neue heilkunst +++

+++ die besten strategien für ein gesundes herz +++

+++ fittes gehirn, starkes immunsystem, mehr potenz +++

HEYNE

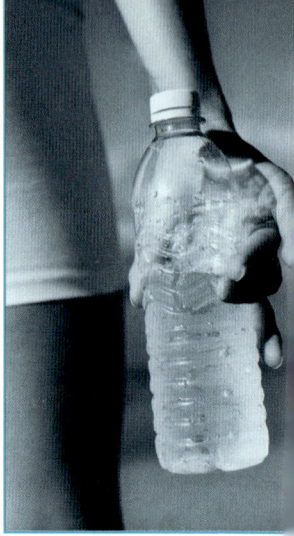

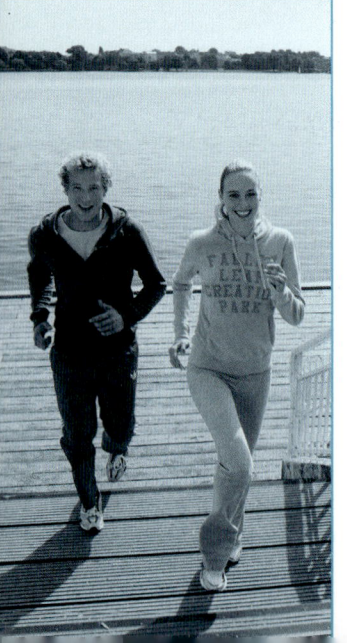

dr. ulrich strunz

forever young

»froh medizin

+++ die neue heilkunst +++

+++ die besten strategien für ein gesundes herz +++

+++ fittes gehirn, starkes immunsystem, mehr potenz +++

HEYNE

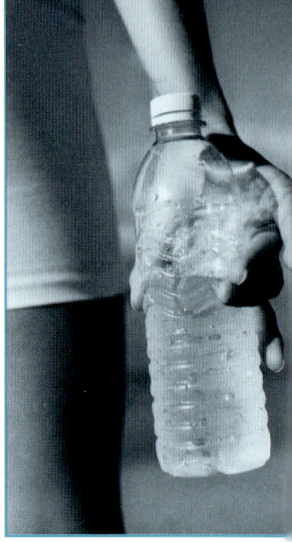

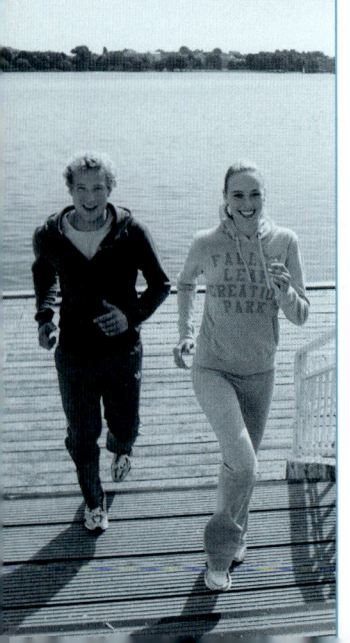

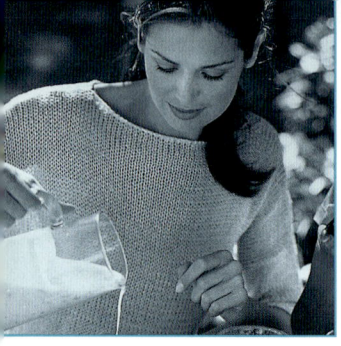

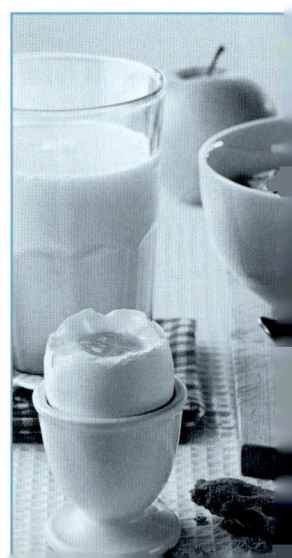

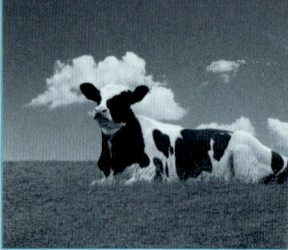

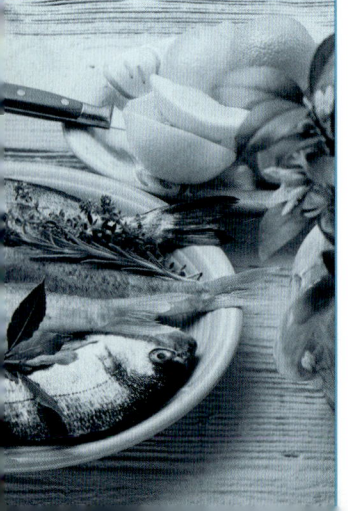

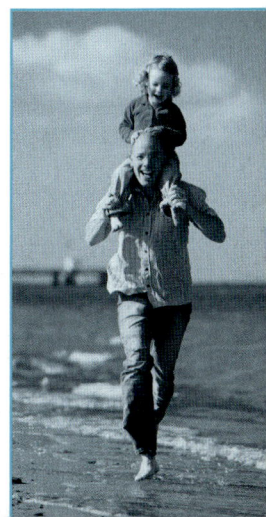

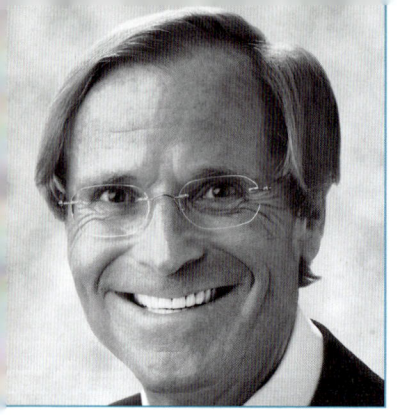

Vorwort

Was ist Frohmedizin? Ein Weg, weg von der Drohmedizin. Von den Warnungen. Wenn Du nicht … dann kommt der Herzinfarkt! Wenn Du nicht … die Tablette schluckst … dann droht der Krebs. Ein Reh schluckt keine Tabletten. Ein Kind hüpft fröhlich durch diese Welt und strahlt. Die beiden verkörpern Frohmedizin.

Frohmedizin ist ein neuer Lebensstil. Ist Lifestyle. Knochentrocken in der Drohmedizinsprache wird das Prävention genannt. Hat noch niemanden interessiert. Ein abstoßendes Wort. Frohmedizin! Leben Sie einfach so, wie die Natur es Ihnen vormacht. Und Sie wissen – und das ist alles wissenschaftlich erwiesen –, dass Sie eben nicht mehr an der Fettsucht eingehen, die Gelenke zerstören, Diabetes erleiden, am Herzinfarkt sterben müssen. Und das alles ohne jede Tablette, ohne Chemie.

Was Frohmedizin für den Menschen bedeutet?

Gerade lese ich einen Brief… Ein Highlight. Lässt mich strahlen, zeigt mir, dass Frohmedizin wieder einmal erfolgreich war: »Mein Heuschnupfen ist zu 95 Prozent verschwunden, d. h. nur noch drei Taschentücher am Tag statt vorher fünf Pakete und keine wirkungslosen Antihistaminika mehr; nach 25 Jahren mit heftigsten Beschwerden bis hin zu ersten Asthmaanfällen finde ich das spektakulär.

Ekzeme: bisher nicht mehr aufgetreten, nachdem ich zuvor jahrelang mit Kortisoncreme behandelt habe.

Herzrasen beim Einschlafen: nur noch eine müde Erinnerung für mich; ich schlafe wie ein Baby.

Rückenbeschwerden: Ihr Tipp war Gold wert; gemessen auf MedX verfüge ich nur über schlappe 57 Prozent Muskelkraft des Durchschnitts; meine Behandlung beginnt demnächst, und ich habe keinen Zweifel, dass ich wieder völlig gesund werde trotz Prolaps und Protrusion.

Achillessehnenbeschwerden: Nach meinem Abriss vor vier Jahren bin ich jetzt zum ersten Mal völlig beschwerdefrei. Da bin ich gleich mal wieder losgelaufen zusammen mit meiner Frau, ganz behutsam wegen des Rückens, aber spätestens nächstes Jahr laufe ich wieder Marathon.

Ernährung: umgestellt auf genetisch korrekte Kost, und siehe da, das schmeckt sensationell viel besser; meine Frau und ich entdecken eine völlig neue Geschmackswelt (Ihre Rezepte sind super); nebenbei habe ich mal eben acht Kilo abgenommen (wiege jetzt 74 kg bei 185 cm) und baue immer noch Fett ab (hört das auch mal wieder auf?).

Stress im Büro: perlt von mir ab wie Regen von einem Lotusblatt.«

Und diese Erfolgsbilanz wird dann noch zusammengefasst:
»Ich laufe nicht lächelnd durch den Wald, ich grinse breit vor lauter Glück. Meine Frau und ich waren in unserem ganzen Leben noch nie so glücklich wie in den letzten vier Wochen.«

Mein Verlag bat mich, das dicke Werk Frohmedizin noch mal für Sie aufzubereiten für diese Taschenbuch-Ausgabe. Ich liebe ja das Wort »essenziell«, lebenswichtig. Nun: Hier kriegen sie die Essenz aus dem großen Buch. Lauter Rezepte, die für Ihr Leben wichtig sind.

Viel Spaß beim Lesen – und TUN! Herzlichst Ihr

U. Strunz

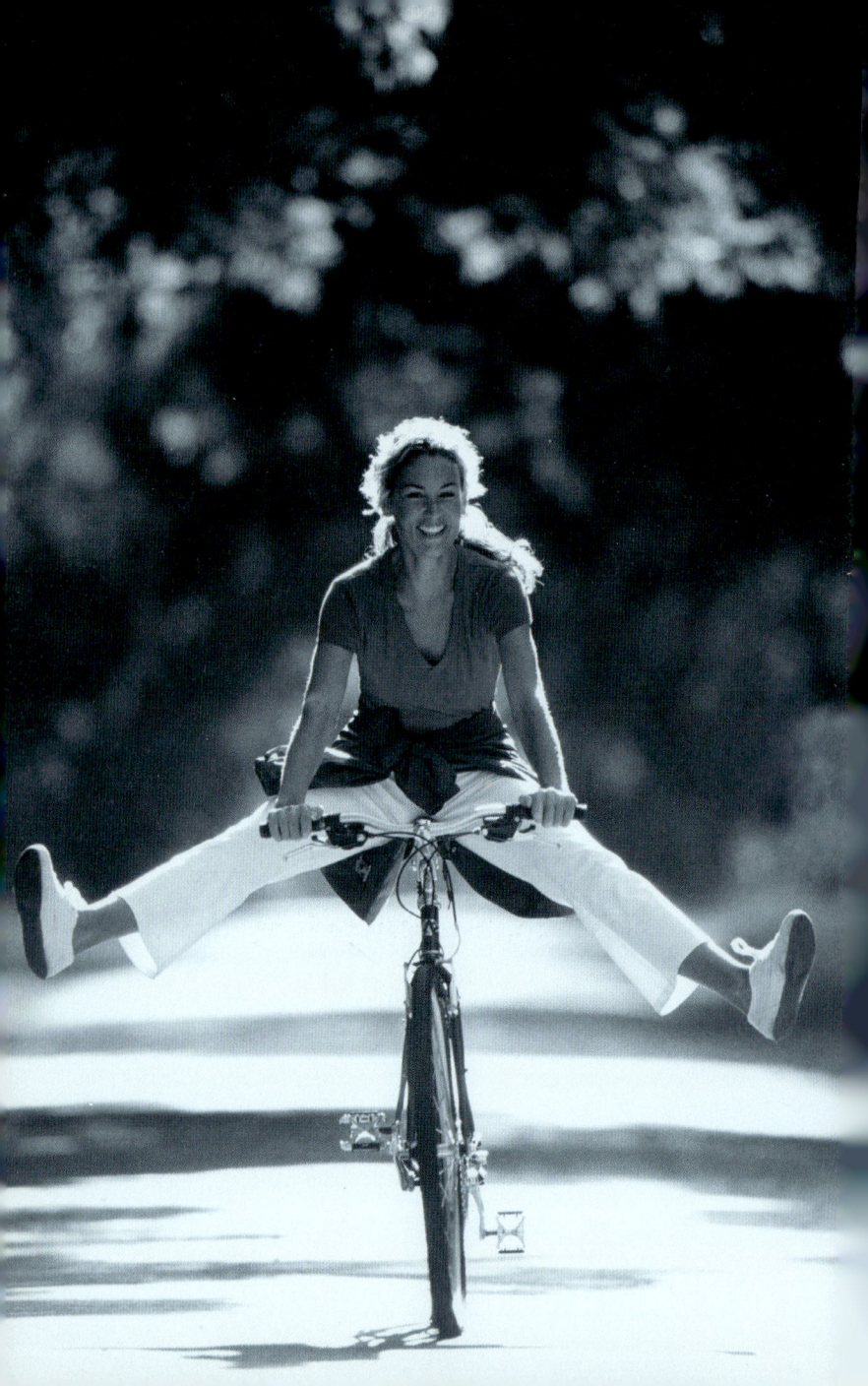

was ist gesundheit?

Absolutes Wohlbefinden. Glück. Vitalität. Biologischer Rückenwind. Das kriegt man nicht mit mehr Medizin. Tabletten sind Flickwerk. Aber bringen viel Geld. Gesundheit braucht eine neue Medizin. Frohmedizin. Und die finden Sie nicht im Arzneimittelschränkchen. Dafür auf den folgenden Seiten ...

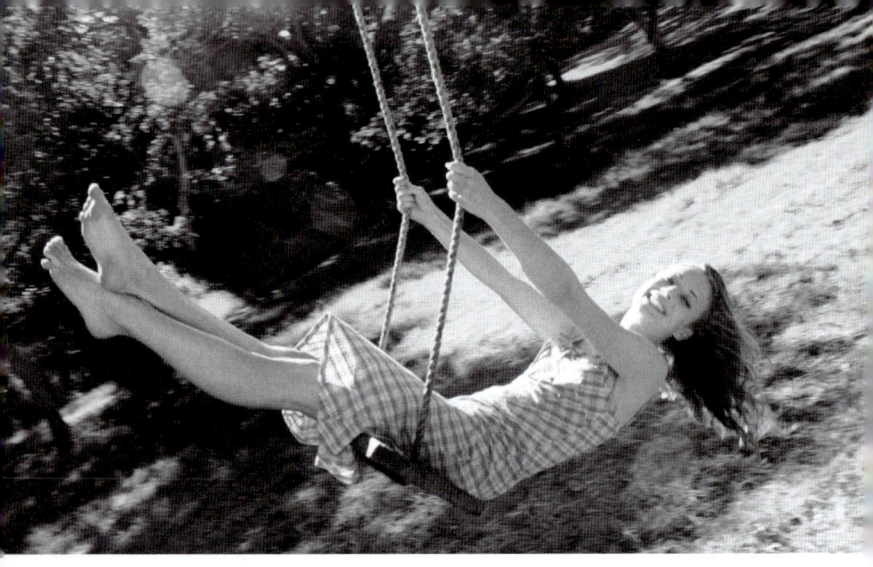

Gesundheit heißt: zunehmend fröhlich und vergnügt

Bitte haben Sie Nachsicht mit mir. Aber wenn man als Arzt heute in Deutschland gelobt wird, dann strahlt man halt. Den ganzen Tag. Und möchte sich mitteilen. Haben Sie es auch gelesen? Im meinem Forum www.strunz.com? Über das wachsende Lebensglück eines Mitmenschen? So wunderschön, dass ich mir erlaube, es zu zitieren:

»Bei mir hat es vor drei Wochen ›klick‹ gemacht. Esse nun genetisch korrekt, nehme ab (was ich 40 Jahre lang nicht konnte), bewege mich täglich – zunehmend fröhlich und vergnügt. Ergebnis: fünf Kilo weg, Blutdruckmittel halbiert, Diabetestabletten abgesetzt, Energie ohne Ende … Wie wird es erst in einem Jahr sein? Bin noch immer dick, aber nur noch glücklich.«

Das ist Frohmedizin. Es genügt doch ein einziger solcher Bericht, um sämtliche beruflichen Anstrengungen der letzten

36 Jahre in helles Licht zu tauchen. Ich bin so dankbar für das Privileg, Sie anschubsen zu dürfen.

Allein die Worte

▶ zunehmend fröhlich und vergnügt

▶ Tabletten halbiert und abgesetzt

▶ Energie ohne Ende

▶ Noch immer dick, aber nur noch glücklich

sollten jeden von Ihnen, der das noch nicht umgesetzt hat, noch nicht täglich fühlt, dazu bewegen, es HEUTE zu tun.

Und dann diese herrliche Vision: »Wie wird es erst in einem Jahr sein?« Kann ich Ihnen verraten. In einem Jahr wird die Briefeschreiberin große Probleme bekommen. Mit den Frühlingslüftchen, den erwachenden. Mit den sanften Windböen: nämlich nicht abzuheben.

Die Frage aller Fragen: Was ist Gesundheit?

Gesundheit ist Luis Trenker. Ein Mensch, der mit 96 Jahren noch die Berge dem Krankenhaus vorzog. Gesundheit ist Charlie Chaplin, der mit über 70 noch Kinder zeugte. Gesundheit ist Michael Schumacher, der hochkonzentriert eine Rakete auf Rädern uhrwerksgenau über den Nürburgring steuerte. Gesundheit ist der Ironman Andreas Niedrig, der vom Junkie zum Spitzensportler wurde. Gesundheit ist Reinhold Messner, der ohne Sauerstoff den Mount Everest besteigt. Gesundheit ist Mick Jagger, der noch als Sechziger über die Bühne fegt. Gesundheit ist Leni Riefenstahl, die Filmregisseurin, die im Alter von 90 Jahren Tauchen gelernt hat – und ihr Alter verschwieg, damit sie überhaupt runter durfte.

Gesundheit ist, wenn der immer fröhliche Schweizer Heinz Frei mit seinem Renn-Rollstuhl schon wieder Marathonsieger wird. Wenn die junge Surferin Bethany Hamilton – zehn Wochen, nachdem ein Hai ihr den linken Arm abgebissen hat – wieder lachend auf ihrem Surfbrett steht.

Gesundheit ist ein Manager, der fröhlich und ungenervt eine 6000-Mann-Firma leitet – und abends Zeit hat, mit seinen Freunden Wein trinken zu gehen. Gesundheit ist ein Mädchen, das vor Freude über einen Käfer in die Hände klatscht – und keine Antizappelphilipp-Tabletten schluckt. Gesundheit ist eine Frau, die Haushalt, Kinder und Beruf unter einen Hut bringt – ohne Burn-out-Syndrom. Gesundheit hat viele Gesichter.

Pflegen Sie sich – wie einen Oldtimer

Denn meistens sieht das Leben so aus: Zwar bekommt fast jeder Mensch einen Porsche in die Wiege gelegt, mit dem er mit 280 Sachen von Traumziel zu Traumziel durchs Leben rauschen könnte. Tun aber wenige. Die meisten landen nach ein paar Jährchen Herumkurven als Schrott mit Kolbenschaden am Straßenrand des Lebens.

Dabei ginge es doch auch anders: Waren Sie schon mal auf einem Oldtimer-Rennen? Da sehen Sie alte Maschinen. Aber Maschinen, die man liebt, hegt und pflegt, halten fast ewig. Und so ist das mit dem Körper auch. Für ihn gibt es jetzt, heute, hier eine neue Idee, eine neue Medizin. Eine, die so viel mehr kann, als Sie bisher angenommen haben. Frohmedizin.

Frohmedizin heißt: biologischer Rückenwind

In der Wissenschaft vom Menschen, in der Medizin, sucht der Mensch seit mindestens 2500 Jahren nach dem einen

Kraut gegen alle Krankheiten, nach der einen Pille, der Pille für ewige Jugend, für Gesundheit bis ins hohe Alter. Nur ein Traum. Ein Traum, fern aller Realität?

Ja, werden Sie sagen, denn der Realität begegnen wir jeden Tag. Sie lautet: Ab 30 geht es bergab. Ein Gesetz. Wir kennen sogar die Geschwindigkeit des Schwindens unserer Lebenskräfte: 1,5 Prozent pro Jahr. Alle zehn Jahre verlieren wir 15 Prozent unserer Leistungsfähigkeit – nicht nur des Gehirns – sodass wir mit 60 nur noch halbe Menschen sind. Und darüber schämen wir uns zu Recht und legen uns brav mit 78 ins Grab.

Tiere kennen kein Altern

Das wissen nur wenige Menschen: Bei den Tieren verläuft die Kurve geradeaus. Sie entwickeln sich, werden erwachsen und bleiben gleichmäßig jung und voller Lebensenergie, bis sie die ihnen zustehende genetische Lebensspanne ausgeschöpft haben. Und dann sterben sie relativ rasch. Warum verläuft das so »normal«?

▶ Sie essen, was die Natur ihnen bereitet.

▶ Sie bewegen sich.

▶ Und sie grübeln nicht.

Ich will Ihnen in diesem Buch ein Geheimnis verraten. Ein Geheimnis, das es auch Ihnen erlauben wird, Ihre Lebensspanne voll auszukosten. Wenn Sie das Geheimnis zu nutzen verstehen, können Sie bis ins hohe Alter kerngesund bleiben. Und das Beste: Sie werden diese Zeit so voller Energie und guter Laune genießen, dass Sie gar nicht mehr wissen werden, wie Sie einmal anders leben konnten.

Warum stirbt man denn mit 78?

Warum erleben nur die wenigsten von uns die uns zustehende genetische Lebensspanne von 120 Jahren? Warum geht es bei uns ab 30 bergab und mit 78 dem Ende zu? Die Antwort finden Sie in der Statistik: Sterben müssen wir alle. Nur: Woran sterben Menschen? 50 Prozent erliegen einer Herz-Kreislauf-Erkrankung. Und weitere 25 Prozent sterben an Krebs, die meisten an Krebs der Atmungsorgane und des Verdauungsapparates und der Brust.

Was sagt uns das? 75 Prozent schlafen nicht natürlich ein im Bett, dann, wenn ihre natürliche Lebensspanne ausgeschöpft ist.

Könnte man ändern. Wie? Na, durch den anderen Lebensstil. Durch präventive Medizin. Ein fürchterliches Wortgebilde. »Prävention von Herz-Kreislauf-Erkrankungen«, lockt meine Patienten nicht hinter ihrem PC vor. Weil die meisten Menschen offenbar einfach die Augen vor den harten Fakten der Realität verschließen, habe ich mir angewöhnt, diesen Komplex auch in meinen Vorträgen ein bisschen menschlicher mit dem Begriff »Frohmedizin« zu bezeichnen. Bei Frohmedizin wachen die Leute auf. Da hören sie zu. Frohmedizin ist eine neue Form der Medizin. Das ist viel mehr als Prävention. Ist der Überbau über die richtige Schulmedizin. Das sonnige Hochplateau des Lebens, nach steilem, mühseligem Anstieg – eben nach der Drohmedizin.

Im Leben ist alles eine Frage der Perspektive

Die Menschen erzählen mir immer, dass das Leben schwer sei. Und weil ich Arzt bin und mitfühlend, muss ich immer antworten: »Jaha.« Ja, stimmt auch für die 18-PS-Menschen. Die Normalmenschen. Die haben Gegenwind ihr ganzes Leben. Die quälen sich und kämpfen. Und empfinden alles als belastend und schwer. Normalverhalten. Auf die Idee, dass man durch das Leben schweben und gleiten könnte wie ein Adler mit 400 PS, mit biologischem Rückenwind, auf diese Idee kommen die Menschen gar nicht. Dabei stecken hinter diesem Bild Tatsachen, die morphologisch-anatomisch unter dem Mikroskop nachweisbar sind.

Die meisten von uns schauen jeden Morgen nach oben und fragen: Wie soll man das schaffen? Auf die Idee, dass man sich diesem täglichen Aufgabengebirge auch von oben nähern könnte, schwebend, gleitend, wie ein Adler, mit Leichtigkeit und der Frage »Chef, sonst haben wir wohl heute nichts zu tun?« – auf die Idee hat man mich auf der Universität nicht gebracht.

Es gibt doch nichts Traurigeres ...

als einen erfolgreichen Menschen mit einer Firma, 600 Angestellten, genügend Kleingeld, einem Titel, viel Wissen und einer sogenannten glücklichen Familie, der morgens um 10 Uhr am Schreibtisch sitzt und denkt: Ich kann nicht mehr. Ich mag nicht mehr. Ich will nicht mehr. Ich habe keine Lust

> **am puls der zeit**

Das ist Gesundheit

Sandy Stade aus Nürnberg schrieb mir Folgendes: »Seit über einem Jahr sind in meiner Familie drastische Veränderungen vor sich gegangen. Es wird wieder gelacht, genossen und gelebt. Und das alles dank Ihnen, Ihren Theorien, Büchern und Kassetten! Meine Eltern sind, seit sie laufen und dadurch ihre Ernährung, Lebensphilosophie und ihr Denken umgestellt haben, zwei ganz andere Menschen geworden. Meine Mutter hat in dieser kurzen Zeit fast 50 kg abgenommen. Das hatte sie vorher in zehn Jahren Abnahme-Kampf mit sämtlichen Diäten nicht geschafft. Mein Vater hat jetzt seine Erfüllung im Laufen gefunden. Er kann sich wieder an seinem Leben und dem anderer erfreuen, denkt positiv und ist total wissbegierig. Dafür noch einmal recht herzlichen Dank.«

mehr. Ich steige aus. Weil ihm die Lebensenergie fehlt. Dann nützt ihm sein Wissen nichts, der Titel nichts, das Geld nichts, die Firma nichts. Der hat verloren. Wir nennen das dann larviert-depressiv und geben schöne Tabletten wie das Antidepressivum Prozac (deutscher Handelsname: Fluctin).

Solch ein Mensch hat verloren. Ohne Energie, ohne Lebensenergie, ohne innere Begeisterung, ohne inneren Antrieb ist das ganze Leben nichts mehr wert.

Das Geheimnis heißt: biologischer Rückenwind

Fragen Sie sich doch: Was ist das Geheimnis, das Geheimnis aller Großen, die wir bewundern? Zu denen wir aufblicken und denken: Wie macht der das eigentlich? All derer, die »Weltreiche« geschaffen haben. Wie Hannibal, Cäsar, Friedrich der Große, Napoleon, Berti Vogts …

Ich nenne das biologischen Rückenwind: Mit 400 PS des Morgens aus dem Bett zu hüpfen und keinerlei Energie- und Antriebsprobleme zu haben. Den längeren Atem zu haben. Durchs Leben zu schweben. So wie ein Adler sich tragen lässt vom Wind. Nicht mühsam zu flattern und sich anzustrengen, sondern zu schweben. Das kann man machen. Darum geht es in diesem Buch. Um die echte, die wahre Gesundheit. Weit mehr als die Abwesenheit von Krankheit. Der Volksmund hat immer Recht: Gesunde haben viele Wünsche. Und Kranke meist nur einen …

Sind Sie gesund?

Na, wie geht's uns denn heute? Zwickt es nicht im Kreuz? Haben Sie ausgeschlafen? Sind Sie fröhlich? Freuen Sie sich auf den Job? Keine Kopfschmerzen? Jetlag? Leiden Sie nicht ein bisschen unter sozialer Phobie? Haarausfall? Nicht nervös? Gute Verdauung gehabt? Magen okay? Knie in Ordnung? Haut juckt nicht? Kein Stress in der Partnerschaft? Heute schon mit Freunden telefoniert? Dann dürften Sie gesund sein. Laut Definition der Weltgesundheitsorganisation ist Gesundheit ein »Zustand vollkommenen körperlichen, geistigen und sozialen Wohlbefindens.«

Nun schätzen Sie mal, wie viele Gesunde es in Deutschland gibt. Ja, genau: erschreckend wenige. Praktisch keine. Traurig, finden Sie nicht? Dabei ist das Universalrezept für ein langes, gesundes Leben sooo einfach:

▶ Bewegen Sie sich. ▶ Kontern Sie Stress. ▶ Essen Sie gut. ▶ Ergänzen Sie, was die Natur nicht mehr bietet. ▶ Und: Glauben Sie.

▶ nachschlag

Harald Schmidts Ritterschlag

Harald Schmidt, Sie wissen schon, Deutschlands schlagfertigster Hypochonder, wurde mal im Focus-Interview gefragt, ob er denn joggt. Er sagte: »Tja, da bin ich faul. Das möchte ich aber in den nächsten fünf Jahren ändern.« Dann wurde er gefragt: Lesen Sie eigentlich Fitnessbücher, rein präventiv, zum Beispiel von Fitnesspapst Strunz? Er hat gesagt: »Nein. Ich möchte auf keinen Fall so aussehen wie Herr Strunz, wie ein Brathähnchen mit einer Beckenbauer-Brille. Das hätte keine Coolness. Ich finde, so ein gepflegter Verfall – das hat was. Leute, die permanent gesund sind, können einem auch furchtbar auf den Keks gehen, oder?«

Ich wurde daraufhin natürlich oft gefragt, ob mich das nicht ärgert. Nein, Himmel. Welche Ehre! Ich grinse sowieso den ganzen Tag, grinse ich halt noch ein bisschen breiter. Und denke mir: Ach Harald, Dich krieg ich auch noch!

Was ist hierzulande normal?

An Kranken wird verdient. Deswegen erfindet man ständig neue Krankheiten. Wie das Sissi-Syndrom, die soziale Phobie, die Wechseljahre des Mannes … Ein weiterer Trick, um das Heer der Kranken auszuweiten: Den Menschen wird ins Blut geguckt – und Gesunde werden zu Kranken erklärt und Kranke zu Gesunden. Die Normwerte für Cholesterin werden herabgesetzt. Damit recht viel Menschen mehr Tabletten schlucken. Die Normwerte für Eiweiß werden herabgesetzt, damit viele Menschen denken: alles normal. Bin gesund. Und langsam immer kränker werden.

Die Normwerte für Zucker werden heraufgesetzt, damit recht viele Menschen sich mit ihrem hohen Blutzuckerspiegel ganz normal fühlen und bald an Diabetes erkranken. Was meinen Sie, wie bald es im Säckel der Gesundheitsindustrie klingelt?

All das sind Kinderlein der alten Medizin, der Drohmedizin. Frohmedizin gebiert andere Ideen. Fröhliche eben.

Was ist für mich normal?

Jeder Mensch ist erst einmal gesund, wach, fit, fröhlich – bevor ihn die Zeitschriftenlektüre zum eingebildeten Kranken

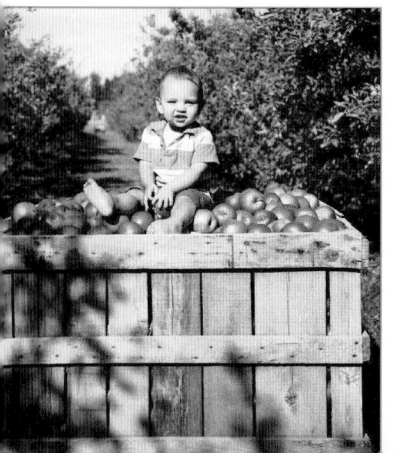

macht. Und die Fähigkeit, wach, fit, fröhlich, gesund – also normal – zu sein, kann man im Blut messen. Normal ist das Blut eines Biobauernkindes, das mit den Gänsen über den Hof tollt. Normal sieht das Blut eines Roger Federer, eines Jens Lehmann in seinen besten Jahren aus, wenn er spielend Höchstleistungen bringt: Eiweiß hoch, Zucker niedrig, Vitamine, Spurenelemente, Mineralien, Leistungshormone hoch. Das ist gesund. Das ist normal. Und das soll und kann jeder haben. Und genau das ist Frohmedizin.

Mehr Medizin = mehr Gesundheit?

Glauben Sie? Falsch. Mehr Therapien, mehr Tabletten, mehr Ärzte machen den Menschen nicht gesünder. Richtig ist: Alle medizinischen Leistungen von Krankenhaus über Hightech-Geräte und Ärzte bis zu Pillen machen zehn Prozent Ihrer Gesundheit aus. Die restlichen 90 Prozent gehen auf das Konto individueller Lebensstil plus ein bisschen auch auf das Ihrer genetischen Veranlagung.

Und wohin fließt das Geld, das Sie in die Krankenkassen zahlen? Nicht etwa in Dinge, die Ihre Gesundheit schützen. Nein, in die Behandlung von Krankheiten. Man verschreibt hochdosiertes Vitamin B1, wenn die Demenz schon da ist. Das ist Drohmedizin.

Die neue Medizin, der neue Weg

Man nimmt ernst, dass Vitamin B1 in Deutschland Mangelware ist. Falls es im Körper fehlt, wird man müde, an-

> **an puls der zeit**
>
> ## Sich ein gesundes Herz essen
> Die finnische Nordkarelien-Studie hat zum Beispiel belegt: Allein durch Ernährungsumstellung könnte die Zahl der Herzinfarkte um mehr als zwei Drittel verringert werden.

triebsarm – und blöd im Kopf. (Dass uns Vitamin B1 fehlt, kann man sogar im Ernährungsbericht der Deutschen Gesellschaft für Ernährung = DGE nachlesen.) Und dann misst man im Blut, ob Vitamin B1 fehlt. Und dann gibt man Vitamin B1. Dann wachen plötzlich alle auf, verschnüren ihren neu gewonnenen Antrieb in den Laufschuhen und irgendwann wird das Wörtchen »Demenz« aus dem Pschyrembel verschwunden sein.

Nur vier Prozent der Gesundheitsausgaben fließen in den Schutz der Gesundheit, zum Beispiel in die Prophylaxe von Karies und Aids, in Rückenschule oder sauberes Trinkwasser.

Die neue Medizin wäre …

Die Krankenkasse wirbt für herzgesundes Essen, erlaubt dem Arzt, Magnesium zu messen – und zu verschreiben. Mit ein bisschen Magnesiumpulver kann man Herzinfarkte verhindern (siehe Seite 233). Noch zahlt sie lieber jeden zehnten Euro für das kaputte Herz.

▶ nachschlag

Frohmedizin zeigt: Wie ein Arzt seinen Kunden verliert

Helmut Schlitter aus Lahr las »Forever Young«, fing mit Laufen an, stellte seine Ernährung um und schrieb mir: »Mein Hausarzt ist total begeistert. Wahrscheinlich verliert er einen Kunden. 43 kg abgenommen, Blutdruck normalisiert, Blutwerte eklatant verbessert, Belastungs-EKG exzellent. Ich bin ein anderer Mensch geworden. Im Vergleich zum Ursprungszustand bemerken alle Bekannten, ich sähe mindestens zehn Jahre jünger aus.«

Wir wollen Krankheiten vermeiden helfen ...

also die Gesundheit erhalten. Im Grunde wollen wir »Bauchtanz auf Rezept«. Noch 1996 gab es bei der Barmer 550 000 Maßnahmen zur Prävention. Dann protestierte man heftig gegen »Bauchtanzgruppen«, und Bundesgesundheitsminister Horst Seehofer strich 1997 die Maßnahmen. Das stand März 2009 in der TK-Spezial Bremen: »Der Gesetzgeber hat als Ausgabenrichtlinie zur Prävention einen Richtwert von 2,78 Euro je Versicherten festgelegt, der im letzten Jahr von der TK weit überschritten wurde. In diesem Jahr wird die TK 2,82 Euro je Versicherten zur Verfügung stellen.« Das ist bittere Realität: Keine drei Euro! Es gibt eine Lösung aus dem Denkansatz der Frohmedizin: Wir Ärzte nehmen den Patienten an die Hand – und gehen mit ihm laufen. Das wäre mein Traum. Der schon jeden Tag ein bisschen wahrer wird.

Frohmedizin finden Sie nicht im Arzneimittelschränkchen

Wenn's um die Wurst geht, wenn man betroffen ist, wenn man sich informiert, nicht wenn ein Professor »äh« sagt, »Sie sollten ...«, dann merkt der Mensch, dass ALLE Gesundheit am Laufen und am Essen hängt. Nicht nur der dicke Bauch. Warten Sie die Wurst nicht ab – suchen Sie die Antwort auf Ihre Fragen in der Frohmedizin, nicht im Arzneischränkchen im Bad. Was ist Frohmedizin? Andere nennen das, den Zeigefinger hebend, Prävention. Schade eigentlich. Da wird einem immer der Mund staubig trocken, wenn das Wort nur in die Gehirnzellen dringt. Oje, Sport. Darben. Keine Pommes mehr. Ständig zur Kontrolle zum Arzt. Für mich steckt da etwas ganz anderes dahinter. Mir fallen dazu Worte ein wie: leichter, locker, fröhlicher, leistungsfähig, wach, munter, agil, Bäume ausreißen … Werden Sie alles, wenn Sie Ihrem Körper ein wenig mehr Aufmerksamkeit schenken. So wie Sie das ganz selbstverständlich mit Ihrem Auto oder Ihrem Hund tun.

Wer kriegt den Nobelpreis?

Nicht der Arzt, der verhindert, dass Tausende von Menschen einen Herzinfarkt bekommen, erhält einen Nobelpreis. Sondern der, der die meisten Herzen transplantiert. Der Flickschuster. Die Medizin beschäftigt sich mit Reparatur. Mit Hightech-Reparatur, die viel, viel Geld bringt. Sie beschäftigt sich nicht mit Gesundheit, sondern mit Krankheit. Und sie gibt einfache Antworten. Die Antwort auf Kopfweh ist Aspirin. Die Antwort auf Stress ist Valium. Die Antwort auf Cholesterin hoch ist Lipobay. Die Antwort auf Diabetes ist die Insulinspritze.

Wie Prof. Walter M. Borz so schön schreibt in »Wir alle können länger leben«: »Schlaflosigkeit, Diabetes, Arthritis und viele Kreislaufprobleme einschließlich Bluthochdruck und einem hohen Cholesterinspiegel sind geradezu Goldgruben für die größten Hausierer auf dem Gebiet der Medizin, die Pharmafirmen.«

Einfach Frohmedizin

Dem sei der Mund offen gestanden, dem Hausarzt. Berichtet mir eine Angestellte, deren Ehemann dort soeben wieder zur jährlichen Blutkontrolle angetreten war.

Der Ehemann seinerseits hatte die Nase voll gehabt. Von den Tabletten. Von den Cholesterinsenkern. Den Statinen. Der Weltmarktführer macht damit über zwölf Milliarden

Dollar Umsatz. Für eine einzige Tablette. Muss was Tolles sein. Hilft bei 1,7 Prozent derer, die sie einnehmen. Beim Rest nicht. Ah-ja.

Jedenfalls wollte der Ehemann meiner Angestellten »das Zeug« nicht mehr nehmen. Und hat es ersetzt durch

4 GRAMM OMEGA-3

Ein Jahr lang. Die Laborbögen liegen vor mir. Vorher also mit Cholesterinsenker, nachher mit Omega-3. Zwischenraum ein Jahr.

	mit Tablette	mit Omega-3
Cholesterin	263	215
Triglyzeride	314	154

Fakten. Landen auf meinem Schreibtisch. Dass dem Hausarzt der Mund offen stehen bleibt, verstehe ich. So hat es uns die pharmazeutische Industrie nicht erzählt. Natürlich nicht.

... statt teure Pflaster

Mit Ihrer Krankheit kann man Geld machen. Mit Ihrer Gesundheit nicht. Und die Gesundwirkung steht im Kleingedruckten: Die sogenannten Statine senken den Cholesterinspiegel beeindruckend. So findet sich zum Beispiel als Werbung auf zitronengelbem Papier eines »modernen Statins«, dass es die Herzinfarktrate um 15 Prozent senkt. Die Gemeinheiten finden Sie dann im Kleingedruckten. Liest natürlich niemand. Dort steht, dass Sie diese Tablette täglich drei Jahre nehmen müssen. Und wenn man dann noch genau hinschaut, erfährt man, dass nur bei 14,1 Prozent ein Herzinfarkt verhindert wurde. In der Placebo-Gruppe sind es 16,2 Prozent. Wenn Sie also ein bisschen genauer hingucken – und die neueste Gesundheitsstudie konsultieren, kommt raus, dass 3000 Menschen drei Jahre solch ein Mittel schlucken müssten, damit am Schluss 2,1 Prozent weniger sterben. Und die anderen 97,9 Prozent? Die haben die Mittelchen umsonst geschluckt. Und spätestens seit Lipobay haben wir da doch etwas unangenehme Nebengefühle … Berechtigt, denn: Die Gruppe der »modernes Statin«-Schlucker hatte um 24 Prozent mehr Krebs. Die Hersteller sagen entschuldigend, das sei nur in dieser Studie so, bei diesen 3000 Menschen. Aber in anderen Studien nicht. Tja.

Tabletten sind Flickwerk

Die Natur ist besser. Sie ist stärker. Nehmen Sie Ihren Körper lieber erst einmal selbst in die Hand. Halten Sie ihn gesund. Dafür gibt es viele wirkungsvolle Rezepte. Die finden Sie in

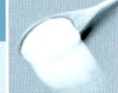

▶ nachschlag

Lauter bittere Pillen

Allen Roses, Vizepräsident eines führenden Pharmaunternehmens, sagte der britischen Zeitung Independent: »Die große Mehrheit der Medikamente – mehr als 90 Prozent – ist nur bei 30 bis 50 Prozent der Leute wirksam.« Denn die Pharmafirmen entwickeln Medikamente, die bei möglichst vielen Menschen wirken sollen. Tun sie aber nicht. Ein Medikament, passend für alle? Gibt es nicht. Genauso wie es nicht einen Schuh für alle gibt. Der Mensch ist halt sehr, sehr individuell. Das, was Roses sagt, bedeutet: Wahnsinn. In meinen Worten: Es schlucken sieben von zehn Menschen Medikamente, die zwar keine Wirkung haben – aber Nebenwirkungen.

diesem Buch. Tabletten können Sie immer noch schlucken. Wenn es zu spät ist. Denn gesund macht einen die Pille nie.

Das hat sogar Christian Barnard eingesehen. Der Mann, der über 100 Herzen verpflanzt hat. Er sagte kurz vor seinem Tod, heute würde er das nie mehr tun. Er würde sich darum kümmern, dass die Herzen gar nicht erst krank würden. Auf die Frage »Wie?« sagte er: »Ganz einfach, mit einem Bewegungsprogramm, einem Ernährungsprogramm und einem Entspannungsprogramm.« Und da bauen wir Kliniken und Krankenhäuser. Da schieben wir Herzkatheter. Da operieren wir Herzkranzgefäße. Da verpflanzen wir Herzen. Da beschäftigen wir Millionen von Menschen völlig überflüssig. Da lassen wir unsere Mitmenschen leiden. Haben Sie einmal nachts um drei zu Hause einen Herzinfarktpatienten miterlebt? Dann wissen Sie, was ich meine.

Viele Ärzte scheinen ihren Eid »ein Leben im Dienst der Menschlichkeit« vergessen zu haben. Sind Maschinisten geworden. Unser Eid lautet ganz anders. Können Sie nachlesen, auf Seite 348.

> am puls der zeit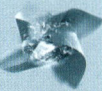

Was Gesundheit kostet

Gesundheit kostet 150 Euro. So viel investieren Sie in ein gutes Paar Laufschuhe.

Krankheit kostet die Volkswirtschaft im Jahr etwa 400 Milliarden Euro.

Viel, oder? Wenn man für jeden Deutschen – vom Säugling bis zum Greis – ein wirklich gutes Paar Laufschuhe zum Preis von 150 Euro kaufen würde, so ergäbe das eine Summe von zwölf Milliarden Euro. Und das würde nicht nur Geld sparen – sondern viel, viel Leid.

Wie sieht Ihre Zukunft aus?

Daten aus der Drohmedizin: Die Weltgesundheitsorganisation rechnet damit, dass sich die Anzahl der Krebserkrankungen von derzeit zwölf Millionen weltweit auf 15 Millionen im Jahr 2020 erhöht. Und dass sich die Anzahl der Menschen, die unter einer der Zivilisationskrankheiten leidet, in den nächsten 25 Jahren verdoppelt. Verdoppelt! Wie alt sind Sie dann?

Wir werden zwar auf dem Mars landen, Bananen mit Impfstoff essen, aber doppelt so häufig an Krankheiten sterben, die im Grunde Gesundheiten sind, die man bewahren kann. An Diabetes, an Herzinfarkt, an Schlaganfall. Wir lei-

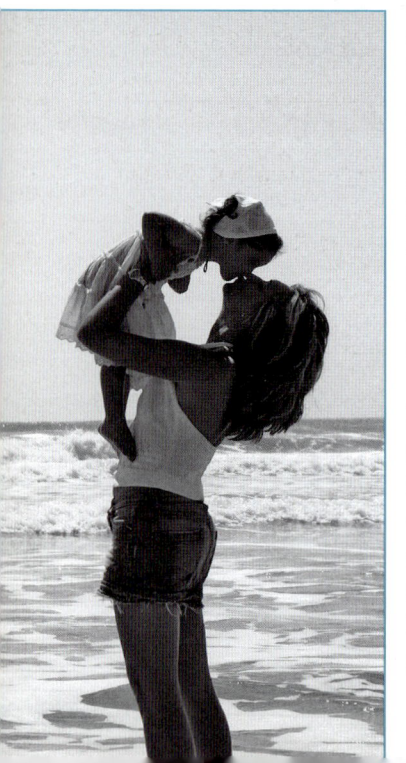

den doppelt so häufig an Schmerzen, an rheumatischen Erkrankungen, an kaputten Knochen und Gelenken, an einer traurigen Seele. Wir leiden und sterben an Krankheiten, für die es keine Hightech-Medizin braucht. Keine Supermedikamente. Nur ein bisschen Liebe und Fürsorge für den eigenen Körper. Frohmedizin eben.

Der Berliner Zukunftsforscher Mathias Horx prognostiziert die schöne neue Welt folgendermaßen: »In wenigen Jahren werden wir neue Urlaubsorte für ›Herzurlaub‹, ›Diabetiker-Urlaub‹ oder mit ›Allergie-Welten‹ haben.« Horx wird man in den Krankengettos nicht antreffen. Horx ist klug. Sowieso. Und er ist auch Läufer: »Ich organisiere mir regelmäßig meinen eigenen Wellness-Urlaub. Ich laufe mindestens jeden zweiten Tag eine bis anderthalb Stunden, meistens im Wald.«

Deutsche wollen 120 werden

Da gibt's eine Umfrage von Emnid für das populärwissenschaftliche Magazin P.M.: Jeder vierte Deutsche würde gerne 120 Jahre alt werden. Und mit 60 noch genauso jung aussehen wie mit 20. Die Menschen wollen »werden«. Und da tut sich langsam immer mehr. Nicht »werden wollen«, sondern »tun«. Sein Alter kann man machen. Luis Trenker hat es gemacht. Ernst Jünger hat es gemacht.

Wie geht das? Ganz einfach mit einem Lebensstil. Einem anderen Lebensstil. Und viel leichter, als Sie jetzt gerade glauben.

Die vier Lebenszeiträuber

Es sind vier Dinge, die uns alt und krank machen. Die uns Lebenszeit rauben. Gesunde Lebenszeit. Sie heißen: Bewegungsmangel. Stress. Übergewicht. Leere Kalorien, oder anders gesagt: Vitalstoffmangel.

Und was tun diese vier Dinge?

▶ Sie überfüttern die 40 Milliarden Fettzellen, während 70 Billionen Körperzellen hungern
▶ lassen Muskeln verkümmern
▶ verstopfen die Gefäße
▶ machen Knochen und Gelenke kaputt
▶ ersticken geistigen Elan
▶ rauben Vitalität
▶ schicken uns in Depressionen
▶ schwächen das Immunsystem
▶ drosseln die Leistung der (Sinnes-)Organe

- ▶ machen impotent
- ▶ lassen Zellen schneller altern.

Das ist Drohmedizin.

Frohmedizin heißt ...

Was schenkt uns mehr gesunde, fröhliche Lebenszeit? Bewegung. Antistress-Rezepte. Abnehmen. Mehr Vitalstoffe.

Was passiert nun, wenn Sie diese vier Lebenselixiere Ihrem Körper schenken? In meinen Worten:

- ▶ Fettzellen schrumpfen.
- ▶ 70 Billionen Körperzellen jubilieren.
- ▶ Muskeln wachsen.
- ▶ Blutgefäße werden glatt, jung und frei.
- ▶ Das Herz wird jung.
- ▶ Knochen und Gelenke werden stabil.
- ▶ Kreativität und Konzentration wachsen.
- ▶ Man fühlt sich vital, hochleistungslustig.
- ▶ Die Laune ist so gut, dass man andere ansteckt.
- ▶ Das Immunsystem lacht jeden Grippevirus und jede Krebszelle aus.
- ▶ (Sinnes-)Organe ackern fürs Wohlbefinden.
- ▶ Er steht, immer öfter.

Das ist Frohmedizin!

Frohmedizin = ein Stück Unsterblichkeit

Das Enzym der Unsterblichkeit heißt Telomerase. Kein Witz, sondern wissenschaftlicher Fakt. Das Enzym schützt die Telomere, also die Schutzkappen an Ihren Chromosomen, vor dem Abbau, vor dem Verfall. Diese Schutzkappen, die Telomere lösen sich im Laufe ihres Lebens auf und … der Körper stirbt. Mit mehr von dem Schutzenzym Telomerase lebt der Körper länger.

Mehr von diesem Wunderenzym bitte! Na und? Machen Sie sich's doch.

Die Gebrauchsanweisung finden Sie natürlich wieder von Prof. Dr. Ornish in der berühmten medizinischen Fachzeitschrift Lancet Oncol 2008; 9:1048. Ornish war der Arzt, der als Erster bewiesen hat, dass man verengte Herzkranzgefäße wieder frei bekommt. Ohne Operation. Einfach so.

Und jetzt gibt er eine präzise Gebrauchsanleitung, dieses Wunderenzym Telomerase innerhalb von drei Monaten um 29,84 Prozent (sagt der wirklich) zu steigern. Ein unglaubliches Angebot.

Wie das geht? Das schreibe ich Ihnen mal wörtlich hin:

▶ Vollwertkost, basierend auf Obst, Gemüse, das volle Korn und kaum Mehl
▶ Nur zehn Prozent tierisches Fett (außer Fisch!)
▶ Täglich 30 Minuten Walking
▶ Täglich eine Stunde Yoga, Meditation, Visualisation, Muskelentspannung
▶ Zum Essen Sojaeiweißpulver, 3 Gramm Fischöl, 100 internationale Einheiten Vitamin E, 200 Mikrogramm Selen, 2 Gramm Vitamin C.

Das war's. Falls Ihnen das Schema grob bekannt vorkommt, ist das kein Zufall. Es gibt nur eine Wahrheit, mit geringen Modifikationen. Forever young.

Viele von Ihnen leben ja bereits so: Obst, Gemüse, Eiweiß, Bewegung, Meditation und … Nahrungsergänzungsmittel. Tun Sie doch schon!

Ist das nicht herrlich? Viele von Ihnen haben bereits 30 Prozent mehr von dem Enzym der Unsterblichkeit im Blut. Der entscheidende Punkt: Lösen Sie sich von den ach so wohlmeinenden Pharmafirmen und deren Glücksverheißungen. Die Natur ist stärker. Soeben von Prof. Ornish erneut bewiesen.

▶▶ die fünf regeln der frohmedizin

Sie wollen wieder jung werden, gesund, vital, fröhlich – ein neuer Mensch? Geht ganz einfach, mit fünf Regeln:

▶ 1. Regel: *Bewege dich täglich, wie ein Kind*

Beim richtigen, fröhlichen Puls. Wenigstens 30 Minuten lang. Übersetzt für den Erwachsenen heißt das: Forever-Young-Lauf. Lesen Sie ab Seite 111. Wer mehr will, tut täglich noch zehn Minuten etwas für seine Muskeln. Siehe Seite 126.

▶ 2. Regel: *Iss all das, was die Natur herstellt*

Die Natur kann es besser als die Industrie. Die Industrie ernährt uns zu 80 Prozent – mit Fertigprodukten. Minimieren Sie diesen Anteil zugunsten von Lebensmitteln, die da heißen: Fisch, Geflügel, mageres Fleisch, Eier, Milchprodukte, Nüsse, Samen, Öle, Getreide, Soja, Hülsenfrüchte, Obst und Gemüse (auch in seiner rohen, in seiner flüssigen Form) und trinken Sie viel Wasser. Gehen Sie zum Biobauern. Seine Früchte enthalten ein Drittel mehr Vitamin C (steht hier als Platzhalter für viele Vitalstoffe), liefern mehr Lebensenergie (Seite 145) – und haben kaum Schadstoffe.

▶ 3. Regel: *Ergänze, was die Natur nicht bietet*

Oder was man sich nicht durch die Natur zuführt (weil man gerade keine Zeit zum Wokken hat oder Fisch nicht mag). Die Natur bietet nicht mehr so viele Vitalstoffe wie vor 100 Jahren. Untersuchungen zeigen, dass zum Beispiel in Lebensmitteln bis zu 70 Prozent weniger Magnesium, Selen, Jod, Vitamin C, Folsäure enthalten ist. Doch davon brauchen wir mehr, weil wir verstärkt Stress ausgesetzt sind, durch Umweltgifte und Mehrarbeit. Ergänzen Sie Vitalstoffe individuell auf Ihren Bedarf zugeschnitten. Der Arzt kann im Blut messen, was fehlt. Und wer einmal gezielt die leeren Tanks füllt, fühlt, wie der alltägliche Gegenwind plötzlich dreht.

Und einen in Form von Rückenwind in ein fröhliches, agiles, gesundes Leben stupst. Das zählt mehr als jede Studie.

▶ 4. Regel: *Gib dem Stress keine Chance*

Die Weltgesundheitsorganisation erklärte Stress zu einer der größten Gesundheitsgefahren des 21. Jahrhunderts. 70 Prozent (!!!!) aller Krankheiten sind auch stressbedingt. Heben Sie mit dem Forever- Young-Lauf (Seite 111)Ihre Stressresistenz an und lesen Sie mein Grundrezept gegen den Stress ab Seite 304.

▶ 5. Regel: *Glaube an etwas*

Nichts ist stärker als die Kraft des Geistes. Egal ob Sie an Gott glauben, an Buddha oder an das Gute im Leben – oder an Ihren Arzt. Warum sonst wirkt ein Scheinmedikament, heilt in Europa 40 Prozent, in Brasilien sogar 70 Prozent der Menschen, die es nehmen? Weil die Menschen glauben.

Dazu ein paar Zahlen ...

▶ 30 Minuten Bewegung täglich senken die Zahl chronischer Krankheiten um bis zu 80 Prozent.

▶ Wer sich nicht stressen lässt, feit sich vor 70 Prozent aller Krankheiten.

▶ Wer abnimmt, gesund isst, senkt sein Krankheitsrisiko um 50 Prozent.

▶ Wer täglich Obst und Gemüse isst, senkt sein Krebsrisiko um 30 Prozent.

▶ Wer täglich eine Vitaminpille nimmt, halbiert das Risiko, eine Erkältung zu kriegen. Für »Erkältungen« können Sie auch jede Menge andere Krankheiten einsetzen – denn ein gutes Immunsystem schützt.

▶ Wer glaubt, wer Gottvertrauen hegt, lebt im Durchschnitt sieben Jahre länger als Nihilisten, Skeptiker und Zyniker.

▶ ▶ Der Forever-Young-Test

Auf den folgenden Seiten erstellen Sie Ihre kleinen persönlichen Gesundheitsprofile. Und die tragen Sie dann in die Tabelle auf Seite 57 ein.

Wie stressfest sind Sie?

Den einen beflügelt Stress, den andern macht er alt und krank. Und was macht Stress mit Ihnen? Testen Sie selbst.

1	Sport ist Mord, dafür haben Sie keine Zeit?	☐ JA ☐ NEIN
2	Haben Sie gerade eine Scheidung oder eine Trennung hinter sich?	☐ JA ☐ NEIN
3	Hatten Sie kürzlich einen Unfall, eine ernste Krankheit, eine Operation?	☐ JA ☐ NEIN
4	Leiden Sie unter Schlafstörungen?	☐ JA ☐ NEIN
5	Haben Sie häufiger das Gefühl, dass Ihnen alles über den Kopf wächst?	☐ JA ☐ NEIN
6	Haben Sie finanzielle Sorgen?	☐ JA ☐ NEIN
7	Sitzen Sie häufiger vor dem Fernseher als mit Freunden etwas zu unternehmen?	☐ JA ☐ NEIN
8	Sind Sie häufig mal verärgert über Nachbarn und/oder Kollegen?	☐ JA ☐ NEIN
9	Fühlen Sie sich öfters mal von Ihren Kollegen und/oder Freunden enttäuscht?	☐ JA ☐ NEIN
10	Trösten oder entstressen Sie sich oft mit Süßigkeiten?	☐ JA ☐ NEIN
11	Sind Sie oft eifersüchtig?	☐ JA ☐ NEIN
12	Verspüren Sie oft Neid?	☐ JA ☐ NEIN
13	Arbeiten Sie mehr als acht Stunden und leiden darunter?	☐ JA ☐ NEIN
14	Streiten Sie häufig mit Mitmenschen?	☐ JA ☐ NEIN
15	Erheben Sie ab und zu die Stimme gegen Kollegen oder Familienmitglieder?	☐ JA ☐ NEIN
16	Rauchen Sie mehr als fünf Zigaretten pro Tag?	☐ JA ☐ NEIN
17	Arbeiten oder wohnen Sie unter starker Lärmbelästigung?	☐ JA ☐ NEIN

18	Trinken Sie jeden Tag mehr als ein Glas Alkohol?	☐ JA ☐ NEIN
19	Suchen Sie oft nach verlegten Dingen?	☐ JA ☐ NEIN
20	Schlafen Sie in der Regel weniger als sieben bis acht Stunden?	☐ JA ☐ NEIN
21	Sind Sie mit Ihrem Liebesleben unzufrieden?	☐ JA ☐ NEIN
22	Sitzen Sie mehr als 10 000 km pro Jahr im Auto?	☐ JA ☐ NEIN

Auswertung: Zählen Sie Ihre Ja-Stimmen.

0 bis 3 Punkte: Sie führen ein beneidenswert stressfreies Leben. Hält jung!

4 bis 7 Punkte: Etwas Ärger muss noch nicht an der Gesundheit kratzen. Trotzdem: Achten Sie auf sich. Ein Schnupfenvirus hat nun leichteres Spiel. Gönnen Sie sich Ruhe und eine Extraportion Vitamin C. Stellen Sie das Rauchen ein. Schalten Sie um – auf Essen und Trinken nach der Esspyramide (siehe Seite 141).

8 bis 12 Punkte: Sie lassen sich schon etwas zu viel stressen. Versuchen Sie gegen jeden Ihrer Stressoren etwas zu tun. Sie sind nun besonders anfällig für Krankheiten und Unfälle. Noch ist es nicht zu spät. Eine Entspannungstechnik kann Ihnen Jahre schenken. Lesen Sie ab Seite 310.

Mehr als 12 Punkte: Das Stressmaß ist voll. Sie riskieren den Verlust Ihrer Gesundheit – Sie haben nur eine. Sprechen Sie unbedingt mit Ihrem Arzt – er kann Ihnen auch helfen, die Stressoren in den Griff zu bekommen. Mehr über Stress finden Sie ab Seite 304.

MEIN STRESSPROFIL

☐ ☺ super	☐ ☺ so la la	☐ ☺ muss was tun

Haben Sie genug Vitalstoffe?

Zu Vitalstoffen zählt all das, was Ihnen Leben schenkt. Alles was lebenswichtig, sprich essenziell ist, was auf Ihrem Teller liegen muss: Eiweiß, essenzielle Fettsäuren, Vitamine, Mineralstoffe, Spurenelemente und Sekundäre Pflanzenstoffe (heißt hier: Biostoffe). Beantworten Sie die folgenden Fragen:

▶ ▶ Der Forever-Young-Test

Sind Sie ausreichend mit Biostoffen versorgt?

1. Halten Sie Ihr Gewicht ohne Diäten? ☐ JA ☐ NEIN
2. Essen Sie fünfmal am Tag frisches Obst, Salat oder Gemüse (auch als Saft)? ☐ JA ☐ NEIN
3. Kaufen Sie Gemüse und Obst beim Biobauern nach Saison? ☐ JA ☐ NEIN
4. Essen Sie zwei- bis dreimal pro Tag Rohkost? ☐ JA ☐ NEIN
5. Wählen Sie meistens Vollkorn- anstatt Weißmehlprodukte? ☐ JA ☐ NEIN
6. Essen Sie mindestens zweimal die Woche (See-)Fisch? ☐ JA ☐ NEIN
7. Mögen Sie Quark und Putenbrust lieber als Schnitzel und Wurst? ☐ JA ☐ NEIN
8. Gehen Sie mit Zucker sparsam um? ☐ JA ☐ NEIN
9. Sie achten darauf, dass nicht so viel tierische Fette in Ihre Adern wandern? ☐ JA ☐ NEIN
10. Gehen Sie eher selten in die Kantine zum Essen? ☐ JA ☐ NEIN
11. Ein Fertiggericht kommt nicht in die Tüte? ☐ JA ☐ NEIN
12. Verwenden Sie täglich mindestens zwei Esslöffel Oliven- oder Rapsöl über den Salat oder zum Kochen? ☐ JA ☐ NEIN
13. Steht ein Teelöffel Leinöl täglich auf Ihrem Speiseplan? ☐ JA ☐ NEIN
14. Essen Sie täglich Nüsse oder Samen? ☐ JA ☐ NEIN
15. Trinken Sie mindestens drei Liter Wasser, Saftschorle oder Tee? ☐ JA ☐ NEIN
16. Trinken Sie nicht mehr als ein Glas Wein pro Tag? ☐ JA ☐ NEIN
17. Sind Sie Nichtraucher? ☐ JA ☐ NEIN
18. Sie sind selten gestresst oder können mit Stress gut umgehen? ☐ JA ☐ NEIN

Auswertung: Wenn Sie mehr als zwei Fragen mit »Nein« beantwortet haben – und nicht schon mit ausgeklügelter, auf Ihren Bedarf zugeschnittener Nahrungsergänzung nachhelfen, dann fehlen Ihnen mit großer Wahrscheinlichkeit Biostoffe. Kann Ihr Arzt im Blut messen (siehe ab Seite 77). Wie Sie künftig gesünder essen, lesen Sie ab Seite 131. Und ob Sie Nahrungsergänzung brauchen, erfahren Sie ab Seite 180.

Sind Sie ausreichend mit Eiweiß versorgt?

Sie brauchen alle vier Stunden etwa 30 Gramm gesundes Eiweiß – ohne Fett. Denn Ihr Körper besteht aus Eiweiß. Ihre Muskeln, Ihr Immunsystem, sogar die Moleküle der guten Laune.

Ist Ihr Bedarf gedeckt? Beantworten Sie die folgenden Fragen.

1	Essen Sie täglich oder alle zwei Tage ein Stück Fisch?	☐ JA ☐ NEIN
2	Steht viermal die Woche ein Sojaprodukt auf Ihrem Speiseplan?	☐ JA ☐ NEIN
3	Essen Sie drei- bis fünfmal die Woche Hülsenfrüchte?	☐ JA ☐ NEIN
4	Essen Sie wirklich nur ein- bis zweimal die Woche ein bisschen Wurst?	☐ JA ☐ NEIN
5	Essen Sie wirklich seltener als einmal die Woche rotes Fleisch?	☐ JA ☐ NEIN
6	Essen Sie ein- bis zweimal die Woche Geflügel oder Wild?	☐ JA ☐ NEIN
7	Genehmigen Sie sich täglich ein bis zwei Milchprodukte?	☐ JA ☐ NEIN
8	Ziehen Sie Vollkorn- den Weißmehlprodukten vor?	☐ JA ☐ NEIN
9	Essen Sie täglich ein Stück Käse?	☐ JA ☐ NEIN
10	Kombinieren Sie pflanzliches und tierisches Eiweiß (Kartoffel mit Quark, Ei mit Bohnen), um die biologische Wertigkeit (Eiweißqualität) zu erhöhen?	☐ JA ☐ NEIN

Auswertung: Wenn Sie mehr als zwei Fragen mit »Nein« beantwortet haben, steht es schlecht um Ihre Eiweißversorgung. Können Sie messen – im Blut. Der Blut-Eiweißspiegel sollte höher als 7,5 mg/dl sein. Mehr über Eiweiß lesen Sie ab Seite 192. Setzen Sie mehr magere Milchprodukte, Hülsenfrüchte, Fisch, Geflügel und Wild auf Ihren Speiseplan – und shaken Sie sich ruhig mal einen Fitness-Drink aus einem guten Eiweißkonzentrat (siehe Seite 210).

MEIN VITALSTOFFPROFIL

☐ 😊 super   ☐ 😐 so la la   ☐ 😞 muss was tun

▶ ▶ Der Forever-Young-Test

Sind Sie zu dick?

Haben Sie zu viel auf den Rippen, zu viel Fett, das Ihre Gesundheit erdrückt? Weil jeder Mensch gerne mit Formeln spielt, können Sie jetzt ein Maßband und den Taschenrechner holen und losrechnen:

Der BMI und das Risiko

Tüfteln Sie Ihren BMI (Body-Mass-Index) aus – das Kriterium der Weltgesundheitsorganisation für Fettleibigkeit.

$$BMI = \frac{\text{Gewicht in Kilogramm}}{\text{Körpergröße (m) x Körpergröße (m)}}$$

Rechenbeispiel, für einen 70-Kilo-Menschen mit 1,70 Meter Körpergröße:

$$BMI = \frac{70 \text{ kg}}{1,70 \text{ m x } 1,70 \text{ m}} = 24,22$$

Die Gewichtsklassen der WHO

Unter 18,4	Untergewicht
18,5 bis 24,9	Normalgewicht
25,0 bis 29,9	Übergewicht
30,0 bis 34,9	Fettleibigkeit
35,0 bis 39,9	schwere Fettleibigkeit

Wie lautet Ihr BMI? _____

Gefährlicher Wohlstandsbauch

Jeder vierte Deutsche entwickelt unter seinem Wohlstandsbauch ein Metabolisches Syndrom. Riskiert, irgendwann an der Dialyse zu hängen, Herzinfarkt und Schlaganfall zu bekommen. Und statt Übergewicht abzubauen, werden Tabletten geschluckt. Gegen Diabetes, gegen Bluthochdruck, gegen hohes Cholesterin. Wie zum Beispiel Lipobay. Ist natürlich auch ein Weg. Lohnt sich – fragt sich nur, für wen. Für Sie oder für die Pharmaindustrie?

Der Waist-to-Hip-Ratio (WHR)

Wer wissen will, ob er schon ein Gesundheitsbömbchen unter dem Bauchfett trägt, holt sich ein Maßband und schlingt es um den Bauch. Der Taillenumfang kann das Risiko für Diabetes, Arteriosklerose, Herzinfarkt und Schlaganfall vorhersagen. Eine bauchbetonte Fettverteilung (Apfel-Typ, der bei Männern häufiger auftaucht) ist besonders gefährlich. Also schlingen Sie das Maßband um die Hüfte, notieren Sie sich den Wert, und dann schlingen Sie es um den Bauch.

$$WHR = \frac{Taillenumfang}{Hüftumfang}$$

Ihr WHR: _____

▶ Kommt für Männer ein Wert größer als 1,0 heraus und für Frauen ein Wert größer als 0,85, dann sollten Sie schleunigst dem schlechten Fett auf die Pelle rücken. Denn Sie riskieren Ihr Leben.

MEIN GEWICHTSPROFIL

| ☐ ☺ super | ☐ ☻ so la la | ☐ ☹ muss was tun |

Wie fit sind Sie?

Kommen Sie auf der Treppe schnell aus der Puste, ist die Einkaufstüte ein Schwergewichtsproblem? Finden Sie doch gleich einmal heraus, wie fit Sie sind. Folgender kleiner Check hilft Ihnen dabei. Testen Sie mit ein paar Übungen Ihre Ausdauer, Kraft, Beweglichkeit und Ihren Gleichgewichtssinn. Notieren Sie Ihre Ergebnisse und führen Sie die Tests alle vier Wochen durch. Dann wissen Sie, ob Sie Fortschritte gemacht haben. Das motiviert.

Wie steht es um Ihre Ausdauer?

Die Ausdauer ist ein Maß für Gesundheit, Energie und Leistungsfähigkeit. Unter anderem ein Garant für ein gesundes Herz. Wem die Ausdauer fehlt, der stellt sich im Leben auch immer hinten an. Wie viel Energie haben Sie? Das können Sie mit unserem Stepptest ganz leicht testen. Sie brauchen nur eine Treppe und eine Stoppuhr. Wenn Sie keinen Pulsmesser besitzen, können Sie Ihren Puls mit dem Mittelfinger am Handgelenk oder am Hals ertasten.

▶▶ Der Forever-Young-Test

So geht's

▶ Ermitteln Sie zunächst Ihren Ruhepuls im Sitzen. Und zwar so: Zählen Sie 30 Sekunden lang die Pulsschläge. Multiplizieren Sie den Wert mit zwei. Dann wissen Sie, wie oft Ihr Herz in der Minute in Ruhe schlägt.

▶ Steigen Sie dann mit einem großen Schritt zwei Treppenstufen rauf und wieder runter. Rechtes Bein, linkes Bein. Achten Sie darauf, dass Sie dafür zwei Sekunden brauchen. Wiederholen Sie diese Übung genau drei Minuten lang.

▶ Fühlen Sie gleich danach Ihren Puls und ermitteln Sie genauso wie vorher den Ruhepuls Ihren Belastungspuls.

▶ Wenn Sie es genauer wissen wollen, lesen Sie den Wert während der Übung mit einem Pulsmesser ab.

▶ Eine Minute nach Testende, bzw. vier Minuten nach Testbeginn messen Sie erneut Ihren Puls. Dieser Wert ist Ihr Erholungspuls.

▶ Mit der folgenden Formel können Sie jetzt Ihren Ausdauerleistungsindex errechnen:

Ruhepuls (RP) + Belastungspuls (BP)
+ Erholungspuls (EP) – 200 geteilt durch 10

$$\text{Ausdauerindex} = \frac{RP + BP + EP - 200}{10}$$

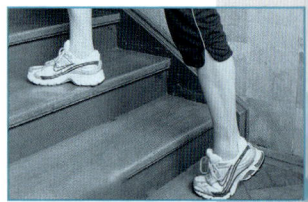

Auswertung:	Frauen	Männer
Gut	‹14	›12
Mittel	14–18	12–16
Schlecht	›18	›16

Und wie steht es um Ihre Kraft?

Muskeln formen unseren Körper, sorgen für eine aufrechte Haltung und einen kräftigen Rücken. Sie geben uns Power – sie sind der Ort, wo Energie entsteht. Folgende Tests verraten Ihnen, wie gut Ihre Muskeln in Schuss sind und welche Muskelregionen Sie besonders berücksichtigen sollten.

Bauch- und Hüftbeugemuskulatur: Legen Sie sich auf den Rücken und winkeln Sie die Beine in einem 90-Grad-Winkel an. Klemmen Sie Ihre Füße unter einem Sofa oder Bett ein oder lassen Sie diese von einer anderen Person festhalten.
Arme hinter dem Kopf verschränken. Richten Sie sich innerhalb von 30 Sekunden so oft wie möglich auf. Die Ellenbogen sollten die Knie berühren. Stoppen Sie die Zeit und zählen Sie die Anzahl der Sit-ups.
Falls Sie Bandscheibenprobleme haben, ist diese Übung nichts für Sie. Führen Sie diese bitte auch nur dazu aus, um ihre Muskelkraft auszutesten. Zum Training ist die Übung nicht geeignet.

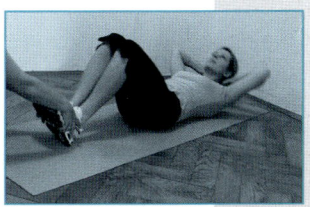

Auswertung:	Frauen	Männer
Gut	›14	›17
Mittel	9–14	12–17
Schlecht	‹9	‹12

Armkraft: Gehen Sie in die Liegestützposition. Lassen Sie aber dabei Ihre Knie auf dem Boden aufliegen. Beugen Sie Ihre Arme, bis Ihre Brust fast den Boden berührt und strecken Sie die Arme dann wieder ganz durch. Stoppen Sie die Zeit. Wie viele Liegestütze schaffen Sie in 30 Sekunden?

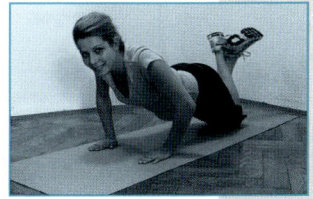

Auswertung:	Frauen	Männer
Gut	›21	›25
Mittel	12–21	17–25
Schlecht	‹12	‹17

Wie steht es um Ihre Beweglichkeit?

Durch das viele Sitzen verkürzte Muskeln führen zu einer schlechten Haltung, Muskelverspannungen und Rückenschmerzen. Wer dagegen seine Muskeln dehnbar und geschmeidig macht, vermeidet Verspannungen und sieht insgesamt auch viel geschmeidiger aus. Testen Sie, ob Ihre Muskeln ausreichend beweglich sind.

Rücken und Beine: Sie stehen mit geschlossenen Beinen und durchgestreckten Knien. Beugen Sie den Rumpf nach vorne und versuchen Sie mit den Händen den Boden zu berühren. Schaffen Sie es, dann müssen Sie sich keine Sorgen machen. Wenn nicht, dann ermitteln Sie den Abstand zwischen Händen und Boden mit einem Lineal.

Auswertung:	Frauen	Männer
Gut	Handflächen berühren Boden	Fingerspitzen erreichen Boden mit Leichtigkeit
Mittel	Fingerspitzen berühren Boden leicht	erreichen Boden beinahe
Schlecht	Fingerspitzen erreichen Boden nicht	Finger-Boden-Abstand >5 cm

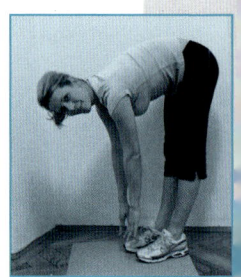

Schultergürtel: Führen Sie einen Arm von oben, den anderen Arm von unten hinter den Rücken. Jetzt versuchen Sie, die Hände so weit wie möglich einander anzunähern. Die Hände sollten sich berühren. Andernfalls messen Sie den Abstand mit einem Maßband.

Auswertung:	Frauen	Männer
Gut	Hände können sich greifen	Fingerspitzen berühren sich
Mittel	Fingerspitzen berühren sich	Fingerabstand 1–10 cm
Schlecht	Fingerspitzen berühren sich nicht	Fingerabstand >10 cm

Und wie steht es um Ihr Gleichgewicht?

Ein ausgeprägter Gleichgewichtssinn begünstigt die Wahrnehmung und Orientierung im Alltag, weil die beiden Gehirnhälften optimal zusammenarbeiten.

So geht's: Stellen Sie sich auf den Boden und drücken Sie ein Bein mit der Hand gegen den Po. Schließen Sie die Augen. Wie lange können Sie das Gleichgewicht halten, ohne groß zu wackeln? Machen Sie den Test mit beiden Beinen und bilden den Mittelwert aus beiden Ergebnissen.

Auswertung:

Gut	›5 Sekunden
Mittel	3–5 Sekunden
Schlecht	0–2 Sekunden

Auswertung der Tests:

Zeichnen Sie die Testergebnisse in die folgende Tabelle ein. Bei den Kategorien »Kraft« und »Beweglichkeit« nehmen Sie jeweils den Mittelwert der beiden Kraft- und Beweglichkeitstests. Dann kennen Sie Ihr Fitnessprofil.

	Ausdauer	Kraft	Beweglichkeit	Gleichgewicht
Gut	☐	☐	☐	☐
Mittel	☐	☐	☐	☐
Schlecht	☐	☐	☐	☐

Schlecht abgeschnitten? Die gute Nachricht: Können Sie leicht ändern, in jedem Alter. Ab Seite 111 finden Sie alles über den Forever-Young-Lauf. Ab Seite 124 können Sie zusätzlich was für Ihre Muskeln tun – in nur zehn Minuten.

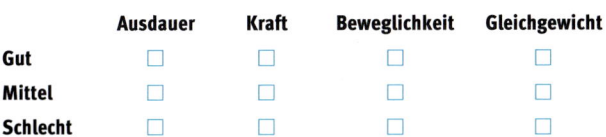

MEIN FITNESSPROFIL

☐ 😊 super   ☐ 😐 so la la   ☐ 😠 muss was tun

▶ ▶ Der Forever-Young-Test

Schlägt Ihr Herz gesund?

Muten Sie Ihrem Herz ein bisschen zu viel zu, oder sorgen Sie dafür, dass es lange, glücklich vor sich hin schnurrend, für Sie schlagen wird?

1 War Ihr Blutdruck in den vergangenen zwei Jahren erhöht (über 140/85 mmHg)? Wissen Sie nicht? Dann messen Sie jetzt in Ihrer Apotheke.   NEIN **0**   JA **2**

2 Ist Ihr LDL-Cholesterin höher als 180 mg/dl?
Oder HDL-Cholesterin kleiner als 30 mg/dl?   NEIN **0**   JA **2**

3 Rauchen Sie?

Nein	**0**
Weniger als 30 Zigaretten	**1**
Mehr als 30 Zigaretten pro Tag	**2**

4 Errechnen Sie Ihren Body-Mass-Index.
BMI = Körpergewicht in kg/Körpergröße in m². Liegt er

unter 25	**0**
über 25, aber unter 30	**1**
über 30	**2**

5 Wie hoch ist Ihr Ruhepuls?

80 bis 90	**0**
über 90	**2**
unter 80	**1**

6 Arbeiten Sie vorwiegend im Sitzen und machen Sie keinen/wenig Ausdauersport?   NEIN **0**   JA **2**

7 Stichwort Diabetes ...

Sie selbst leiden darunter.	**2**
Ein naher Verwandter leidet darunter.	**1**
Weder Sie noch ein naher Verwandter hat Diabetes.	**0**

8 Essen Sie wenig Obst und Gemüse?   NEIN **0**   JA **2**

9 Nehmen Sie die Pille, rauchen gleichzeitig und sind zwischen 30 und 40?   NEIN **0**   JA **1**

10 Arbeiten Sie oft angespannt, unter Zeitdruck?   NEIN **0**   JA **1**

11	Hatten Verwandte bereits vor dem Alter von 65 einen Herzinfarkt oder Schlaganfall?	NEIN **0** JA **1**
12	Achten Sie auf ausreichend Herzschutzstoffe Folsäure, Vitamin B1 und B6, Vitamin C, E, Karotinoide und Magnesium?	JA **0** NEIN **2**
13	Essen Sie mindestens zweimal in der Woche Seefisch?	JA **0** NEIN **2**
14	Achten Sie täglich auf Herzschutzfette: Olivenöl, Rapsöl, Walnussöl, Leinöl – und täglich 20 Gramm Nüsse?	JA **0** NEIN **1**
15	Essen Sie häufig Fertigprodukte, Süßes und Weißmehlprodukte?	NEIN **0** JA **2**

Zusatzfragen

Spüren Sie öfter ein kurzes Stechen in der Herzgegend?	☐ **JA** ☐ **NEIN**
Kommen Sie schnell aus der Puste?	☐ **JA** ☐ **NEIN**

Auswertung

Mehr als 7 Punkte: Hochrisiko! Ihr Herz ist starken Belastungen ausgesetzt. Nehmen Sie ab, fangen Sie an zu laufen und rauchen Sie weniger. Und lesen Sie das Herzkapitel ab Seite 212. Haben Sie die letzten beiden Fragen mit »Ja« beantwortet, dann gehen Sie bitte so bald wie möglich zum Arzt.

3 bis 6 Punkte: Leichtes Risiko! Ihr Herz-Kreislauf-Risiko ist leicht erhöht. Behalten Sie die kritischen Faktoren im Auge. Und kümmern Sie sich um Ihr Herz. Meine Rezepte finden Sie ab Seite 332. Falls Sie eine der letzten beiden Fragen mit »Ja« beantwortet haben, sollte Ihr Arzt einen Herzcheck machen.

0 bis 2 Punkte: Niedriges Risiko! Ihr Herz ist in einem Topzustand und wird ewig für Sie schlagen – Glückwunsch.

MEIN HERZPROFIL

☐ ☺ super	☐ ☺ so la la	☐ ☹ muss was tun

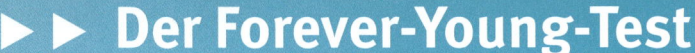

▶ ▶ Der Forever-Young-Test

Wie stark ist Ihr Immunsystem?

Wie fit ist Ihr Immunsystem? Steht es Ihnen bei im Kampf gegen Stress und Schadstoffe aus der Umwelt? Oder liegt es müde brach?

Treffen folgende Aussagen auf Sie zu?

1. Obst und Gemüse esse ich höchstens ab und zu. ☐ JA ☐ NEIN
2. Bio? Nein, das esse ich nicht. ☐ JA ☐ NEIN
3. Ich finde, Eiweiß ist gefährlich. ☐ JA ☐ NEIN
4. Fisch mag ich nicht, darum esse ich ihn auch nicht zweimal in der Woche. ☐ JA ☐ NEIN
5. Ich nehme weder Olivenöl, noch halte ich viel von täglich einem Teelöffel Leinöl. ☐ JA ☐ NEIN
6. Ich trinke mehr als ein Glas Wein oder Bier pro Tag. ☐ JA ☐ NEIN
7. Ich schlafe in der Regel weniger als sieben Stunden. ☐ JA ☐ NEIN
8. Ich rauche. ☐ JA ☐ NEIN
9. Ich mache überhaupt keinen Sport, oder ich treibe intensiv Leistungssport. ☐ JA ☐ NEIN
10. Ich muss häufig kortisonhaltige Medikamente nehmen. ☐ JA ☐ NEIN
11. Mein Job ist ganz schön stressig. ☐ JA ☐ NEIN
12. Ich habe finanzielle Sorgen. ☐ JA ☐ NEIN
13. Meine Partnerschaft ist nicht die glücklichste, oder ich bin ein unglücklicher Single. ☐ JA ☐ NEIN
14. Ich bin ein Stubenhocker, tanke weniger als 30 Minuten Tageslicht jeden Tag. ☐ JA ☐ NEIN
15. Ich bin mehr als drei Mal im Jahr erkältet. ☐ JA ☐ NEIN
16. Ich leide unter einer Allergie. ☐ JA ☐ NEIN
17. Meine Wunden heilen nur ganz langsam. ☐ JA ☐ NEIN
18. Ich hab häufig schmerzhafte Bläschen im oder am Mund. ☐ JA ☐ NEIN
19. Ich fühle mich morgens bleiern müde, obwohl ich genug geschlafen habe. ☐ JA ☐ NEIN

Auswertung: Wenn Sie hier oft »Nein« gesagt haben, dürfte Ihr Immunsystem fit sein und Sie vor Krankheiten schützen. Aber jedes »Ja« nagt an Ihrer Abwehrkraft. Tipps für die Abwehr ab Seite 256.

MEIN IMMUNPROFIL

| ☐ 😊 super | ☐ 😐 so la la | ☐ 😟 muss was tun |

Stehen Sie auf festen Knochen?

Wie steht es um Ihre Knochen? Steuern Sie auf eine Osteoporose zu – oder auf eine stabile, gesunde Zukunft?

1	Essen Sie selten frisches Gemüse?	☐ JA ☐ NEIN
2	Trinken Sie täglich mehr als zwei Gläser Alkohol?	☐ JA ☐ NEIN
3	Trinken Sie viel Kaffee?	☐ JA ☐ NEIN
4	Rauchen Sie täglich mehr als 20 Zigaretten?	☐ JA ☐ NEIN
5	Nehmen oder nahmen Sie länger als sechs Monate Kortisonpräparate ein?	☐ JA ☐ NEIN
6	Nehmen Sie regelmäßig Schilddrüsenpräparate ein?	☐ JA ☐ NEIN
7	Stolpern oder stürzen Sie in letzter Zeit häufig?	☐ JA ☐ NEIN
8	Gehen Sie weniger als eine Stunde pro Tag nach draußen?	☐ JA ☐ NEIN
9	Treiben Sie wenig oder gar keinen Sport?	☐ JA ☐ NEIN
10	Sind Sie sehr schlank?	☐ JA ☐ NEIN
11	Machen/machten Sie häufig radikale Diäten?	☐ JA ☐ NEIN
12	Sind Sie kleiner geworden, oder haben Sie bei sich einen zunehmenden Rundrücken bemerkt?	☐ JA ☐ NEIN
13	Hatten Sie bereits einen Knochenbruch, dem kein größerer Sturz oder Unfall vorausging?	☐ JA ☐ NEIN
14	Waren/sind Sie sechs Monate oder länger bettlägerig oder im Rollstuhl?	☐ JA ☐ NEIN
15	Ist Ihre Bewegungsfreiheit durch Lähmungen oder Ähnliches beeinträchtigt?	☐ JA ☐ NEIN

16 Leiden/litten Verwandte unter einer Osteoporose? ☐ JA ☐ NEIN

17 Hatten Mutter, Vater oder Geschwister in der
Vergangenheit einen Unterarm-, Wirbelkörper-
oder Schenkelhalsbruch? ☐ JA ☐ NEIN

Nur für Frauen

18 Sind Sie kinderlos? ☐ JA ☐ NEIN

19 Setzte Ihre Periode erst nach dem 16. Lebensjahr ein? ☐ JA ☐ NEIN

20 Hatten Sie einen Menstruationsausfall von mehr
als 12 Monaten? ☐ JA ☐ NEIN

21 Wurden bei Ihnen die Eierstöcke entnommen? ☐ JA ☐ NEIN

22 Nehmen Sie Hormone ein? ☐ JA ☐ NEIN

23 Haben die Wechseljahre vor dem 45. Lebensjahr
eingesetzt? ☐ JA ☐ NEIN

Nur für Männer

18 Hat die Potenz nachgelassen? ☐ JA ☐ NEIN

19 Wächst der Bart nicht mehr so wie früher? ☐ JA ☐ NEIN

20 Sind Ihnen Achsel- und Schamhaare ausgefallen? ☐ JA ☐ NEIN

Auswertung: Jede Frage, die Sie mit »Ja« beantworten, erhöht Ihr Osteoporose-Risiko. Haben Sie mehr als drei Fragen mit »Ja« beantwortet und sind Sie älter als 35, dann sollten Sie vielleicht mal die Knochendichte messen lassen. Wenn Sie sehen, dass da was ziemlich marode ist, vielleicht tun Sie dann ganz schnell was dagegen: ein bisschen mehr bewegen, ein bisschen Licht tanken, ein wenig mehr Kalzium plus Vitamin D und Eiweiß zuführen … Es ist so einfach mit stabilen Knochen durchs Leben zu schweben. Sie müssen nur anfangen, sich zu bewegen. Jetzt.

MEIN KNOCHENPROFIL

☐ 😊 super ☐ 😐 so la la ☐ 😟 muss was tun

Wie steht es um Ihre Seele?

Ist das Weinglas halb leer oder halb voll? Sehen Sie die strahlend weiße Wand, oder konzentrieren Sie sich auf den winzigen schwarzen Fliegenschiss in der Ecke? Stagnieren Sie im Leben und sind unzufrieden?

1 Leben Sie in einer glücklichen festen Beziehung?

Ja, seit über zwei Jahren.	0
Instabile Partnerschaft.	1
Nein, ich bin Single.	2

2 Haben Sie gute Freunde? Und lernen Sie auch leicht neue Menschen kennen?

Natürlich!	0
Es geht so.	1
Leider nein.	2

3 Wie stehen Sie zu Sex?

Ich genieße meine Sexualität.	0
Mein Sexualleben ist ganz okay.	1
Ich habe selten Sex.	2

4 Wie ist Ihre Grundstimmung?

Optimistisch, gelassen.	0
Zweifelnd, ungeduldig.	1
Depressiv, gestresst.	2

5 Sind Sie emotional intelligent?

Ja, ich spüre oft, was in anderen vorgeht.	0
Manchmal kann ich Stimmungen erahnen.	1
Nein, ich »erspüre« keine Stimmungen.	2

6 Ein lukrativer Job wird Ihnen angeboten – eine völlig neue Herausforderung. Sie ...

... kündigen den alten Job.	0
... hadern mit dem Schicksal.	1
... gehen das Risiko nicht ein.	2

7 Sind Sie mit Ihrem Einkommen zufrieden?

Ja.	0
Nein, aber das wird sich ändern.	1
Nein. Leider wird sich das nicht ändern.	2

▶ ▶ Der Forever-Young-Test

Auswertung

9 bis 14 Punkte: Sie gehören nicht zur Spezies »glücklicher« Mensch. Und dagegen sollten Sie etwas tun. Oft hilft schon, Bewegung ins Leben einzubauen oder einen Vitalstoffmangel auszugleichen. Sie haben nur ein Leben – und es ist einfach schön, es zu genießen. Packen Sie es an.

4 bis 8 Punkte: Ihr Leben ist in Ordnung, nicht immer – und wenn Sie so genau drüber nachdenken, könnte es besser sein. Wird besser, wenn Sie Ihren Körper fit machen, das ist Voraussetzung für einen fröhlichen Geist. Starten Sie auf Seite 111.

0 bis 3 Punkte: Sie beneidenswerter fröhlicher Glückspilz. Heißen Sie Gottschalk?

MEIN SEELENPROFIL

☐ ☺ super   ☐ ☻ so la la   ☐ ☹ muss was tun

Wie fit ist Ihr Kopf?

Leiden Sie schon unter leichter Demenz, oder gehören Sie zu der Spezies der Gehirnakrobaten? Testen Sie selbst.

Wie dement sind Sie?

Es gibt zwei leichte schnelle Tests, mit denen Ärzte schon früh Veränderungen der geistigen Leistungsfähigkeit erkennen können.

Test 1: Welche Dinge kann man in einem Supermarkt kaufen? Sie haben eine Minute Zeit, nennen Sie so viele Artikel wie möglich. Ihre Zahl: _____

Auswertung: Wenn Sie mindestens 30 geschafft haben, ist noch alles im grünen Bereich. Wenn nicht, dann sprechen Sie mit Ihrem Arzt. Bitte gleich notieren, nicht vergessen!

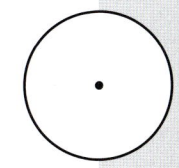

Test 2: Malen Sie in den Kreis die fehlenden Ziffern einer Uhr. Und stellen Sie die Zeiger auf 19.40 Uhr.

Auswertung: Können Sie das noch? Dann ist alles in Ordnung. Wenn nicht, sprechen Sie mit Ihrem Arzt. Im Ernst: Wiederholen Sie diese beiden Tests jährlich in den nächsten 50 bis 90 Jahren am besten mit Ihrem Partner.

Wie gut ist Ihr Hirn versorgt?

1	Essen Sie täglich 20 Gramm Nüsse?	☐ JA ☐ NEIN
2	Essen Sie dreimal in der Woche fetten Seefisch?	☐ JA ☐ NEIN
3	Treiben Sie täglich 30 Minuten Sport?	☐ JA ☐ NEIN
4	Spielen Sie ein Instrument?	☐ JA ☐ NEIN
5	Sind Sie Gehirnbenutzer: Sie lesen, Sie spielen Schach, Sie diskutieren mit Freunden, Sie reisen, Sie lieben kulturelle Veranstaltungen?	☐ JA ☐ NEIN
6	Achten Sie auf Ihren täglichen Eiweißbedarf von 1,5 Gramm pro Kilogramm Körpergewicht?	☐ JA ☐ NEIN
7	Essen Sie täglich fünfmal Obst und Gemüse, frisch vom Biobauern?	☐ JA ☐ NEIN
8	Nehmen Sie täglich Ihren Teelöffel Leinöl und zwei Esslöffel Olivenöl?	☐ JA ☐ NEIN
9	Meiden Sie Fertigprodukte und Junkfood?	☐ JA ☐ NEIN
10	Wählen Sie Vollkorn- statt Weißmehl – und nutzen Sie Zucker nur als Gewürz?	☐ JA ☐ NEIN
11	Trinken Sie täglich drei Liter Mineralwasser, Früchte- oder Kräutertees?	☐ JA ☐ NEIN
12	Ein Glas Wein oder Bier täglich ist Ihr Alkohollimit?	☐ JA ☐ NEIN
13	Sie sind Nichtraucher?	☐ JA ☐ NEIN
14	Sind Sie schlank?	☐ JA ☐ NEIN

Auswertung: Je mehr »Ja« Sie angekreuzt haben, desto fitter sind Ihre grauen Zellen. Mit jeder Frage, die Sie mit »Nein« beantwortet haben, rücken Sie der Demenz ein Stückchen näher. Und sollten sich ab Seite 290 informieren.

▶ ▶ Der Forever-Young-Test

Und wie fit ist Ihr Hirn?

1. Geheimbotschaft: Entziffern Sie folgenden Brief. Es handelt sich um einen Code, den Sie dechiffrieren müssen. Sie haben fünf Minuten Zeit.

Khdadq Kdrdq, vdmm Rhd Hgq Fdghgm admtsydm, akdhas dr dvhf itmf.
Hgq Tkh Rsqtmy

2. Abwägen: Vor Ihnen sitzen neun Katzen. Sehen alle gleich aus, sind gleich groß. Eine hat aber gerade eine Diät hinter sich und wiegt ein Kilo weniger, ist also leichter als die anderen. Zum Wiegen haben Sie eine alte große Balkenwaage mit zwei Schalen. Und Sie dürfen nur zweimal wiegen. Wie finden Sie die schlanke Katze raus?
Tipp: Nehmen Sie Stift und Papier in die Hand.

3. Entwickeln: Folgende Zahlenreihen sind nach einer Regel aufgebaut. Wie heißt dann die jeweils letzte Zahl in der Reihe? Die sollen Sie finden. Sie haben fünf Minuten Zeit.

1, 7, 13, 19, 25, ?
18, 22, 28, 36, 46, 58, ?
1, 2, 4, 8, 16, 32, ?
7, 7, 14, 12, 12, 24, ?
17, 10, 20, 13, 26, 19, ?
27, 9, 18, 6, 15, ?
63, 21, 81, 27, 87, 29, ?

Auflösungen zu 3: 31, 72, 64, 22, 38, 5, 89

Auflösung zu 2: Setzen Sie auf jede Waagschale drei Katzen. Kippt die Waage auf eine Seite, dann ist die leichte Katze im anderen Team. Bleiben die Schalen auf gleicher Höhe, befindet sich die leichte Katze im nicht gewogenen Katzentrio. Von diesem Katzentrio setzen Sie zwei auf die Waage – und schon wissen Sie, wer die leichte ist.

Auflösung zu 1: 1. Lieber Leser, wenn Sie Ihr Gehirn benutzen, bleibt es ewig jung. Ihr Uli Strunz

5

Auswertung: Alle Aufgaben geschafft? Sie kluger Kopf, Sie. Dann lesen Sie sicher auch das Kapitel zum »Gehirn« ab Seite 290. Auch nur eine nicht geschafft? Ab auf Seite 300 zum Gehirntraining.

Wie gut sind Ihre Gene?

Betreiben Sie Ahnenforschung. Haben Sie Gene mitgekriegt, die Sie fit 120 Jahre alt werden lassen – oder ist Ihre Biomasse auf Risiko programmiert? Alzheimer, Krebs, Herzinfarkt, Schlaganfall haben auch eine genetische Komponente. Aber: Nach dem Test müssen Sie nicht gleich Ihr Testament schreiben. Die Gene spielen nur eine kleine Rolle – eine gesunde Lebensweise trickst sie aus.

Alzheimer

▶ Schwester oder Bruder betroffen	Risiko	37 %
▶ Ein Elternteil betroffen	Risiko	37 %
▶ Zwei Verwandte betroffen	Risiko	54 %
	Mein Risiko	_____

Typ-2-Diabetes

▶ Bruder oder Schwester betroffen	Risiko	24 %
▶ Ein Elternteil betroffen	Risiko	22 %
▶ Zwei Verwandte betroffen	Risiko	41 %
	Mein Risiko	_____

Prostatakrebs

▶ Bruder betroffen	Risiko	26 %
▶ Vater betroffen	Risiko	14 %
▶ Zwei Verwandte betroffen	Risiko	30 %
	Mein Risiko	_____

▶ ▶ Der Forever-Young-Test

Brustkrebs

▶ In der Familie taucht Brustkrebs zweimal auf und
Eierstockkrebs auch zweimal   Risiko   91 %
▶ Brustkrebs taucht zweimal im Alter unter 50 auf   Risiko   25 %
▶ Einmal Brustkrebs und einmal Eierstockkrebs
in der Familie   Risiko   10 %

Mein Risiko_____

Darmkrebs

▶ Bruder oder Schwester betroffen   Risiko   9 %
▶ Ein Elternteil betroffen   Risiko   9 %
▶ Zwei Verwandte betroffen   Risiko   16 %

Mein Risiko_____

Herzerkrankung

▶ Bruder oder Schwester betroffen   Risiko   48 %
▶ Ein Elternteil betroffen   Risiko   50 %
▶ Zwei Verwandte betroffen   Risiko   >50 %

Mein Risiko_____

Auswertung: Nun? Haben Sie ein erhöhtes Risiko für eine dieser Krankheiten? Dann sprechen Sie sofort mit Ihrem Arzt über die nötigen Vorsorgeuntersuchungen. Diese sollten Sie früh und regelmäßig wahrnehmen. Und lesen Sie das entsprechende Kapitel in diesem Buch.

MEIN GENPROFIL

☐ 😊 super   ☐ 😐 so la la   ☐ 😟 muss was tun

Der große Forever-Young-Test

Tragen Sie hier Ihre Testergebnisse ein.

	super	so lala	muss was tun
Mein Stressprofil	☐	☐	☐
Mein Vitalstoffprofil	☐	☐	☐
Mein Gewichtsprofil	☐	☐	☐
Mein Fitnessprofil	☐	☐	☐
Mein Herzprofil	☐	☐	☐
Mein Immunprofil	☐	☐	☐
Mein Knochenprofil	☐	☐	☐
Mein Seelenprofil	☐	☐	☐
Mein Gehirnprofil	☐	☐	☐
Mein Genprofil	☐	☐	☐

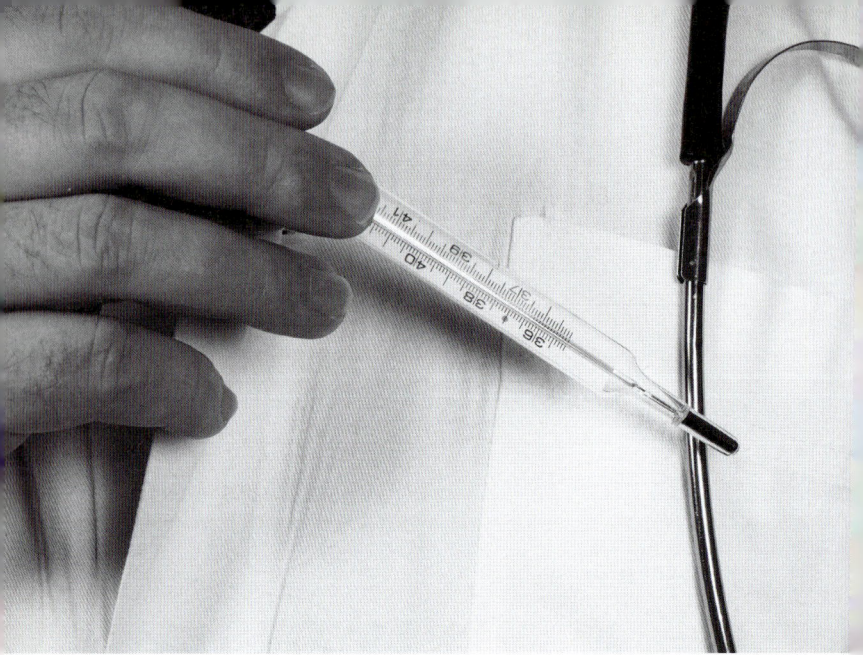

Der große
GESUNDHEITSCHECK
beim Arzt

m alten China ging man zum Arzt, um gesund zu bleiben. Und dafür hat der Arzt sein Geld bekommen. Wurde der Patient krank, bekam der Arzt gar nichts mehr. Das ist Frohmedizin. Die sieht so aus, dass der Gesunde zum Arzt geht und sagt: »Herr Doktor, ich möchte noch lange so gesund bleiben, wie ich bin.« Und das tut er dann auch. Haben Sie schon mal messen lassen, wie gesund Sie sind? Was der Arzt alles messen kann, zahlt nicht immer die Kasse. Außer der Arzt sagt: »Ich habe den Verdacht, dass diese und jene Krankheit vorliegt.« Tut er das nicht, dann kriegen Sie es als Individuelle Gesundheitsleistung – IGeL genannt. Hier ein paar Zahlen, was so was kostet:

▶ Zink (zum Beispiel Immunsystem): ca. 3 Euro
▶ Magnesium (für Nerven und Muskeln): ca. 3 Euro
▶ Selen (Immunsystem): ca. 30 Euro
▶ Antioxidativer Status (Zellschutz): ca. 20 Euro
▶ PSA-Test (Prostatakrebs): ca. 8 Euro
▶ C-reaktives Protein (Herzinfarktrisiko): ca. 7 Euro

Sie sehen: Die Gesundheit zu checken kostet Geld. Und je mehr Sie wissen wollen, desto teurer wird es. Aber für Ihr

▶ nachschlag

Wir Ärzte leiden unter dem Wort IGeL

IGeL heißt, der Patient bekommt seine Gesundheitsvor-sorge, zahlt aber selbst dazu. Das Problem: Keiner da, der kontrolliert. Der Arzt sagt: Sie brauchen … Und Sie brau-chen vielleicht nicht. Da bleibt nur eines: informieren. Und einen Arzt suchen, dem man vertraut. Wir haben alle einen Eid geschworen … Den zu brechen ist ein Verbrechen. Was IGeL betrifft, habe ich hauptsächlich ethische Beden-ken. Das ist Zwei-Klassen-Medizin. Die Reichen können sich ihre Gesundheit leichter erhalten, die Armen tun sich schwerer damit. Nur sollten wir uns bitte nichts politisch korrekt vormachen. Das ist schließlich nichts Neues. Das war schon immer so. Welche Versicherung hat denn ein Gesundheitsminister? Kasse oder Privat? Und die Dritte-Klasse-Medizin übersehen wir verschämt: Die Versorgung der dritten Welt. Der Ausweg? Bitte keine wohlfeilen State-ments, keine hohlen Appelle, sondern: Einsicht. Aufwa-chen. Lernen. Tun! Endlich verstehen, dass es billiger ist, die Gesundheit zu erhalten, als die Krankheit zu behan-deln. Und humaner allemal.

Auto zahlen Sie ja auch und denken mitunter auch an teure Ausstattung. Besprechen Sie es mit Ihrem Arzt, fragen Sie ihn, was er für nötig hält, fragen Sie auch, unter welchen Umständen das die Kasse denn zahlen würde – und klären Sie das Ganze auch noch mit der Krankenkasse ab.

IGeL, ja muss das denn sein?

Immer mehr Ärzte bieten Individuelle Gesundheitsleistungen (IGeL) an, die von der gesetzlichen Krankenkasse nicht bezahlt werden. Geschäftemacherei? Prof. Johannes Köbberling, Leiter des Zentrums für Innere Medizin der St. Antonius-Kliniken in Wuppertal, sagte einmal im Spiegel-Interview: »Ganz wenig davon ist sinnvoll, darunter etwa Impfungen für Fernreisen. Ansonsten aber bedeutet IGeL für mich ›Intransparentes Gemisch entbehrlicher Leistungen‹. Die meisten Angebote sind medizinisch fragwürdig, manche sogar schädlich.«

Wie war das? Wie bitte? Vorsorge ist Absahne? Homozystein ist Absahne? Selbstverständlich hat Prof. Köbberling freie Hand. Er hat keine Kostenprobleme. Die Kliniken dürfen im Gegensatz zu den niedergelassenen Ärzten unbedenklich viele Blutwerte machen. Tun die auch täglich. Hier sitzt einer auf höchstem Ross – und im Glashaus.

Die Lebensversicherung: Herz-Kreislauf-Vorsorge

Ab 35 sollten Sie alle zwei Jahre einen Herz-Kreislauf-Check vornehmen. Sind Sie Risikopatient, also übergewichtig, Raucher oder Diabetiker, oder haben Sie Herzkranke oder Schlaganfall-Opfer in Ihrer Familie, dann sollten Sie jährlich Ihr Herz und Ihre Gefäße auf Gesundheit abklopfen lassen.

Das tut der Arzt mit Worten: mit der Anamnese. Denn so findet er heraus, ob Sie beruflich unter Stress stehen, der Opa Ihnen Risikogene vererbt hat, Sie Asthma oder eine andere Krankheit haben, die Ihrem Herz nicht gut tut, Sie rauchen oder Medikamente nehmen. Sollten Sie ihm alles erzählen. Und dann hört er Ihr Herz natürlich ab. (Übrigens: Ein guter Arzt arbeitet auch mit seinen Händen. Rührt Ihr Arzt Sie nicht an, dann sollten Sie ihn wechseln.) Er misst den Blutdruck – und untersucht Ihr Blut. Genaueres zeigen folgende Untersuchungsmethoden:

▶ **Das Belastungs-EKG:** Ein EKG zeigt die elektrischen Aktivitäten Ihres Herzens. Das kann der Arzt in Ruhe machen, wenn Sie liegen – oder, besser, bei Belastung. Das Belastungs-EKG zeigt, wie fit Ihr Herz ist. Der Arzt befestigt Messelektroden an Ihren Armen, Beinen und am Brustkorb. Die sind mit einem Aufzeichnungsgerät verbunden, das die elektrischen Reize ableitet, die Ihr Herz pausenlos schlagen lassen. Das Gerät zeichnet eine Zickzackkurve, je nachdem wie sich die Elektroimpulse in Ihrem Herz ausbreiten. Oft zeigt sich erst unter Anstrengung, ob ein Herz zu wenig Blut abbekommt. Ob ein Risiko für einen Herzinfarkt vorliegt.

▶ **Die Doppler-Sonographie:** Der Arzt untersucht mit einem Ultraschallkopf Ihre Gefäße auf Richtung und Geschwindigkeit des Blutflusses. So stellt er Verengungen (verkalkte Adern) fest. Schmerzlos, ohne Nebenwirkungen, schnell und kostengünstig.

▶ **Wichtig: Ultraschall spürt auch das Schlaganfallrisiko auf.** Mittels Ultraschall (Doppler-Sonographie) kann der Arzt auch die das Hirn versorgenden Gefäße untersuchen, die Halsschlagadern. Sind sie verkalkt? Kommt nicht mehr genug Sauerstoff zum Gehirn? Dann kann das schon irgendwann zum Hirninfarkt führen.

Thrombosecheck

Kennen Sie Ihr Thromboserisiko? Ein Pfropf sitzt in der Ader, kann ins Hirn oder Herz spülen und dort einen Infarkt

Gesunde Gefäße schützen vor Herzinfarkt und Schlaganfall

Diese Werte sollten Sie kennen und bei Ihrem Gesundheitscheck abfragen lassen:

▶ Blutdruck (ideal: <120/80 mmHg)
▶ Körperfett (ideal: <20 Prozent)

Sonstige Risikofaktoren
▶ Rauchen Sie?
▶ Tauchte Herzinfarkt in Ihrer Familie auf?
▶ Ist Ihr BMI (siehe Seite 40 f.) größer als 25?

Und das erzählt das Blut
▶ Blutzucker, nüchtern (ideal: <100 mg/dl)
▶ Blutzuckergedächtnis HbA1C-Wert
(ideal: <6 Prozent)
▶ Cholesterin (gesamt, HDL und LDL) Quotient
  Gesamt-/HDL-Cholesterin (ideal: <5)
▶ Blutfette. Triglyzeride (ideal: <100 mg/dl)
▶ Homozystein (ideal: <10mg/dl, besser <5)
▶ Lipoprotein (a) (ideal: <30 mg/dl)
▶ Stress, Cortisolspiegel morgens (ideal: <150 ng/ml)
▶ High-sensitivity C-reaktives Protein (hs-CRP)
  (ideal: <1 mg/dl)

auslösen. Betroffen sind Menschen über 40, vor allem mit Krampfadern, Übergewicht, Rauchen, Bewegungsmangel. Auch die Pille erhöht das Risiko. Angeborene Störungen in der Blutgerinnung können die Entstehung von Thrombosen begünstigen, das Risiko auf das 30fache steigern. Kann man im Blut messen. Mehr als fünf Prozent der Deutschen leiden unter einer genetischen Störung der Blutgerinnung. Wer sein Risiko kennt, kann in der Schwangerschaft, bei einer Hormonbehandlung oder bei Langzeitflügen vorbeugen.

Der Ganzkörper-Scan

Für den Ami normal. In die Röhre legen und von Kopf bis Fuß auf Frühzeichen einer Krankheit durchleuchten lassen mit dem Computertomographen (CT). Dafür nimmt er Strahlen in Kauf und zahlt ca. 100 Dollar.

Schonender als der CT ist die Magnet-Resonanz-Tomographie. Die MRT oder auch Kernspintomographie macht sich anstelle von Röntgenstrahlen ein Magnetfeld zunutze. Sie liefert hochpräzise 3-D-Aufnahmen aus dem Körperinneren. Darm, Herz, Gefäßbahn, Lunge oder Gehirn lassen sich 3-D-betrachten, ohne dass irgend etwas weh tut.

Allerdings darf man sich in so einen MRT nicht reinlegen, wenn man irgendwo Metalle im Körper hat, Stent, Implantate, Herzschrittmacher, Prothesen … Da könnte der Magnet ziemlich unangenehm werden.

Die »sprechenden Augen«

Interessant ist auch die »Talking Eyes« genannte Methode. Der Arzt schaut mit einer Spezialkamera den Augenhintergrund an. Der Computer sieht Veränderungen auf der Netzhaut, wie etwa Durchblutungsstörungen. Die kleinen Gefäße sind ziemlich schnell betroffen. Daraus kann man dann das Herz-Kreislauf-Risiko errechnen.

Der Fitness-Check-up

Wollen Sie Bewegung in Ihr Leben einbauen? Spätestens dann sollten Sie mal zum Fitnesstest. Setzen Sie eine Maske auf, strampeln Sie ein bisschen auf dem Rad – und erfahren Sie, ob Sie Fett verbrennen, wie vital Sie sind …

Körperfett: Bioimpedanz-Analyse

Ihr Körperfett verrät mir, wer Sie sind. Diese eine, die wichtigste Angabe der Frohmedizin steht für Ihr Gesundpotenzial. Diese Zahl sagt mir, was Sie sich leisten, was Sie glauben, sich leisten zu können an Überflüssigem.

▶ Im Körperfett speichern sich die Umweltgifte.

▶ Körperfett ist passives Gewicht. Es ruiniert Ihre Bandscheiben und Ihre Gelenke.

▶ Körperfett raubt Ihrem Gehirn den Sauerstoff.

▶ Körperfett macht Herzinfarkt, Diabetes, Krebs. Und verkürzt Ihr Leben.

Körperfett – ja, wie finde ich denn diese Zahl heraus?

Die intelligente Waage bedient sich der BIA-Methode. Was so viel heißt wie bioelektrische Impedanz-Analyse. Man stellt sich drauf oder legt sich hin, und sie misst über Elektroden unter den nackten Füßen per Leichtstrom (keine Angst, tut nicht weh) Muskelmasse und Fettgehalt. Elektrischer Strom fließt im menschlichen Körper nämlich leichter durch die Flüssigkeit in der Muskulatur als durch Fett. Aus diesem Widerstand, Größe und Gewicht einer Person kann diese Waage den Körperfettanteil in Prozent errechnen. Und das ist wichtig. Denn das Körpergewicht allein sagt noch lange nichts über die Zusammensetzung aus. Ein vermeintlich dicker Mensch kann aus gesunden Muskeln bestehen – und ein dünner aus Fett.

Ihr Arzt bestimmt also den Körperfettanteil in Prozent. Und diesen kontrolliert er auch regelmäßig. Motiviert Sie, das überflüssige Fett zu verbrennen.

Die Muskelfunktionsdiagnostik

Der sportmedizinisch ausgebildete Arzt testet einzelne Muskeln auf Kraft und auf Dehnfähigkeit – und spürt muskuläre Dysbalancen auf, also zu schwache und verkürzte Muskeln. Muss man das wissen? Natürlich. Dies ist Grundlage für einen individuellen Trainingsplan mit Kräftigungs- und Dehnübungen. Macht auch jedes gute Fitnessstudio.

Grenzpuls: Ergometrie mit Laktatmessung

Sie sind Anfänger, wollen Bewegung in Ihr Leben einbauen, dann lassen Sie einen Laktattest machen. Durch diesen finden Sie den Grenzpuls, über dem Sie niemals trainieren dürfen. Eine Investition in ein längeres, gesünderes Leben.

▶ nachschlag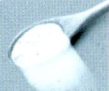

Wollen Sie es leichter haben im Leben?

Wie viel Körperfett ist gut? Da könnten Sie in Tabellen gucken. Ich glaub da nicht dran. Ich orientiere mich – ganz einfach – an den Besten. An den Siegerpersönlichkeiten im Sport, in der Wirtschaft, im Leben. Meine Tabelle ist naturgemäß einfach. Die heißt:

▶ Männer von 7 bis 15 Prozent
▶ Frauen von 12 bis 20 Prozent.

Das war es. Altersunabhängig selbstverständlich. Das Diskriminieren von 60-Jährigen liegt mir nicht, wie Sie lächelnd rasch begreifen.

Und so geht es: Sie laufen auf dem Laufband oder strampeln auf dem Fahrrad. Dabei werden Sie zunehmend belastet. Je mehr Sie sich anstrengen, desto schneller schlägt Ihr Herz, desto höher ist Ihr Puls. Alle drei Minuten raubt Ihnen der Arzt ein Tröpfchen Blut aus Ohrläppchen oder Fingerkuppe und misst den Laktatspiegel. Er notiert sich beides – Laktatspiegel und Puls. Danach kann er ablesen, bei welchem Pulswert Ihr Laktat zu hoch ist. Beim Anfänger zwischen 3 und 4 Millimol pro Liter Laktat, beim Fortgeschrittenen zwischen 2,5 und 3,5 Laktat. Beim wirklichen Könner zwischen 2 und 3, beim deutschen Meister zwischen 1,5 und 2. Ganz korrekt, für die Diplomingenieure unter Ihnen: knapp unter dem Puls, wo genauso viel Laktat erzeugt wie abgebaut wird. Zu jeder Kurve gehört ein Gespräch. Man muss nachfragen, wie der Mensch sich bei welchem Puls fühlt. Man muss das Gemessene abstimmen auf das Gefühl. Und daraus ergibt sich Ihr individueller Grenzpuls. Oft sehe ich, dass schon bei minimaler Anstrengung dem Muskel der Sauerstoff ausgeht, er verbrennt Zucker statt Fett. Die Laktatmessung zeigt, bei welchem Puls der Muskel in Sauerstoffnot gerät, umschaltet von gewollter Fettverbrennung auf ungewollte Verbrennung von Zucker. Und den Körper mit dem Leistungskiller Milchsäure überflutet. Genau diesen Wert sollten Sie laufend, walkend, Trampolin springend nicht überschreiten. Da sich Ihr Grenzpuls im Laufe des Trainings verändert, sollte man den Test alle halbe Jahre wiederholen. Kosten: ca. 80 Euro.

Ausdauer, Fettverbrennung und Lebensenergie: Spiroergometrie

Sie wollen wissen, ob Sie eher Zucker oder Fett verbrennen und wie es um Ihre Ausdauer steht? Dann machen Sie eine Spiroergometrie. Der Arzt bestimmt die maximale Sauerstoffaufnahme, Ihre Ausdauer und wie ökonomisch Ihre Fettverbrennungsmaschine und Ihr Herz-Kreislauf-System arbeiten. Sie tragen auf dem Fahrradergometer eine Atemmaske. Aus eingeatmetem Sauerstoff und ausgeatmetem Kohlendioxid kann man errechnen, wie viele Kalorien, wie viel Fett Sie verbrannt haben. So lässt sich Ihr optimaler Fettverbrennungspuls bestimmen.

In meiner Praxis sehe ich meist: Dieser Mensch ist völlig untrainiert. Der Puls schnellt bei geringer Belastung schon hoch. Es kommt kaum Sauerstoff zu den Muskelzellen, nur wenige Fettenzyme arbeiten für die schlanke Linie.

Die Spiroergometrie ergibt zwei wesentliche Werte. Erstens die maximale Sauerstoffverwertungskapazität VO_2 max. Das ist ein Maß für Leistungsfähigkeit, für Ausdauer, für Jugend. Der zweitwichtigste Wert der Frohmedizin kommt gleich nach dem verräterischen Körperfett. Es ist auch ein Maß für die Voraussetzung, Fett zu verbrennen. Und zweitens den RQ, den respiratorischen Quotienten. Das ist ein Maß für die Anzahl der Fettenzyme, die bereits im Muskel vorhanden sind.

Sauerstoffverwertungskapazität VO_2

Die maximale Sauerstoffaufnahme VO_2, die Sie bei der Spiroergometrie erreichen, sagt Ihnen, wie viel Ausdauer Sie haben – im Wald, im Bett und am Schreibtisch. Wie viel Sauerstoff für den Muskel, Sauerstoff für das Gehirn zur Verfügung steht. Zur Energiegewinnung verbrennt der Muskel Fett oder Kohlenhydrate. Wie jeder Motor braucht auch der Muskel Sauerstoff. Der Sauerstoff wird über die Lunge eingeatmet, gelangt ins Blut, und das Herz pumpt ihn zum Muskel. Von den kleinen Gefäßen (Kapillaren) im Muskel gelangt er in die Muskelzellen und dort zu den Mitochondrien, den Kraftwerken der Zellen, wo Energie entsteht.

Wie viel Sauerstoff wird verbraucht?

Bei einem Spiroergometertest kann also gemessen werden, wie viel Milliliter Sauerstoff pro Minute vom Körper aufgenommen und verbraucht werden.

▶ Untrainierte zwischen 25 und 30 Jahren haben eine Sauerstoffaufnahme von ca. 40 bis 45 Milliliter pro Kilogramm pro Minute. Das bedeutet: Je dicker, desto mehr »Luxuszellverbände« (von Ihnen subventionierte können Sie im Bundestag sitzend beobachten) namens Fettdepot müssen mit Sauerstoff versorgt werden, desto weniger bleibt übrig für das Herz, für das Gehirn.

▶ Gute Ausdauersportler haben Werte zwischen 60 und 70. Und Jan Frodeno hat einen Wert von 90! Das ist, als wenn Sie das Feuer der Fettverbrennung mit einem Blasebalg anfachen.

Der RQ oder respiratorische Quotient

Der RQ beschreibt das Verhältnis von ausgeatmetem Kohlendioxid (CO_2) zum eingeatmeten Sauerstoff (O_2). Ist er 1, wird absolut nur Zucker verbrannt. Ist der Quotient 0,7, wird nur Fett verbrannt. Alle Werte dazwischen sind möglich. Dies ist ein Maß für die Anzahl der Fettenzyme, die bereits im Muskel vorhanden sind.

Wird bei der Spiroergometrie die Belastung langsam gesteigert, kann man anhand des RQ den Pulsbereich feststellen, bei dem man laufend oder walkend am meisten Fett verbrennt. Und man kann Ihre Schwelle bestimmen, ab der das Fett nicht verbrannt wird. Zudem sagt der RQ, wie gut der Fettstoffwechsel trainiert ist.

Kommen Lunge und Herz mit der Sauerstoffversorgung nicht nach, geht dem Muskel die Luft aus. Sie hecheln, keuchen und schwitzen. Nenn ich das Rote-Rüben-Syndrom. Der Muskel gewinnt in seiner Not Energie aus Kohlenhydraten ohne Sauerstoff – der Leistungskiller Milchsäure entsteht. Steigt der Milchsäurespiegel im Blut zu stark an, muss man die Belastung abbrechen. Je besser der Muskel beim Laufen oder Radfahren mit Sauerstoff versorgt wird, desto mehr Energie kann er gewinnen, desto höher ist die Leistungsfähigkeit. Desto mehr Fett wird verbrannt.

Gesundheitschecks: Alzheimer bis Zellschutz

Gesundheit braucht man von Kopf bis Fuß – natürlich gehen Sie zur Krebsvorsorge. Aber auch das alles lohnt sich frühzeitig zu checken!

Alzheimer

Muss man möglichst früh erkennen, damit man die Krankheit ausbremsen kann. Taucht sie in Ihrer Verwandtschaft auf, dann sollten Sie ab 50 einmal jährlich Ihr Erinnerungsvermögen testen lassen. Beim Neurologen mit Zusatzausbildung in Psychometrie.

Amalgam

Amalgam im Mund tut nix. Sagen viele. Ah ja, denke ich mir. Drum ist Amalgam bei Schwangeren verboten. Weil es ja nix macht. Andere sagen: Amalgamfüllungen können zu chronischen Quecksilbervergiftungen führen. Mit Kopfschmerzen, Konzentrationsstörungen, Depressionen, Schwindel, Schlafstörungen, Herzjagen. Wenn Sie sich fürchten, dann messen

Sie. Durch einen Speicheltest kann man erfahren, ob – nachdem Sie Kaugummi kauen – aus den Zahnfüllungen Quecksilber freigesetzt wird. Man kann auch die Quecksilberausscheidung im Urin bestimmen. Der zeigt, ob Sie eine größere Menge von dem Gift im Körpergewebe gespeichert haben. Sprechen Sie einfach mit Ihrem Zahnarzt.

Diabetes

Sicher haben Sie schon mal einen Bluttest machen lassen. Und da steht auch Ihr Nüchtern-Blutzuckerspiegel drauf. Der Zuckerwert, den Sie haben, wenn Ihnen der Arzt morgens auf nüchternen Magen Blut abnimmt. Wahrscheinlich ist er hochnormal. So um die 100 Milligramm/Deziliter. Ihr Arzt hat gesagt: Blutzucker ist okay. Nun: Ihr Insulin hat eine ganze Nacht lang Zeit gehabt, den Blutzucker zu normalisieren. Aber wie sieht es nach dem Frühstück aus? Hat Ihr Arzt das Marmeladenbrötchen in seine Untersuchung mit einbezogen? Nein. Das tun nur wenige. Der Nüchternblutzucker ist im Grunde ein veraltetes Messinstrument und sagt nichts über Ihr wahres Risiko aus. Anders der orale Glukose-Toleranztest. Der Arzt gibt Ihnen im nüchternen Zustand ein

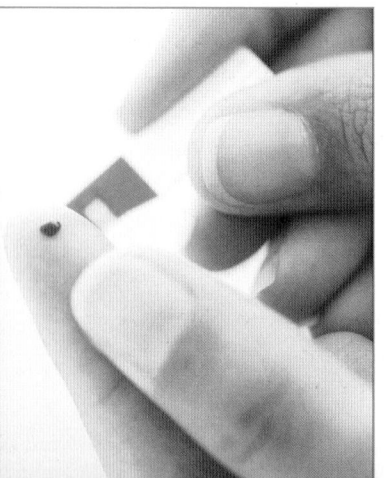

Glas Zuckerwasser (75 Gramm Glukose) – und misst den Blutzucker mehrmals. Liegt er nach zwei Stunden unter 140 Milligramm/Deziliter, ist alles okay. Wenn nicht, dann leiden Sie bereits unter einer Insulinresistenz. Auch gut ist: Der Arzt bezieht die Marmeladenbrötchen der letzten drei Monate mit ein und macht bei Ihnen den HbA1c-Test. Misst das Blutzuckergedächtnis Ihres

Körpers. Oder er misst das Nüchterninsulin. Wenn Sie Diabetes in der Verwandtschaft haben, unter Übergewicht leiden, sich wenig bewegen, dann sollten Sie unbedingt einmal im Jahr einen Diabetestest machen.

Grüner Star (Glaukom)

Och, auch wieder so ein Altenquatsch? Nein – eine knappe Million leidet (leidet!) unter Grünem Star. Die Erkrankung des Sehnervs führt zur Erblindung, wenn man sie nicht frühzeitig entdeckt. Nein – tritt nicht nur im Alter auf. Kann man auch schon mit 40 haben. Deshalb sollte man ab Ende 30 alle zwei Jahre zur Glaukom-Früherkennung. Auch wenn man meint, gut sehen zu können. Der Augenarzt oder der Optiker misst den Augeninnendruck (zum Beispiel mit Non-Contact-Tonometern. Berührungsfrei, das Auge muss nicht betäubt werden). Ist der Innendruck zu hoch, führt das zu Schädigungen am Sehnerv. Die Krankenkasse zahlt, wenn man Diabetes hat, Kortison nehmen muss oder ein Familienmitglied Grünen Star hat.

Wichtig: Haben Sie schon mal Ihren Homozystein-Spiegel messen lassen? Ganz wichtig. Auch fürs Auge. Ein hoher Wert (über 10) kann zu Linsenluxation, Netzhautablösung, Linsentrübung, Glaukom, Hornhautentzündung, Irisathrophien, Retinaveränderungen und Optikusatrophien führen. Die Homozysteinwerte steigen, wenn Sie nicht täglich mindestens 800 Gramm Gemüse und Obst essen. Frisch, vom Bauern nebenan, à la Saison. Übrigens können Sie Ihr Homozystein ganz einfach entschärfen, Ihr Augenlicht und noch viel mehr schützen. Mit B-Vitaminen. Siehe auch Seite 222.

Hormonstatus

Hormone lässt die Frau selbstverständlich messen, sobald sie die ersten Zeichen des Wechsels spürt. Und der Mann? Nicht immer, aber immer öfter. Testosteron ist das Hormon der Sieger, der Dynamischen, der Mächtigen. Und es macht ziemlich müde, schlapp und antriebslos, wenn es versiegt. Ab 45 lohnt es sich, das aktive Testosteron im Blut messen zu lassen. Auch die Forever-Young-Hormone DHEA und das Wachstumshormon (Somatomedin, IGF I) kann man im Blut bestimmen lassen (siehe ab Seite 77) – und durch den richtigen Lifestyle wieder auf gute Werte katapultieren.

Knochendichtemessung

Och, dieses Knochenzeug. Trifft Sie eh nicht. Oder erst mit 90 … So sollten Sie nicht denken. Jeder zehnte Mann und jede dritte Frau über 50 leiden an Osteoporose – sechs Millionen Deutsche. Alle 30 Sekunden bricht irgendwo in Europa ein poröser Knochen. Sagt Ihnen natürlich nichts. Aber mir. Ich habe es erlitten. Im Nachtdienst in der Chirurgie.

> am puls der zeit

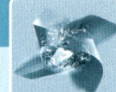

Der Gentest

Wissen Sie, woran die Forscher gerade arbeiten? An einem standardisierten Gentest. Ein Test, der Ihnen Ihr persönliches Risiko zeigt, an einer Krankheit zu erkranken. Diese Tests gibt es schon – nur nicht als Standard für alle. Die Forscher hoffen, dass in Zukunft der Mensch zu seinem 14. Geburtstag einen Gentest bekommt, in dem steht, ob er Gefahr läuft, irgendwann Alzheimer zu kriegen oder einen Herzinfarkt oder Krebs – und ob er Schutzgene hat. Und wenn er das dann weiß, dann wird der Mensch vielleicht vernünftig und tut das, was er sowieso tun sollte: Gemüse essen, nicht rauchen, sich bewegen. Also dafür brauche ich eigentlich keinen Gentest. Sie?

Als ich diese schwergewichtigen Patienten mit Oberschenkelhalsbruch und im Streckverband als Pfleger (war ich auch mal) auf den Topf heben durfte. Ob Sie sich diese Schmerzen, dieses Leid vorstellen können? Osteoporose muss nicht sein. Sie werden es mir sicher glauben: Dagegen kann man rechtzeitig was tun.

Wer mal nachgucken sollte

Schlank? Raucher? Diät-Freak? Bewegungsmuffel oder Leistungssportler? Oma, Tanten, Mutter erzählen beim Kaffeeklatsch über ihre Osteoporose? Dann sollte man regelmäßig die eigenen Knochen auf Gesundheit prüfen lassen (und was für die Knochengesundheit tun!). Das gilt für Frauen wie für Männer.

Ein Knochen, der Substanz verliert, bricht später leichter. Sprechen Sie einmal mit einer 80- oder 90-Jährigen über ihre Osteoporose. Dann füllt sich dieses trockene Wort nämlich mit Leid und mit Schmerz – und dann nehmen Sie Ihre Knochengesundheit mit 30 schon ernster.

Immunstatus

Ihr Immunsystem sollten Sie pflegen – es kann Sie unter anderem vor Krebs schützen. Tatsächlich gehen überraschend viele Krankheiten auf das Konto eines schlappen Immunsystems, auch chronische Hautkrankheiten, chronische Müdigkeit, Rheuma, Allergien. Eine über längere Zeit entzündete Zahnwurzel oder eine chronische Nebenhöhlenentzündung kann auf Dauer Ihr Immunsystem schädigen. Auch Umweltgifte können Ihr Gesundheitssystem lahm legen.

Sie schnappen einen Erkältungsvirus nach dem anderen auf? Könnte sein, dass Ihr Immunsystem zu schwach ist? Kann man im Blut lesen. Das Labor spürt Lücken in der Abwehr auf – und die können Sie dann wieder füllen.

Schilddrüse

Dünne haben einen regen Stoffwechsel, Dicke einen trägen. Kluge Dicke gehen zum Arzt und sagen: »Herr Doktor, meine Schilddrüse« (sollte man übrigens ab 35 alle zwei Jahre tun). Und sie bekommen in der Regel die Antwort nach einer Messung: »Alles normal!« Stimmt selten. Stimmt in der Regel nicht. Stimmt nur rein wissenschaftlich: Innerhalb eines bestimmten Bereichs von Laborwerten sind wir eben normal. Aber wenn der Bereich von 5 bis 12 geht, und unsere Zahl heißt 6, dann sind wir eben tiefnormal. Dann ist unser Stoffwechsel eher schläfrig. Und wenn wir in dem Bereich 5 bis 12 die Zahl 11 hätten, hätten wir einen aktiven Stoffwechsel. Dann könnten wir uns vielleicht den Nachtisch ohne schlechtes Gewissen leisten.

Normal hat nix mit »wach« zu tun

Sehen Sie: Dies ist eine Art Geheimwissen. Dieses Spielen in den sogenannten Normalbereichen. Denn wirklich krank sind wir freilich nicht. Dafür sorgt unser Arzt schon. Wir haben keine echte Unterfunktion der Schilddrüse. Und wir haben keine echte Überfunktion. Nur im Bereich des sogenannten Normalen sind wir auf der falschen Seite.

Fehlt Ihnen Energie? Dann lassen Sie Ihre Energie doch mal messen. Ihr aktives Schilddrüsenhormon T3 sollte in diesem Bereich liegen: 1,5 bis 2 Pikogramm/Milliliter. Unter 0,5 schlafen Sie sich durchs Leben. Macht ja nichts. Ihr Nachbar schläft ja mit … Beim Wert 2 werden Sie wach!

Stressprofil

Stress ist laut WHO mitverantwortlich für 70 Prozent aller Zivilisationskrankheiten. Wie stark macht Ihnen Stress zu schaffen? Auch das kann man messen. Man bestimmt die wichtigsten Fettstoffwechselwerte: HDL- und LDL-Cholesterin, Lipoprotein (a). Man stellt fest, ob Sie genug vom Spurenelement Selen haben, denn das stimuliert das Immunsystem, wirkt antientzündlich und ist Basis für die Bildung stimmungsaufhellender Hormone. Auch Zink zeigt, ob Stress nicht schon an Ihrem Immunsystem nagt, Sie zu wenig Radikalenfänger im Körper haben und ausreichend Testosteron, das Hormon der Dynamischen, bilden können. Wichtig ist auch, das Stresshormon Cortisol und die Schilddrüsenhormone bestimmen zu lassen. C-reaktives Protein (hs-CRP) gibt Aufschluss, ob zusätzlich Entzündungen in den Gefäßen Sie in Richtung Herzinfarkt und Schlaganfall steuern – genauso wie der Risikofaktor Homozystein, der auch gemessen werden muss. Und die beiden Mineralstoffe Magnesium und Kalzium sind weitere Parameter für Ihre Stressresistenz. Natürlich misst man auch mit dem Redoxtest den Stress an der Zelle selbst (siehe Zellschutz).

Zellschutz

Freie Radikale, wild gewordener Sauerstoff, zerstören die Zelle, machen die Erbsubstanz kaputt, bomben die kleinen Antennen weg, über die sie Botschaften aufnimmt, die sie am Leben erhalten. Das tun die freien Radikale aber nur dann, wenn der körpereigene Schutz nicht ausreicht. Die Zelle altert schneller, wird krank, bekommt Krebs – und mit ihr der Mensch. Nennt man oxidativen Stress. Muss nicht sein. Freie Radikale kann der Körper entschärfen. Und zwar durch Vitamin E, C und gemischte Karotinoide. Oder durch selbst gemachte antioxidative Enzyme, die mit Hilfe von Zink, Kupfer und Selen arbeiten. Noch einmal, weil es wichtig ist: Solche Wunderenzyme macht Ihr Körper selbst – Sie allerdings müssen für Zink, Kupfer, Selen, Eisen sorgen. Tun Sie doch täglich, oder?

Die Menge freier Radikale (und damit Ihre Schutzsysteme) kann man messen. Im Urin, im Blut, im Speichel und in der Zelle selbst. So einen Redoxtest gibt es für 20 Euro in der

Apotheke. Mit einem Teststreifen können Sie feststellen, ob Ihr Körper Hilfe gegen freie Radikale braucht.

Übrigens kann man heute leicht die wichtigen Vitamine in der Zelle selbst messen. Mit Zellen aus der Mundschleimhaut. Es genügt ein Wattebausch-Abstrich. Das macht Sinn. Denn diese oxidativen Prozesse spielen sich meist in der Zelle ab. Und die Konzentration der Vitamine im Blut zeigt nicht immer, ob auch in der Zelle genug ist. Einen erschwinglichen

▶ nachschlag

Die Hightech-Reise durch den Körper – virtuelle Endoskopie

Genial. Aber leider noch Vorsorgemedizin für die Reichen. Bequem, schnell, schmerzlos, risikoarm, sicher – und teuer. Nur in wenigen exklusiven Arztpraxen oder in Unikliniken stehen ultraschnelle Computertomographen (UCT) oder spezielle Kernspintomographen (MRT) zur Verfügung. Der Patient legt sich in die Röhre und der Arzt macht eine virtuelle Reise durch seinen Körper, schaut sich alle Organe und Gefäße von allen denkbaren Perspektiven von innen an, deckt Gefäßverstopfungen und Tumore auf – ohne auch nur mit dem kleinsten Gerät in den Körper zu gehen. Wissen Sie, was ich mir wünsche? Dass es in jedem Dorf so einen Apparat gibt. Und jeder darf sich, wann immer er will, reinlegen und eine Reise durch sein Körperinneres machen. Einzige Bedingung: Er muss anfangen zu laufen oder zu walken – oder einen anderen Ausdauersport machen. Das mit dem Rauchen und dem falschen Essen regelt sich dann sowieso von selbst. Und dann kann er viele virtuelle Reisen machen, 120 Jahre lang, durch einen wunderbaren, gesunden Körper.

Antioxidative-Kapazität-Test, den jeder Arzt für Sie machen kann, bieten viele Labore an.

Gesundheit steht in Ihrem Blut

Im Blut kann man lesen, wie es um die Hormone steht und um die Vitalstoffe, die jung machen und Voraussetzung dafür sind, dass wir Fett verbrennen, unser Immunsystem schlagkräftig arbeitet. In Ihrem Blut steht, ob Sie sich mit ständigem Gegenwind durch den Alltag quälen oder alles mit Rückenwind im Flug meistern. Dort steht, ob Ihre 70 Billionen Körperzellen glücklich sind. In Ihrem Blut findet Ihr Arzt Drohwerte, weil Sie Ihre Zellen mit zu viel Cholesterin, Fett, Purinen und Zucker belasten. Dort misst man aber auch Frohwerte, die zeigen, ob ausreichend Eiweiß, Mineralien, Vitamine Ihre Zellen, den Ort, wo Leben, Energie und Jugend entstehen, glücklich vor sich hinschnurren lassen. Dort steht, ob Sie genug Krebsschutzstoffe haben, ob Ihr Herzinfarktrisiko niedrig oder hoch ist.

Was ist normal?

Sie fühlen sich erschöpft, müde, ausgelaugt. Dann erstellt Ihr Arzt ein Blutbild. Alles »normal« sagt er, und Sie glauben es. Wie kommt er darauf? Die Normalwerte werden aus dem Mittelwert von einer Million Blutwerten errechnet. Und woher kommen diese Blutwerte? Von Kranken.

Es muss doch langsam auffallen, weshalb praktisch jeder Mensch

▶ müde und abgeschlagen
▶ gestresst
▶ von Kopfweh geplagt
▶ öfter depressiv

ist, aber seine Blutwerte »normal« sind.

Eines von beiden stimmt nicht. Das liegt eben daran, dass genau diese müden Menschen ihr Blut spenden. Und das heißt halt dann normal.

Und genau damit beschäftige ich mich seit 20 Jahren. Langsam dämmert mir, dass dies meine tägliche und nächtliche Hauptleistung ist. Und nicht das Laufen …

Setzen Sie für sich andere Maßstäbe. Messen Sie sich am Gesunden, an den idealen Blutwerten – und Sie legen plötzlich Nervosität ab, wachen aus der Erschöpfung auf, verspüren gute Laune und einen unbändigen Tatendrang. Messe ich nicht nur seit 20 Jahren. Probiere ich auch selbst an mir aus. Ich weiß, bei welchem Folsäurespiegel das Homozystein wirklich unter fünf sinkt. Oder bei welchem Zinkspiegel die Neurodermitis weg war. Was wir im Blut messen, gilt. Das sagt die Framingham-Studie beim Magnesium, und das sagen meine Tausenden Messungen bei Zink & Co. Sie haben

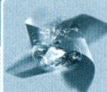

▶ am puls der zeit

Mensch bleiben!

Prof. Dietrich Grönemeyer schrieb das Buch »Mensch bleiben« (Herder Verlag). Darin fordert er, mit Hightech und Herz zu heilen. »Ein wesentliches Element zukünftiger Medizin ist die liebevolle, größtmögliche Hinwendung zum Menschen.« Wissen Sie, was Prof. Grönemeyer zur Vorsorge rät? »Gesund und leicht essen, also viel Obst, Gemüse, etwas Geflügel und Fisch, Vollkornprodukte, kalt gepresste Öle. Dazu sollte man seinen Vitalstoffstatus vom Arzt überprüfen lassen. Und bei Mängeln gezielt Vitamine, Mineralien und Spurenelemente einnehmen.« Aha. Er sagt: Messen und gezielt auffüllen. Wenn Sie – oder Ihr Arzt – mir nicht glauben, dann vielleicht ihm.

immer zusammengepasst, der Blutwert und das Krankheitsgefühl der Menschen. Das nennt man Bio-Assay. Weiß kaum einer, weil kaum einer daran so intensiv forscht und misst. So hab ich auch meine ungewöhnliche Sportleistung kontrolliert, überprüft und gemacht.

Erst dann beginnt Frohmedizin

Forever-Young-Leser wissen: »Magnesium normal« ist 0,70 bis 1,10. In der berühmten Framingham-Studie haben sie eine lineare Beziehung gefunden von Magnesium 0,70 bis 0,90. Je höher der Magnesiumspiegel, desto weniger Herztote. Und was sagen die Forscher: Man müsste (= Konjunktiv, wie in der Politik) mal höhere Magnesiumwerte untersuchen. Toll. Gibt's nämlich nicht. Die Menschen haben nicht mal den Mittelwert von 0,90. Da versteht man plötzlich unsere kranke Medizin. Frohmedizin beginnt bei 1,00. Da nämlich hat meine Migräne aufgehört. Und bei 1,04 mein Tinnitus. Gilt inzwischen für Tausende Geplagte, die es ebenfalls erlebt haben. Und daher – nur daher, nicht aus Büchern – wissen wir, was richtige Magnesiumwerte sind. Richtig übrigens im weitesten Sinne. Denn, wie Sie ahnen, gibt es nur eine Gesundheit. Nicht etwa eine Migräne-frei-Gesundheit. Und Framingham-Ärzte ahnen ein klitzekleines bisschen von wahrer Medizin. Frohmedizin.

Und was sagen mir meine typischen Migränepatienten? Magnesium? Nehm ich doch! Hilft aber nix! Wie viel denn? Ja, halt eine Tablette … Die haben die Blutwerte von 0,72 auf 0,76 angehoben und wundern sich, wenn nix passiert.

Messen und auffüllen

Frohmedizin ist Wissenschaft. Beruht also auf Messungen. Sätze wie »Bei ausgewogener Ernährung haben Sie von allen Stoffen genug im Körper« sind Glaube. Aberglaube. Magische

Mittelalter-Medizin. Hat also mit Frohmedizin nichts zu tun. Hier wird sich überzeugt und gemessen. Deshalb benötigen Sie für die Frohmedizin unbedingt Ihren Freund, den Arzt. Er nimmt Ihnen Blut ab und misst nach, was fehlt. In der Regel kümmert sich Ihr Hausarzt allerdings eher um die Drohwerte. Die sind auch wichtig und müssen unbedingt – durch Bewegung und Ernährung – in Ordnung gebracht werden. Die Frohwerte gehen weiter. Die führen Sie über die Krankheitsmedizin hinaus in ein gesundes und glückliches Leben. Drum messe ich diese Blutwerte bei meinen Patienten, bei Sportlern, bei mir, bei meiner Frau und meinen Kindern.

▶ nachschlag

Ein Wort der Warnung: erst Drohwerte, dann Frohwerte

Frohwerte, im Wesentlichen die 47 essenziellen Stoffe plus Hormone, das ist das sonnenbeschienene Hochplateau des Lebens. Da atmet man tief und lebensfroh und freut sich einfach. Um dorthin zu kommen, muss man aber erst den mühsamen Aufstieg durch die Drohwerte bewältigen, Werte, die das Leben schwer, den Menschen krank machen, die erst beseitigt werden müssen. Das bedeutet: Zu jeder Blutbestimmung gehören erst die Drohwerte, Cholesterin, Homozystein, CRP, Blutzucker & Co. Die verschwinden durch den Forever-Young-Lifestyle. Und dann stürzt man sich auf die Frohwerte. Und auch hier muss man nicht alle messen. Das Wichtige, das was man messen muss, findet der Arzt im Gespräch heraus. Und manchmal muss er nachmessen – weil er im Blut auf etwas gestoßen ist.

Fehlen Eiweiß, Vitamine und Mineralien, fülle ich die leeren Speicher gezielt auf.

Tun Sie es ab heute auch: Messen lassen und die leeren Tanks regelmäßig auffüllen! So – und nur so – wird das Leben leicht – und Sie schlank, fit, dynamisch, glücklich und endlich wieder jung.

Laborwert ist nicht gleich Laborwert

Falls Sie wirklich Ihr Leben selbst in die Hand nehmen möchten, falls Sie wirklich von Ihrem Hausarzt eine Kopie der Laborwerte erbitten, falls Sie diese wirklich selbst lesen und deuten möchten, werden Sie sehr bald noch ein bisschen mehr Respekt bekommen vor Ihrem Arzt. Denn: Laborwert ist nicht gleich Laborwert (deswegen verzichte ich im Folgenden auf Zahlen).

Je nach Bundesland gibt es verschiedene Normalbereiche von ein und demselben Wert. Das liegt zum Beispiel daran, wie viel Selen oder Jod im Boden und damit in Ihrer Nahrung ist. Je nach im Labor angewandter Messmethode ist der Wert genauer oder ungenauer mit größerer Schwankungsbreite. Je nachdem ob im Serum oder im Vollblut gemessen wird, haben Sie völlig verschiedene Werte vorliegen. Je nach der verwendeten Apparatur … Sie merken schon: kompliziert. Sie sollten sich zunächst also für jeden Laborwert immer auch den hier in diesem Labor, in diesem Land gültigen Normalbereich ausdrucken lassen. Und was Sie von sogenannten Normalbereichen, also dem Durchschnittswert der kranken Bevölkerung, zu halten haben, wissen Sie inzwischen auch.

Sie merken, das Spiel ist deutlich komplizierter. Und das alles weiß Ihr Arzt natürlich. Deshalb ist ein Gespräch mit ihm oft wertvoller als ein paar Zahlen, die Sie naturgemäß erst interpretieren müssten.

Drohwerte

*Bringen Sie erst einmal Ihre Drohwerte in Ordnung – von Blutzu-
cker über Schwermetalle bis zu Leber- und Schilddrüsenwerten.*

RISIKOFAKTOREN

► Blutzucker: Nüchternblutzucker, (Glukose)-Gehalt des Blutserums. Ein zu
hoher Wert führt erst zu Insulinresistenz, dann zu Diabetes.

► HbA1c: Zuckerhämoglobin. Auch Blutzuckergedächtnis genannt. Gibt
Auskunft über den Blutzuckerspiegel der letzten drei Monate.

► Harnsäure: Gichtparameter, auch Risikofaktor zweiter Ordnung. Bei Erhöhung Gefahr von Gichtanfällen, Nierensteinen.

► Triglyzeride: Erhöhung meistens durch Diätfehler, zu viel Zucker, Fett oder
Alkohol. Schnelle Normalisierung möglich. Selten erhöht bei genetischen
Stoffwechselerkrankungen.

► Cholesterin: molekulares Grundgerüst vieler Hormone, Bestandteil der
Zellwand. Erhöhung gravierender Grund für Arteriosklerose und Herzinfarkt.

► HDL: Unterfraktion des Cholesterins, holt Cholesterin aus dem Blut raus,
schützt vor Herzinfarkt. Darum: je höher, desto besser.

► LDL: Unterfraktion des Cholesterins, provoziert Arteriosklerose und
Herzinfarkt. Darum: je niedriger, desto besser. Ist der Wert höher: Durch
Antioxidanzien vor Oxidation schützen! Nur »ranzig« ist LDL-Cholesterin wirk-
lich gefährlich.

► Homozystein: herzgefährlicher Eiweißstoff, gefährlicher als Cholesterin.
Kann entschärft werden mit B-Vitaminen.

► Lipoprotein a 1: genetisches Risiko für Arteriosklerose. Gefährlich. Kann
man senken mit den Eiweißstoffen Lysin oder L-Carnitin.

ENTZÜNDUNGSWERTE

► BKS: ist die Abkürzung für Blutkörperchen-Senkungsgeschwindigkeit.
Höhere Werte weisen auf eine Entzündung hin.

► Leukozyten: Infektionspolizei. Bei Erhöhung z. B. schwelender Infekt oder
Stresssituation. Erhöht oft beim Raucher.

► ASL: Antistreptolysintiter. Der ASL ist ein Test zum Nachweis eines Antikör-
pers gegen das Bakterium Streptokokkus pyogenes der Gruppe A. Viele Men-

schen verfügen über Antikörper gegen dieses Bakterium, ohne deshalb krank zu sein. Anstieg oder Abfall des Wertes spricht für eine durchgemachte Infektion.

▶ RF: Rheumafaktor. Hoch bei vielen entzündlichen Erkrankungen.

ALLERGIE

▶ IgE: Immunglobulin E, kurz IgE genannt, spielt im allergischen Geschehen eine Schlüsselrolle. Entdecken die Immunzellen einen vermeintlichen Feind, wird IgE ausgeschüttet, das die allergische Reaktionskette im Körper anstößt. Je höher der Wert, desto wahrscheinlicher eine Allergie.

TUMORMARKER (Auswahl)

▶ CEA: Tumormarker für Dickdarmkrebs, ist aber auch durch Rauchen oder Lungenentzündung erhöht.

▶ PSA: Test auf Prostatakrebs. Zeigt aber nicht, ob gutartig oder bösartig. Auch eine Entzündung oder Infektion der Prostata lässt den PSA-Wert nach oben schnellen.

▶ CA 15-3: Tumormarker erster Wahl bei Brustkrebs. Der Wert ist aber auch bei Leberentzündung, Nierenfunktionsstörung und Lungenerkrankungen erhöht.

▶ CA 72-4: Tumormarker erster Wahl bei Magenkrebs. Erhöhte Werte finden sich ebenfalls bei Lungenentzündung, Bauchspeicheldrüsenentzündung, Leberzirrhose und auch bei Krebserkrankungen des Eierstocks.

ORGANE

▶ Gamma-GT: empfindlichster Leberparameter. Frühe Erhöhung bei Leberbelastung (z. B. nach drei bis vier Bier), sollte zwischendurch mal im Normbereich liegen. Als Urlaub für die Leber. Bei Erhöhung ohne Diätfehler weitere Diagnostik empfohlen.

▶ Kreatinin: zeigt an, ob die Nieren optimal arbeiten. Anstieg weist auf Nierenstörung hin. Endprodukt des Eiweißstoffwechsels.

▶ Harnstoff: steigt an bei nachlassender Nierenfunktion.

▶ Freies T3, freies T4 und TSH: Schilddrüsenhormone. Regulieren Aktivität, sind »Zündfunken« für die Fettverbrennung in der Zelle. Entscheidende Leistungsparameter. Die oberen Grenzwerte zeigen: Sie sind wach.

SCHWERMETALLE

▶ Kadmium: giftig für die Nieren. Besonders im Tabak enthalten.

▶ Blei: giftig für Nerven und Knochen. Enthalten in unseren heutigen Nahrungsmitteln, leider insbesondere im Fisch.

▶ Quecksilber: Umweltgift Nr. 1. Steckt in der Amalgamplombe und leider auch im Fisch und in der industriellen Umweltverschmutzung. Giftig für Gehirn und Nerven.

▶▶ Blut-Tuning: Frohwerte

Frohmedizin heißt: wach sein, fröhlich sein, schlank sein, gesund sein … Und das führt über Frohwerte: von Zellschutz über Aminosäuren bis zu Vitaminen und Hormonen.

WESENTLICHE LEISTUNGSPARAMETER

▶ Hämoglobin: Maß der Sauerstoff-Transportkapazität, erwünschter Anstieg durch Höhentraining, vermindert meist bei Eisen- oder Eiweißmangel, seltener bei Vitamin B12- oder Folsäuremangel.

▶ Gesamteiweiß: Maßstab für den wichtigsten Bestandteil der lebenden Substanz. Baustein für Immunsystem und Hormone, Transporteur nicht-wasserlöslicher Substanzen im Blut. Faustregel: je höher, desto besser.

▶ Ferritin: Eisenspeicher, Spiegel der Eisenreserven, Maß für die Sauerstoffversorgung der Muskulatur, auch des Herzens, bei physischer und psychischer Anstrengung häufig erniedrigt. Ein wesentlicher Leistungsparameter.

AMINOSÄUREN

▶ Methionin: Ansatzpunkt für jeglichen Eiweißaufbau. Bestandteil des Carnitins, welches Fett in die Zelle transportiert, wo es dann verbrannt wird. Wichtig für die Abwehrfunktion (Phagozytosefähigkeit) der Killerzellen im Blut. Bei Mangel Hinweis auf erhöhten Verbrauch des Körpers (Methylierung) und damit Hinweis auf mögliche Autoimmunerkrankung, erhöhtes Krebsrisiko etc.

▶ **Taurin:** verbessert die Fettverbrennung um den Faktor vier. Entgiftet die Leber bei toxischer Überlastung (z. B. Alkohol). Blockt unangenehme Koffeinnebenwirkungen ab, beruhigt also den Puls.

▶ **Leucin:** wesentlich für muskuläre Ausdauer, für körperliche Ausdauerleistungsfähigkeit.

▶ **Isoleucin:** wesentlich für muskuläre Ausdauer, gleichzeitig gehirnaktive Aminosäure, bildet Neurotransmitter (so wie Tryptophan und Phenylalanin).

▶ **Valin:** wichtig zum Aufbau eines aktiven Immunsystems.

▶ **Lysin:** ist die wichtigste, da limitierende Aminosäure im pflanzlichen Eiweiß. Ist Teil des Carnitins, des Stoffes also, der Fett in die Zelle einschleust und damit Fettverbrennung überhaupt ermöglicht. Stimuliert die antivirale Abwehr. Schützt das Herz.

▶ **Phenylalanin:** Ausgangssubstanz für Glückshormone wie Noradrenalin, ACTH und Endorphine. Wesentlich für die Stimmung des Menschen.

▶ **Histidin:** wird zum Aufbau des sauerstoffübertragenden Blutfarbstoffes benötigt. Das heißt, je mehr, desto leistungsfähiger ist der Mensch sowohl körperlich wie mental. Reguliert Zellwachstum und die Regeneration, also Erneuerung der Zellen. Wird in den Zellkraftwerken, den Mitochondrien, zur Sauerstoffübertragung und damit Energiegewinnung benötigt. Biologischer Rückenwind.

▶ **Threonin:** Schlüsselsubstanz für die Herstellung des Endothel-Relaxing-Faktors, also wesentlich für die Weitstellung der Blutgefäße und damit für die Durchblutung des Körpers, des Herzens, des Gehirns. Ein Mangel bedeutet fast immer eng gestellte Blutgefäße, Müdigkeit, bis hin zu Herzbeschwerden.

▶ **Tryptophan:** Ausgangssubstanz für Serotonin, das Chefhormon. Hormon der inneren Ruhe, der Ausgeglichenheit, des Glücks. Stressregulator. Bei Mangel Entwicklung von Depressionen bis hin zu Psychosen. Typischerweise vermindert bei überforderter Abwehr des Körpers (z. B. Aids oder Rheuma). Schlüsselsubstanz für die Herstellung von Melatonin, einem hochpotenten Antioxidans, einem hormonellen Jungbrunnen.

OXIDATIVER STRESS

▶ **Antioxidative Kapazität:** Spiegelbild der oxidativen Belastung. Summe der antioxidativen Kräfte im Blut, also der körpereigenen Schutzsysteme.

► **Oxidative Belastung:** Hier wird das Stoffwechselprodukt Malondialdehyd gemessen. Es zeigt, wie viele freie Radikale im Blut schwimmen.

VITAMINE

► **Beta-Karotin:** Vorstufe von Vitamin A. Schützt als Antioxidans jede Zelle.

► **Vitamin B1:** Treibstoff für das Gehirn. Steigert die Gedächtnisleistung, Lernfähigkeit und Konzentration. Aktiv in der Leitung von Nervenimpulsen zwischen Gehirn und Muskeln, bei der Bildung der Glückshormone Serotonin und Adrenalin. Übermäßiger Konsum von Zucker, Weißmehl steigert den Vitamin-B1-Bedarf. Symptome eines leichten Mangels (sehr häufig!) sind Reizbarkeit, Aggressivität, Stimmungsschwankungen, Schlaflosigkeit, Müdigkeit. Mangel macht dement.

► **Vitamin B2:** verbessert den Schutz vor freien Radikalen, wichtig für die Energieproduktion in der Zelle, am Kohlenhydrat- und Fettstoffwechsel beteiligt.

► **Vitamin B6:** arbeitet direkt am Muskel. Es dirigiert die einzelnen Aminosäuren zu Muskeln, Nerven und Immunsystem. Mit seiner Hilfe entsteht auch Dopamin und Serotonin. Schlafschwierigkeiten, Nervosität und schlechte Laune sind auch ein Zeichen von Vitamin-B6-Mangel.

► **Vitamin B9 (Folsäure):** reguliert die Zellteilung, wichtig für die Gewebe- und Blutbildung, verhindert Arteriosklerose durch den Abbau des im Serum eigenen Risikofaktors Homozystein. Mischt bei allen Wachstumsprozessen im Körper mit. Über 95 Prozent der Deutschen haben zu wenig Folsäure im Blut. Auch ein Leistungsparameter.

► **Vitamin B12:** Zellwachstum und Zellteilung. Wichtig für Blutbildung. Ein Mangel lässt jede Zelle schneller altern. Zu wenig Cobalamin macht alt und vergesslich, müde und dick. B12 steckt fast nur in tierischen Lebensmitteln.

► **Vitamin C:** wichtig für Immunsystem, gute Laune und Fettverbrennung. Stimuliert in der Nebenniere Noradrenalin. Der Botenstoff dringt ins Gehirn, macht optimistisch, glücklich und wach. Zu wenig macht müde, unkonzentriert, lustlos. Dicke Menschen haben oft Vitamin-C-Mangel.

► **Vitamin D (1,25 Dihy.):** bildet der Körper in der Haut, wenn Sie in die Sonne, ins Licht gehen. Gemeinsam mit Kalzium beugt es Osteoporose vor. Schützt vor Krebs.

▶ **Vitamin D (25-OH-Chol.):** Speicherform von Vitamin D in der Leber.

▶ **Vitamin E:** verringert Krebsrisiko, Antioxidans an der Zellmembran, schützt nachweislich und entscheidend vor Arteriosklerose; lebensverlängernde Wirkung im Tierversuch bereits nachgewiesen. Auch ein wesentlicher Leistungsparameter.

▶ **Vitamin K:** wichtig für Blutgerinnung. Vitamin K wird auch von Darmbakterien gebildet. Bei Störungen der Darmflora, beispielsweise Darmpilzerkrankungen, Vitamin-K-Mangel möglich.

MINERALIEN

▶ **Natrium:** Kochsalz. Stabilisiert den Kreislauf, aktiviert Enzyme.

▶ **Kalzium:** Steuerung der Muskelkontraktion, der Blutgerinnung, nötig für den Knochenaufbau. Reguliert die neuromuskuläre Erregbarkeit, wird deshalb schnelles Stresssalz genannt.

▶ **Kalium:** das Leistungsmineral. Muskuläre Kontraktionskraft besonders des Herzens. Mangel führt zu Schwäche der Muskulatur, zu allgemeiner Unlust, zur Apathie. Senkt den Blutdruck, wirkt entspannend.

▶ **info**

Lesen kann nur der Arzt

Beispiel: Sie lesen in Ihrem Laborbefund »Zink niedrig«. Nun gehen Sie hin und schlucken Zinktabletten. Lassen Sie das. Bringt selten etwas. Sie bleiben enttäuscht. Weil Sie die richtige Menge – Ihre persönliche Dosis – nicht kennen können. Lassen Sie sich vom Arzt beraten. Denn der Arzt misst im Blut und guckt dann auch gleich, wie es um Ihr Kupfer steht – das muss dann oft auch gegeben werden. Das Blutbild ist ein wertvolles, ausgeklügeltes Gemälde vom Gesundheitszustand. Da sollte man nicht selbst mit dem Pinsel rote Tupfen da und gelbe Tupfen hier reinsetzen. Das muss man schon einem Künstler überlassen.

▶ Magnesium: das Salz der inneren Ruhe, das Salz der Belastbarkeit. Bestimmt die Anzahl der Kraftwerke (Mitochondrien) in der Zelle. Stellt Blutgefäße weit, ermöglicht optimale Sauerstoffversorgung des Körpers. Magnesium verhindert Gefäßspastik, also Angina pectoris, Migräne, Tinnitus. Magnesiummangel bedeutet typische Müdigkeit, Leistungsschwäche, Schlafstörungen (nicht abschalten können). Magnesiummangel ruft Blutarmut hervor, da die Lebensdauer der roten Blutkörperchen verkürzt wird. 90 Prozent der Herzinfarktpatienten haben zu wenig Magnesium.

▶ Phosphor: wesentlich zur Speicherung und Produktion der Energie in der Zelle. Wird im Sport eingesetzt, um die Ausdauerleistung – geistig wie körperlich – zu erhöhen. Tiefer Phosphorspiegel bedeutet Müdigkeit, Schwäche, fehlende Konzentration. Wichtig für Knochenaufbau und Knochenmembranstabilisierung.

SPURENELEMENTE

▶ Zink: der entscheidende Faktor für den Aufbau körperlichen Eiweißes. Damit wesentlich für ein kompetentes Immunsystem. Entscheidend für die Neubildung von Haar, Fingernägeln, der Haut. Zink regelt den Testosteronspiegel, also die innere Power und damit sexuelle Aktivität des Mannes. Wunderwaffe gegen Hautkrankheiten wie Ekzeme, Neurodermitis etc.

▶ Silizium: Bestandteil des Bindegewebes. Unabdingbar für Aufbau von Zähnen, stabilen Knochen, Gelenkknorpeln (!), Sehnen. Also der Strukturen, die durch Bewegung belastet werden. Wichtig für stahlharte Fingernägel.

▶ Chrom: Bestandteil des Glukose-Toleranz-Faktors. Chrom in der richtigen Menge erhöht die Fettverbrennung um den Faktor vier. In den USA leiden 80 Prozent der Menschen an Chrommangel. Chrom verhindert die Insulinresistenz der Körperzelle.

▶ Mangan: wesentlicher Bestandteil von antioxidativen Enzymen in der Zelle. Hält jede Körperzelle länger jung durch Schutz der Telomere (Endstücke der Chromosomen).

▶ Kupfer: wichtig für die Zellatmung, also Sauerstoffversorgung der Mitochondrien. Aufbau von Blut, auch von Bindegewebe (Achillessehne). Wichtig für die Blutbildung, Bestandteil des wesentlichen antioxidativen Enzyms (SOD), welches die Lebensdauer jeder einzelnen Körperzelle bestimmt. Bei verstärkter Abwehr, also kämpfendem Immunsystem, steigt Kupfer an.

▶ Eisen: entscheidend für die Blutbildung, für die Zellatmung, für die Energieproduktion in der Zelle. Mangel heißt oft Anämie, Blutarmut. Messwert schwankt sehr! Messen Sie Ferritin.

▶ Selen: Spurenelement, unverzichtbar für innere Dynamik, Antioxidans in der Zelle. Senkt – wissenschaftlich eindeutig nachgewiesen – das Krebsrisiko. Auch ein wesentlicher Leistungsparameter.

HORMONE

▶ Testosteron, freies: männliches Keimdrüsenhormon, aber auch im weiblichen Hormonhaushalt unentbehrlich. Steht für inneren Impetus, Dynamik, Pep. Gut ist, wenn man im oberen Normbereich liegt. Testosteron baut Muskeln auf und schlechte Laune ab. Zu wenig Testosteron macht lustlos, müde, depressiv. Zu viel davon macht aggressiv. Auch ein Leistungsparameter.

▶ Östradiol: das wichtigste Östrogen. Das weibliche Geschlechtshormon stimuliert die Knochenreifung, senkt den Cholesterinspiegel (schwankt stark, weil abhängig vom Zyklus, Alter, Pilleneinnahme). Es wird auch von Männern gebildet, nur in wesentlich geringeren Mengen. Ist der Wert bei Männern erhöht, deutet das auf Fettsucht und Leberzirrhose hin.

▶ DHEA-S: Dehydroepiandrosteron-Sulfat. Daraus baut der Körper männliche Hormone (Androgene) und weibliche Hormone (Östrogene) auf. Ist das Mutter-Anti-Aging-Hormon. Zuständig für gute Laune, geistige Leistungskraft. Menge nimmt im Laufe des Lebens ab. Kann aktiv erhöht werden.

▶ Cortisol: Hauptstresshormon im menschlichen Körper, erhöhte Spiegel zerstören den Körper, z. B. das Immunsystem, den Knochen, das Gehirn.

▶ IGF I (Somatomedin C): Insulin-like Growth Factor 1. IGF I ist das »messbare, aussagekräftige« Folgeprodukt des Wachstumshormons HGH. Mit das wichtigste Anti-Aging-Hormon. HGH baut Fett ab, Muskeln auf, hält jede Zelle jung. Zu wenig IGF I ist gleichbedeutend mit einem Mangel am Wachstumshormon HGH.

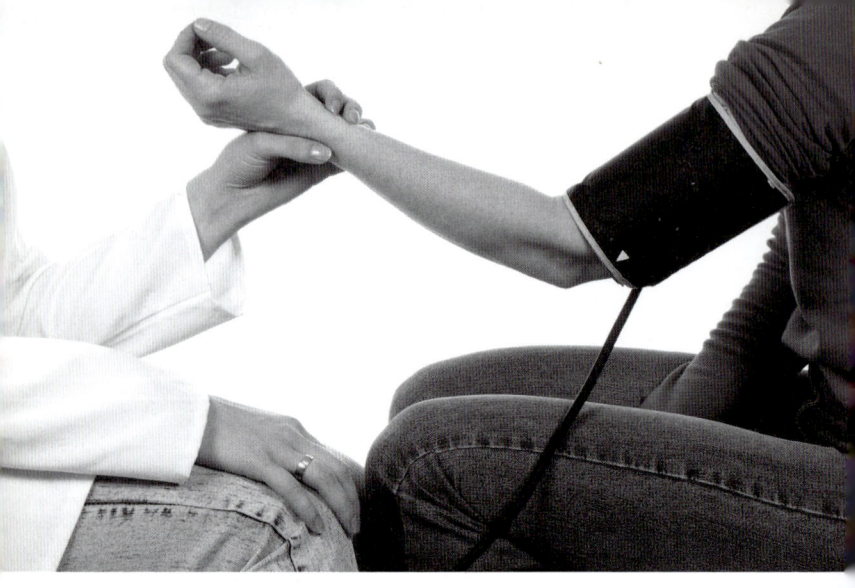

Ein paar Worte aus der Praxis

Der Arzt muss die Blutwerte übersetzen. Mit Worten, die der Patient versteht. Am besten schriftlich – weil da am meisten hängen bleibt.

So was schreib ich meinen Patienten. Jedem.

Lieber Herr Y.,

▶ Gratulation: gesunde Leber, Niere, Schilddrüse, kein Infekt, kein Bakterienherd HNO, kein genetischer Rheumafaktor, genetisch keine Allergie, beide Tumormarker (auch Prostata) unauffällig.

▶ Sicherer Ausschluss einer Borreliose nach möglichem Zeckenbiss.

▶ Freilich anhaltende Rest-Titer nach Mononukleose. Befund ist bekannt. Die hohen Zahlen sprechen für ein schwaches Immunsystem, gehen häufig einher mit körperlicher Leistungsschwäche.

▶ Hintergrund ist der traurig tiefe Gesamteiweißspiegel, der Ihr Immunsystem quantitativ widerspiegelt. Bitte mit häufigen kleinen Eiweißmahlzeiten anheben.

▶ Resultat des tiefen Eiweißes auch das tiefe Hämoglobin, des Sauerstofftransporteurs im Körper. Ein Grund, warum Sie so müde sind. Und dies ja trotz des gut gefüllten Eisenspeichers. Daran erkennt man die Wichtigkeit von Eiweiß.

▶ Hormonlage zufriedenstellend: Dauerstress noch nicht überhöht (Cortisol), ein guter innerer Antrieb (Testosteron).

▶ Neben dem vollen Eisenspeicher zu loben auch der recht gute Selenspiegel (Entgiftung, Stoffwechsel, Stimmung).

▶ Zum Thema Immunsystem: auch Zink auffällig tief. Benötigt der Körper zum Eiweißaufbau, für ein kompetentes Immunsystem.

▶ Serumelektrolyte vorzüglich, einschließlich des wichtigen Magnesium.

▶ Thema Risikofaktoren: kein Zucker, keine Harnsäure, keine Triglyzeride, kein Cholesterin, kein genetisches Lipoprotein, allerdings ein hoher Homozysteinwert. Sie brauchen Folsäure, B6, B12.

Zusammenfassend: grundsätzlich gesund, ein grenzwertiger Risikofaktor (Homozystein), allerdings schwaches Immunsystem (Eiweiß, Zink).

info

Blutwerte gibt es natürlich fast unendlich viele.
In 23 Jahren praktischer Arbeit hat sich bei mir ein Grundmuster herauskristallisiert, das ich bei Ihnen anwende und bei speziellen Fragestellungen natürlich ausweite.
Da die Blutwerte von Labor zu Labor differieren, macht es keinen Sinn, hier optimale Werte anzugeben. Halten Sie sich auf Ihrem Laborzettel an die »gesunde« Seite vom Normbereich.

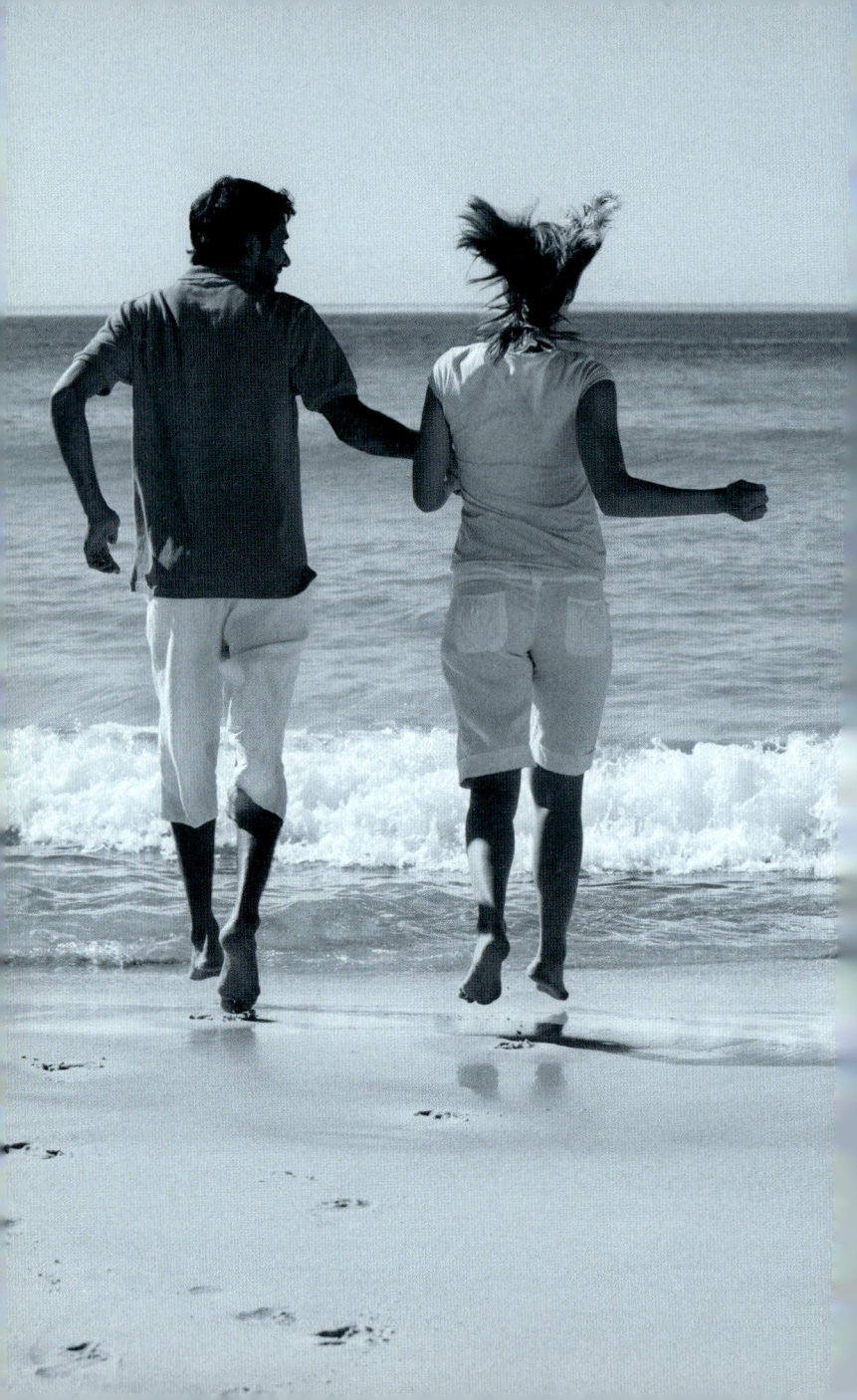

Meine

19 Grund-
rezepte

Sie schlafen schlecht, sind immer
müde, der innere Antrieb fehlt?
Stress macht Ihnen zu schaffen?
Es zwickt hier und da? Die
Blutwerte sind nicht so, wie
sie sein sollten?
In diesem Kapitel finden Sie
meine Grundrezepte für ein
gesundes, fröhliches, vitales,
langes Leben.

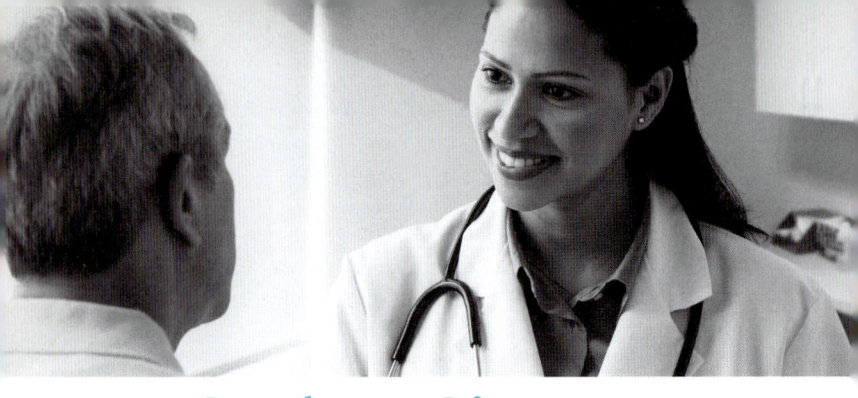

1. Suchen Sie einen Arzt, dem Sie vertrauen

Was denken Sie bei dem Wörtchen »Medizin«? Lassen Sie mal diese Bilder von sterilen Kitteln und OP-Maschinen und CT-Röhren und drohenden runden und eckigen und farbigen und weißen und bitteren Pillen weg.

Medizin? Das ist das aufmerksame Gesicht Ihres Hausarztes, Ihrer Hausärztin. Das sind seine, sind ihre warmen, trockenen, leichten Hände, die Sie anfassen.

Medizin ist seine Berührung, seine entspannte Stimme beim leicht massierenden Ultraschall. Das ist eine nur für Sie angespannte Aufmerksamkeit beim Abhören der Lunge.

Medizin, das ist der »père maternel«, der mütterliche Vater, wie ihn die französischen Mediziner des 19. Jahrhunderts nannten. Der Arzt warmherzig, verstehend, väterlich.

Medizin ist Urvertrauen. In Ihren Hausarzt. Der Ihnen sein Leben durch seinen Eid geweiht hat. Der auch nachts kommt. Medizin ist Aufgehobensein!

Ärzte und Priester – das waren, das sind Heilige, die einen heiligen Beruf ausüben. Medizin! Das ist etwas Warmes, Natürliches …

... GEWESEN,

sagen Sie, sagen Sie mir häufig. Zu Recht?

In den Zeitungen liest man: Der Arzt von heute kennt nicht den Menschen, er kennt das Organ. Und konkurriert mit den Kollegen, an die er seinen Patienten überweisen müsste – was dann Verlust bedeutet. Er hat keine Zeit mehr, die Kassen haben ihn unter der Fuchtel. Der Arzt hat doch studiert, um zu heilen – und nun wird er immer mehr zum Buchhalter. Er verbringt 25 Prozent seiner Zeit mit Papier statt mit dem Patienten. Früher hatte ein Klinikarzt 25 Minuten Zeit für seinen Patienten. Heute fünf. Und 20 Minuten braucht er für das Ausfüllen der Zettel.

Seine Therapiefreiheit wird eingeschränkt, er verbringt mehr Zeit mit der Bürokratie als mit dem Patienten.

Und wo lernt er? Wo bildet er sich fort? Bei den Pharmaherstellern und der Medizingeräte-Industrie. Jüngst stand im Ärzteblatt, dass es mittlerweile eine Reihe von Ärzten gibt, die Leistungen, die die Kasse schon bezahlen würde, dem Patienten verweigern, wenn er nicht privat zahlt. Das ist das

> **an puls der zeit**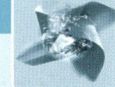

Ein Wort zur schreibenden Medizin

Ein niederländischer Wissenschaftler hat mal eine Umfrage unter Patienten gemacht, weil ihn interessierte, an welche Worte des Arztes sich der Patient noch erinnern kann. Das Ergebnis war erschütternd: Das meiste war vergessen. Patienten behalten gerade mal 20 Prozent von dem, was der Arzt ihnen sagt. Und das, was der Patient behält, ist zu 50 Prozent falsch. Grund: Die Ärzte erklären zu wenig anschaulich, schreiben nichts auf.

böse Bild vom Halbgott in Weiß, das Bild, das Sie sich von Ihrem Arzt nicht machen sollten. Und wenn Sie es doch tun, dann wechseln Sie ihn. Es gibt nicht nur schwarze Schafe im weißen Kittel. Die meisten Ärzte denken immer noch genau so: »Mein Leben für meinen Patienten …« Die meisten Menschen erleben die normale Medizin.

Woran erkennt man einen guten Arzt?

▶ Sie kriegen bald einen Termin.

▶ Sie warten (in der Regel) nicht lange im Wartezimmer.

▶ Er nimmt sich ausreichend Zeit für Sie (Sie müssen aber seine Grenzen akzeptieren). Sie fühlen sich in jedem Fall nicht »abgefertigt«.

▶ Er spricht mit Ihnen – und hört Ihnen zu.

▶ Er berührt Sie mit seinen Händen. Abtasten gehört immer noch zur Medizin.

▶ Er tut nicht so, als ob er alles weiß. Er scheut sich nicht, in Ihrer Gegenwart ins Internet zu gucken – oder greift auch zum Hörer und ruft einen Facharzt an. Zu dem er Sie auch überweist, wenn er's nicht kann …

▶ Er sagt nicht: Vitamintabletten brauchen Sie nicht.

▶ Er redet Ihnen gewohnte alte Medikamente nicht aus – außer es gibt ein wirklich besseres. Das kann ruhig auch günstiger sein.

▶ Er kümmert sich um Ihre Gesundheit (nicht nur um die Krankheit). Wenn er Sie nicht selbst an die Hand nimmt und mit Ihnen laufen geht, dann gibt er Ihnen Tipps, wo und wie Sie selbst präventiv tätig werden können.

▶ Er guckt Ihnen in die Augen – und nimmt auch Ihre Seele ernst.

▶ Er gibt Ihnen Tipps fürs Internet, nennt Ihnen Selbsthilfe-gruppen, wo Sie sich selbst schlauer machen können.

▶ Er macht Ihnen Hoffnung.

▶ Er fragt nach Ihren finanziellen Möglichkeiten. Und bevor er eine IGeL-Leistung verschreibt, sucht er nach Möglichkeiten, wie man eine Leistung vielleicht doch noch ganz legal mit der Kasse abrechnen kann.

Kurz und gut: Ihr Arzt ist für Sie da.

Der gute Arzt kümmert sich um Körper, Geist und Seele

Sagt der Arzt, während er ein Placebo gibt: »Bald fühlen Sie sich besser«, fühlen sich tatsächlich 64 Prozent der Patienten besser. Sagt er: »Ich weiß nicht, was Sie haben«, geht es nur 39 Prozent besser. Die Medizin ist für den Körper. Die Worte der Zuversicht für das Herz und für den Kopf. Forscher haben herausgefunden, dass die bloße Verabreichung eines Placebos nahezu wirkungslos ist. Übergibt der Arzt dagegen die Pillen während eines Gesprächs, bei dem er den Patienten Hoffnung macht, vermögen Placebos Schmerzen und Beschwerden zu lindern.

Herbert Benson, Kardiologe und Professor an der Harvard-Universität, gründete vor einigen Jahren das Mind/Body Institute. Dort erforscht Benson die Zusammenhänge zwischen Körper, Geist und Seele. Seine Vorstellung von Gesundheit und Wohlbefinden vergleicht er mit einem dreibeinigen Hocker: Ein Bein steht für Medikamente, das zweite für Technik und Chirurgie. Das dritte steht für die gesundheitliche Eigenverantwortung – und dazu gehört auch der Glaube an die Selbstheilungskräfte, die der Arzt im Patienten stärken kann. Benson gilt in den USA als Gründer einer besseren Medizin von morgen. Übrigens ist Benson genau wie ich zutiefst überzeugt von der für die Heilung entscheidenden Kraft der Meditation. Lesen Sie mehr ab Seite 315.

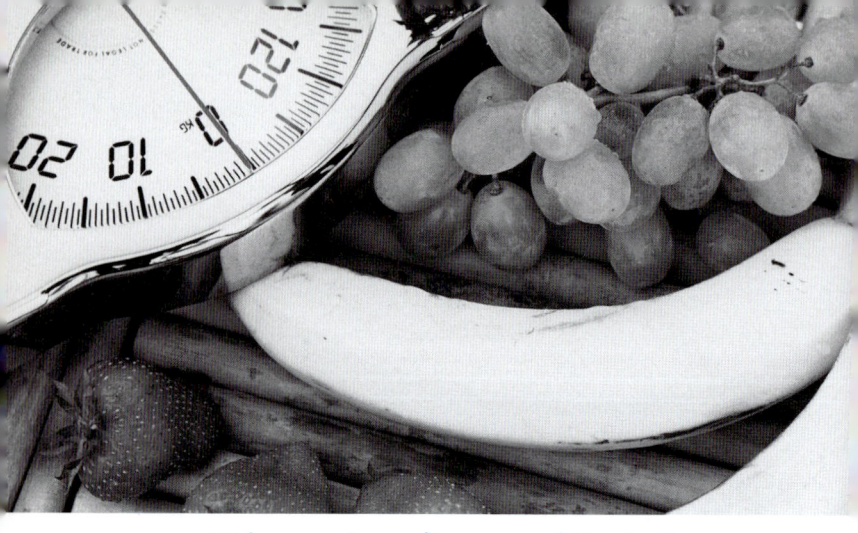

2. Sie sind zu dick?
So nehmen Sie ab

Kenneth Davis macht Särge. Kluger Mann. Ein Bombengeschäft: Goliath Casket heißt seine Firma. Gigantische Dinger aus Stahlblech mit extra stabilen Griffen. Monsterkisten für Tote, die mehr als 300 Kilo wiegen. Mr. Davis aus Indiana/USA gehört zu den Unternehmern, die von der ständig steigenden Zahl an Übergewichtigen profitieren. Stand in der SZ. Mr. Davis sagt: »Der Trend geht zu immer größeren Särgen.« Und in denen liegen immer jüngere Leute.

Vor 200 Jahren machte es »plopp« und die Menschen wurden um 30 Zentimeter größer. Heute wächst der Mensch in den industrialisierten Ländern in die Breite. Kontinuierlich. Im letzten Jahrzehnt wuchs der durchschnittliche Bauchumfang um vier Zentimeter. Noch nie in den letzten vier Milliarden Jahren hat sich der Mensch so wenig bewegt – und noch nie hat er so viel gefuttert.

Im Jahr 2003 hat die WHO die Fettzucht zur globalen Epidemie erklärt. (Haben Sie gelesen? »Fettzucht«. Mit z.

War erst ein Schreibfehler. Dann hat meine Tochter drüber gelacht – und ich hab's stehen lassen.)

Geizgene machen Fettzellen gierig

Fettzellen sind unendlich gierig. Sie schlucken alles, was man ihnen gibt. Dehnen sich aus bis auf das Tausendfache. Und erdrücken die eine Gesundheit, die wir haben. Weltweit. Sogar in Brasilien stieg die Zahl der fettleibigen Kinder um 239 Prozent in einer Generation an. Auf der Insel Samoa sind fast 80 Prozent der Bewohner fettsüchtig, auf Barbados gibt man 60 Prozent des Gesundheitsbudgets für die Behandlung von Übergewicht aus.

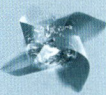

▶ am puls der zeit

XXL macht XXL

Warum sind Franzosen schlank? Warum können sie fettreiche Croissants, Käse und Pasteten essen – und nur sieben Prozent der Bevölkerung sind übergewichtig? Das hat ein französisch-amerikanisches Forscherteam interessiert. Die Wissenschaftler haben auf die Größe der Portionen geguckt. Das Ergebnis: Franzosen essen zwar mehr Fett als die Amerikaner, aber insgesamt kleinere Portionen. Im Schnitt liegt in amerikanischen Restaurants 25 Prozent mehr auf dem Teller, in Chinarestaurants 72 Prozent. Der Schokoriegel im Supermarkt wiegt um 61 Prozent mehr, Limonaden und Hot Dogs sind um 60 Prozent größer. Was heißt mehr Fett, aber kleinere Portionen noch? Genau: Weniger Kohlenhydrate. Darum sind die Franzosen schlank.

Es ist so leicht, dick zu werden – und so schwer, die Fettzellen wieder zu leeren. Liegt an unseren Genen. Wir haben Thrifty-Gene, Geizgene, die uns in der Eiszeit ermöglichten, karge Zeiten zu überleben. Diese Gene programmieren den Körper auf Horten. Fett horten. Das tun sie heute noch. Sehr, sehr effektiv. 67 Prozent der Erwachsenen sind zu dick, und jedes dritte Kind. Vielleicht stimmt das ja: Geiz ist geil.

Nur: Keiner tut was. Die Fehlernährung kostet Leben. Und 70 Milliarden Euro jedes Jahr. Hier gibt es nur Krisenstäbe für Schweinegrippen-Viren …

Ein gewichtiges Wort im Ernst ...

Dickspeck wird beschönigt. Klein geredet, dick ist gemütlich usw. Sie wissen oft gar nicht, was Sie da tun! Nicht nur, dass Sie mit solchem Sich-selbst-Anschwindeln Ihr Unterbewusstsein fürs ganze Leben auf dick programmieren … nein, heute schon lauern auf Sie, den Dicken, Diabetes, Hypertonie, Probleme mit dem Herz, Arthrose, Wirbelsäulenbeschwerden … Krankheiten. Sagt man Ihnen bloß nicht so deutlich. Ich schon. Sie leiden völlig überflüssig – auch an Krebs! Oder am Schlaganfall – mit 46, wie ein mir hochsympathischer Talkmoderator, der mich, glaub ich, nicht sehr ernst nahm, als ich über lebenslanges Joggen sprach … Fangen Sie an! Heute! Jetzt!

Der Speck haut Sie ganz schön in die Pfanne

Auf das Konto der überflüssigen Pfunde gehen:
▶ Verkalkte, verrottete Gefäße namens Arteriosklerose, das mündet in Herzinfarkt und Schlaganfall.

▶ Ein Mensch mit Übergewicht hat um 23,6 Prozent häufiger einen Cholesterinspiegel über 250 Milligramm/Deziliter.

▶ Übergewichtige haben häufig eine verdickte linke Herzkammer und eine Herzinsuffizienz.

▶ Die Framingham-Heart-Study zeigt: Schon ein leichtes Übergewicht erhöht das Infarktrisiko bei Frauen um 68 Prozent, bei Männern um 17 Prozent (meine Herren: Es steigt ab BMI 30 auf 80 Prozent!). Mit jedem Kilo mehr muss das Herz mehr arbeiten. Das kostet Lebenskraft.

▶ Info

Die Pfundsernte

▶ Mit jedem Pfund weniger verjüngen Sie das gesamte Gefäßsystem. Wer zehn Kilo abnimmt, schenkt sich drei Lebensjahre. Der Blutdruck sinkt um 15 Millimeter Quecksilbersäule, die Blutfette um 35 Prozent. Und gutes HDL-Cholesterin steigt um 15 Prozent an. Schafft keine Tablette. Wenn Sie sich zusätzlich noch 30 Minuten bewegen, dann können Sie sich mit der Lupe auf Fettaugensuche in Ihrem niedrigen Blutdruck machen.

▶ Würden die übergewichtigen Deutschen zehn Kilo abnehmen, gäbe es nur halb so viele Diabetiker, ein Drittel weniger Hypertoniker und ein Drittel weniger Menschen mit Fettstoffwechselstörungen. Und diese Werte können Sie mehr als verdoppeln, wenn Sie sich zusätzlich bewegen. Wer abnimmt, fühlt sich wohler. Führt ein fröhlicheres, vitaleres, vergnüglicheres Leben.

Und wie wird man den Speck los? Das steht in meinem Buch »die neue diät – fit und schlank durch metabolic power«. Auf 208 Seiten. Hier eine kurze Zusammenfassung – nur zwei Regeln ab S. 103.

▶ 90 Prozent der Diabetiker sind übergewichtig.

▶ Übergewicht macht Krebs. Es fördert vor allem Gebärmutter-, Brust- und Dickdarmkrebs.

▶ Männer, die sich mit einem BMI von mehr als 30 durchs Leben schleppen, erkranken zweimal häufiger an Prostatakrebs als Normalgewichtige.

▶ Übergewichtige Kinder entwickeln zu 2,2 Prozent Gallensteine. 21 Prozent haben eine gestörte Leberfunktion, 32 Prozent eine verfettete Leber (Steatohepatitis).

Und auch der Rest des Körpers leidet: Arthrose, Asthma, Osteoporose, Impotenz, Hautkrankheiten und vieles mehr gehen auf das Pfundskonto. Nicht zu vergessen: Die Pfunde drücken auf die Seele. Mir kann keiner erzählen, dass er mit Übergewicht so richtig glücklich ist. Der Mensch ist eben, was er isst. In unserer Zeit leider: dick und häufig krank und viel zu früh tot.

Die Pfunde wird man auch wieder los

Oje, die Kreter. An dieser Stelle müsste nun die Geschichte von den gesunden und schlanken Kretern stehen. Die auch ich immer so gern zitiert habe, wenn es um die segensreichen Wirkungen der Mittelmeerkost geht, die schlank hält, die das Herz schützt, die vor Krebs feit. Nur: Das Vorbild hat ausgedient. Anthony Kafatos von der Universität Kreta in Heraklion hat auf einem Kongress gesagt: In den letzten vier Jahrzehnten haben sich die Ernährungsgewohnheiten auf der Insel massiv verändert. Die essen doppelt so viel Fleisch, weniger Fisch, Gemüse und Obst – und sie nehmen immer weniger Olivenöl. Die Folge: Nun ist die Hälfte der Erwachsenen und jedes dritte Kind übergewichtig. Und bis zu 44 Prozent der Kreter leiden unter Krankheiten, die das Übergewicht verursacht. Merken Sie sich also: Weniger Fleisch, mehr Fisch, Gemüse und Obst und mehr Olivenöl beugen Übergewicht vor. Funktionierte bei den Kretern bis vor kurzem noch.

▶ 1. Regel:

*Zählen Sie weder Kalorien
noch Fett*

Eskimos essen nur Fett und Eiweiß, sind trotzdem schlank und gesund. Wieso das? Fett macht doch fett? Eiweiß ist doch gefährlich? Beides Ernährungslügen, die sich hartnäckig halten. Die Harvard School of Public Health hat eine wunderbare Studie gemacht. Und sie soll hier stellvertretend stehen für all die vielen Studien über das Abnehmen. Und zwar machten übergewichtige Testpersonen zwölf Wochen eine Diät.

▶ Gruppe A bekam eine kalorienreduzierte, kohlenhydratreiche, fettarme Diät (55 Prozent Kohlenhydrate, 15 Prozent Eiweiß, 30 Prozent Fett).

▶ Gruppe B bekam Schmalkost, die kohlenhydratarm und fettreich war (5 Prozent Kohlenhydrate, 15 Prozent Eiweiß, 65 Prozent Fett).

▶ Gruppe C bekam auch die fettreiche Diät und durfte dazu noch 300 kcal drauflegen. Rein rechnerisch hätte diese Gruppe in zwölf Wochen drei Kilo zunehmen müssen.

Und was kam dabei heraus? Gruppe A verlor 6,8 Kilo. Gruppe B verlor 9,2 Kilo. Gruppe C verlor 8 Kilo.

Fett macht nicht fett – und Eiweiß macht schlank

65 Prozent Fett? Da kann man doch nicht abnehmen? Oder doch? Und dann noch einen Packen Kalorien drauf – und trotzdem schwinden die ungeliebten Moleküle von der Hüfte weg. Zauberei? Nein. Das richtige Fett macht halt nicht fett. Es handelte sich nicht um Bratenfett. In dieser Studie wurde nämlich darauf Wert gelegt, dass das Fett aus wertvollen pflanzlichen Ölen stammt. Olivenöl und Leinöl brauchen Sie nämlich zum Abnehmen. Kohlenhydrate machen dick. Schon immer. Und auch da gilt: die künstlichen industriellen

Kohlenhydrate. Das weiße schlabberige Brot, der süße Riegel, Zuckerwasser. Also: Wer abnehmen will, braucht nicht weniger, sondern mehr. Mehr Eiweiß, als Hülsenfrüchte, Fisch und Hüttenkäse oder als Shake (siehe ab Seite 192), mehr Vitalstoffe, mehr lebenswichtige Fettsäuren. Hören Sie auf, Kalorien zu zählen, meiden Sie die Kohlenhydrate aus der Industrie (Weißmehl und Zucker), essen Sie nach der Ernährungspyramide (siehe Seite 141), und Sie nehmen ab und ab …

▶ **2. Regel:**

Bewegen Sie sich ...

Forever-Young-Leser wissen: Fett meidet man nicht, man verbrennt es. Morgens, nüchtern, beim richtigen Puls. Wer das nicht tut, bleibt eben dick. Jo-jot sich Diät haltend durchs Leben. Nur wer Bewegung zum festen Bestandteil seines Lebens macht, wird schlank. Zeigen tausend Studien. Hier nur eine: Sie haben sicher schon von der Nurses-Health-Studie gehört. Eine gigantische US-Studie. Dort untersuchte man über sechs Jahre hinweg bei 50 277 gesunden Krankenschwestern den Zusammenhang zwischen einem eher bewegungsarmen Leben und dem Risiko, übergewichtig zu werden. Das kam heraus:
▶ Zwei Stunden täglich vor dem Fernseher erhöhen das Risiko für Übergewicht um 23 Prozent.
▶ Zwei Stunden Schreibtischarbeit täglich erhöhen das Risiko für Übergewicht um fünf Prozent. (Mal nachrechnen: Bei zehn Stunden macht das 50 Prozent!)
▶ Weniger als zehn Stunden pro Woche vor der Glotze oder 30 Minuten tägliches schnelles Gehen verringern das Risiko, übergewichtig zu werden, um 30 Prozent.

Wie oft darf man sein Fett verbrennen?
Täglich.

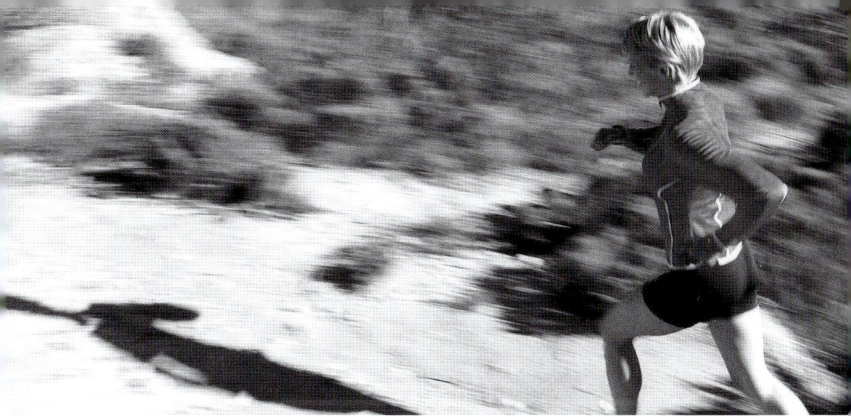

3. Sind Sie müde? Dann laufen Sie sich wach

150 Milliarden Kosten könne man sparen, wenn der Mensch das tun würde, wozu er geboren ist: sich bewegen. Einfach ein bisschen mehr bewegen – und 50 Prozent der Krankheiten gäbe es nicht. Eine öffentlich rechtliche Zahl (nach oben abgesichert). Durch die Blair-Studie, in der Amerikaner nachwiesen, dass schon mäßige Bewegung ausreicht (wie beispielsweise Gartenarbeit), um das Risiko, früher zu sterben, um die Hälfte zu senken. Richtig. Sie können mit Bewegung Krankheit fern halten. Ihre wertvolle Gesundheit behalten. Und sie wieder kriegen.

Das Sterben beginnt früh

Schottische Forscher der Universität Glasgow beobachteten 78 Kinder im Alter von drei Jahren und stellten fest: Die tollen nur 20 bis 25 Minuten herum. Zwei Jahre später, die Kinder waren fünf, hatte sich nix verändert. Verantwortlich machen die Wissenschaftler ungesunde Ernährung (macht müde, keine Lust zum Bewegen), viele Stunden vor dem Fernseher und Videospiele. Wissen Sie, wen ich dafür verantwortlich mache? Genau. Und die Eltern sorgen so dafür, dass ihr Kind als Jugendlicher einen Altersdiabetes kriegt, mit 30 einen Herzinfarkt, Krebs oder einen Schlaganfall.

Bewegung ist die beste Medizin, sie verbrennt Fett ...

Bewegung macht also 80 Prozent aller Krankheiten überflüssig. Warum tut sie das? Nehmen wir der Einfachheit halber mal an, Fett ist das eine Übel aller hausgemachten Krankheiten (das andere ist ein schwaches Immunsystem – dazu komme ich später). Fett in den Adern macht Arteriosklerose und Herzinfarkt, macht Schlaganfall und Demenz. Fett auf der Hüfte schadet den Knochen und Gelenken, dem Hormonhaushalt, dem Immunsystem.

Ich rede jetzt nicht vom Fett auf dem Teller – das ist nicht das Problem. Aber das Fett in Ihrem Körper. Wenn Sie also das Fett in Ihrem Körper loswerden, werden Sie mit ihm einen ganzen Haufen Probleme los. Nun könnten Sie Fett mei-

▶ an puls der zeit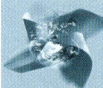

Frohmedizin lohnt sich

Wenn Kleinunternehmer Sport treiben, wirkt sich das positiv auf den wirtschaftlichen Erfolg aus – so eine Studie der Ball State University in Municie im US-Bundesstaat Indiana. Die Forscher untersuchten 336 Kleinunternehmer. Und die, die täglich in die Laufschuhe schlüpften, machten die besseren Geschäfte. Bei Gewichthebern stellten die Wissenschaftler keine Auswirkungen auf den Umsatz fest. Sie ahnen, dass ich jetzt gerade lächle. Tun Sie's auch.

den. Es gab einen Großversuch in den USA. Dort hat man 40 Jahre lang Fett gemieden. Und das Gewicht der Nation hat sich verdoppelt. So viel zu unseren Diätexperten. Es gibt nur einen Königsweg, sein Fett zu verlieren: Fett will verbrannt werden.

Fett verbrennt im Muskel. Klingt banal. Ist aber eine große Gemeinheit. Das heißt nämlich konkret: Fett verbrennt nur im Muskel. Ausschließlich. Nirgendwo sonst.

Allein der Muskel kann uns aus der Gefäß-Fett-Falle führen. Und vor der Krankheit schützen, die zu den häufigsten Todesursachen führt. Jedes Jahr sterben in Deutschland 370 000 Menschen an koronaren Herzkrankheiten und 95 000 an Schlaganfall. Ändern Sie Ihr Bild von Ihrem Muskel. Lassen Sie ihn strahlen. Wachsen. Sehen Sie ihn, wie er sich auf Ihr Fett stürzt … Kümmern Sie sich um ihn!

… und stärkt das Immunsystem

Nehmen wir der Einfachheit halber an, ein schwaches Immunsystem ist das andere Übel aller hausgemachten Krankheiten. Antikörper, Killerzellen und Fresszellen beschützen Sie nämlich. Vor allem Fremden, allem Bösen, was im Laufe Ihres Lebens auf Sie zukommt. Sie halten Sie gesund. Ihr Immunsystem, 1,5 Kilo Eiweiß halten Sie jung – und sogar fröhlich. Forschungen zeigen: Die Immunzellen bringen nicht nur Krankheitserreger zur Strecke, sondern produzieren auch noch Endorphine, die körpereigenen Opiate, die uns mit Fröhlichkeit überfluten. Das erklärt, wie eng Psyche und Immunsystem miteinander verwoben sind: Wenn wir krank sind, werden wir traurig. Und Traurigkeit macht uns krank.

Lieber laufen statt niesen

Nun, wie so vieles im Leben währt auch die Immunität nicht ewig. Ab dem 30. Lebensjahr lassen die Aktivitäten der

Schutzkräfte des Körpers nach. Man wird mit den Jahren immer anfälliger für Infektionen und Krebs. Muss nicht sein. Es gibt ein ganz einfaches Mittel dagegen. Und das heißt Sport. Wer seine Muskeln bewegt, löst kleine Entzündungsreaktionen in den Muskelfasern aus, und die trainieren das Immunsystem. Wie jeder Schnupfen ja auch. Laufend bilde ich jeden Tag meine Killerzellen aus, die Elitetruppe unseres Immunsystems. Sie vermehren sich, ihre Fitness steigt auf das Sechsfache an. Sie greifen nicht nur Viren und Bakterien an, sondern vernichten auch Krebszellen. Ein Medikament ohne Nebenwirkungen.

Warum Kopfarbeiter kein Fett verbrennen

Der Muskel ernährt sich aus zwei Töpfchen. Holt sich seine Energie auf zwei verschiedenen Wegen. Leider. Der Muskel kann nämlich Fett oder Zucker verbrennen. Die Muskeln von Reinhold Messner sagen: »Her mit dem Fett. Wie sonst sollten wir Dich vier Wochen im Nanga Parbat die Felshänge hochfedern lassen?«

Fett ist Energie auf konzentriertestem Raum. Für einen Reinhold Messner unerlässlich. Der sich vor seinen Abenteuern einen Ranzen anfuttert – den Tiroler Speck dabei hat. Auch die Muskeln eines Bergbauern sagen: »Her mit dem Fett!«. Wie sonst sollte er elf Stunden da oben die Sense schwingen. Dafür braucht er Energie hochkonzentriert – und das ist Fett.

Der Muskel des Kopfarbeiters sagt ...

»Ach, weißte was? Das bisschen Energie, morgens aufstehen, mit dem Auto zur Firma und am Sonntag den Hund spazieren führen. Das bisschen Energie hole ich mir doch leicht aus dem Zucker, aus den Kohlenhydraten.« Denn, und jetzt kommt die Gemeinheit: Zucker ist dem Muskel leichter zugänglich. Für die Zuckerverbrennung braucht er weniger Energie, braucht er zehn Prozent weniger Sauerstoff. Und der Muskel ist genau wie wir: faul.

Wenn Sie die Wahl haben zwischen zwei Wegen zum gleichen Ziel, wählen Sie unbedingt den leichteren. Und das tut Ihr Muskel auch. Er verbrennt Zucker. Er hat sich daran gewöhnt. Beim Kopfarbeiter. Und jetzt kommt der wichtigste Satz der Medizin: Use it or loose it, gebrauche es oder verliere es. Ihr Muskel schmeißt im Laufe der Jahre alle Enzyme heraus, die er für die Fettverbrennung benötigt. Da hat er halt nur noch Zucker verbrennende Enzyme. Die Enzyme für die Fettverbrennung braucht er ja doch nicht. Sie wissen: Ob Sie nun Fett oder Zucker verbrennen, kann man tatsächlich messen. Mit dem sogenannten RQ (respiratorischer Quotient, siehe Seite 110).

Anstrengen bringt nichts

Bevor ich Ihnen erzähle, wie Sie sich wieder mehr Fett verbrennende Enzyme (und damit einen niedrigeren RQ) zulegen, noch die zweite Gemeinheit: Fett verbrennt im Muskel. Haben Sie gelernt. Nur! Der Muskel tut dies aber leider nur im Sauerstoffüberschuss. Und da liegt ein grundlegender Fehler, den wir alle machen: 97 Prozent – so sagen uns Studien –, 97 Prozent aller Menschen, die Sport treiben, die ihre Beine bewegen, joggen, Rad fahren, Fußball oder Tennis spielen –, fast alle machen es falsch. Die hecheln, keuchen, schwitzen – immer nach dem Motto »volle Kraft voraus« – und betreiben ihren Sport im Sauerstoffmangel. Und da kann der Muskel nun einmal nur Zucker verbrennen. Sein Fett wird der Körper damit niemals los.

Der Muskel braucht Sauerstoff

Hier steckt ein tiefes Geheimnis. Hat sich in Deutschland noch lange nicht herumgesprochen: Wann immer Sie die Beine bewegen oder Sport treiben, sind Sie – zumindest die allermeisten von Ihnen (97 Prozent) – oberhalb der sogenannten aerob-anaeroben Schwelle, Ihre Muskeln haben zu wenig Sauerstoff. Weil Sie sich anstrengen.

Kein Wunder, dass Sie es tun: Sie haben es so gelernt. Nur Überstunden zählen. Nur wenn der Schweiß rinnt, ist der Mensch erfolgreich.

Dann kamen die Sportmediziner und haben Ihnen erzählt: Lange und langsame Fettverbrennungsläufe sind das Nonplusultra. Also Sport weit unterhalb der aerob-anaeroben Schwelle. Bringt Ihnen gar nichts. Leider. Ist auch wieder so ein Missverständnis. Das mag ja für Dieter Baumann gelten, aber nicht für Sie. Da hat man Messungen von Hochleistungssportlern auf Sie hochgerechnet. Messungen, die nicht stimmen können. Wissen Sie warum? Weil der Dieter Baumann die Muskeln halt schon hat und die Fettenzyme – im Unterschied zu uns Anfängern. Viele meiner »Patienten« laufen zwei Jahre vergeblich durch den Wald. Täglich. Untertourig. Ihre »Rettungsringe« sind sie aber nicht losgeworden. Wie denn auch!

Sie müssen an die Schwelle

Sie müssen gerade noch im Sauerstoffüberschuss sein, aber dabei maximal Kalorien verbrennen. Dann bringen Sie Ihre Mitochondrien – die »Kraftwerke« in Ihren Zellen – dazu, in hoher Rate Fett zu verbrennen. Und dann können Sie nach einer Weile wunderschöne Messergebnisse mit dem RQ erleben: Plötzlich werden Sie ein Hundertprozenter. Plötzlich haben Sie einen RQ von 0,7. Das heißt, Sie haben 100 Prozent fettverbrennende Enzyme.

Der Forever-Young-Lauf

Ein völlig neues Laufen. Ein anderes Laufen. Kein Sport. Denn Sport im herkömmlichen Sinne ist Mord. Nein, tägliches Laufen verlängert Ihr Leben. Sie müssen nur ein paar Regeln befolgen:

Laufen Sie am Schwellenpuls

Täglich eine halbe Stunde. Nicht weit darunter, nicht darüber, sondern möglichst nah am Schwellenpuls. Den täglich neu zu finden, ist erlernbar. Man muss ihn buchstäblich erleben. Weil der Puls sich natürlich ändert. Weil er jeden Tag ein anderer sein kann. Diesen Puls können Sie mit Hilfe eines Laktattests beim Sportmediziner herausfinden oder mit einer schlauen Pulsuhr, die Ihnen Ihren tagesgenauen optimalen Trainingsbereich – Own-Zone – anzeigt. Sie laufen so, dass nicht mehr als 2,5 bis 3,5 Millimol Laktat, müde machende Milchsäure, pro Liter Blut entsteht. Das kontrollieren Sie dann mit der Pulsuhr.

Laufen Sie nüchtern

Und außerdem rennt man die halbe Stunde morgens, nüchtern. Nur mit einem Glas Wasser im Bauch. Warum nüchtern? Fühlt man sich viel wohler. Viel leichter, viel beschwingter. Nüchtern werfen Sie Ihre Fettverbrennungsmaschine an. Weil dann der Muskel sich eher mit dem Fett aus den Depots als mit Ihrem Mageninhalt beschäftigt.

Nüchtern? Können Sie nicht? Dann probieren Sie es mal mit Eiweißpulver im Wasser. Ist erlaubt, ja wird von einigen Experten sogar empfohlen. Hauptsache: kein Zucker, kein Fett. Sonst beschäftigt sich Ihr Muskel nicht mit den Fettmolekülen, die nachts das Wachstumshormon extra freisetzt, damit Sie sie ganz schnell verbrennen.

Laufen Sie federnd

Zudem rennen Sie beim Forever-Young-Lauf federnd und zwar vorfußfedernd, so wie es jedes andere Lebewesen auf der Welt tut. Ausgenommen der Mensch. Der, der nicht »Fit for Life« (Schweiz) liest. Dort steht: »So stark die Frage nach dem Laufstil heftige Kontroversen unter tatsächlichen wie auch selbst ernannten Fachleuten auslöst, so klar hat sich in den letzten Jahren der Laufstil herauskristallisiert, der im Leistungssport die schnellsten Zeiten ermöglicht und auch aus gesundheitlicher Sicht zu bevorzugen ist: das aktive Laufen – also das Landen auf dem Vorfuß.« Wenn doch aber fast jeder Jogger unweigerlich beim Orthopäden landet, sollte man einmal überlegen, warum die Rehe nie beim Orthopäden anzutreffen sind. Weil sie anders laufen. Weil sie federnd laufen. Weil sie vorfußfedern. Das tut natürlich jedes Kind. Wir lernen es also alle. Und wir tun es auch noch als Erwachsene, wenn wir barfuß rennen. Probieren Sie es mal aus. Dann

> **am puls der zeit**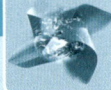

Der wahre Grenzpuls

Der richtige Puls, der schmale, richtige Pulsbereich ist eigentlich keine Zahl, sondern ein Gefühl. Werden Sie von mir immer hören. Eine Zahl nämlich kann trügen. Die mag ja heute stimmen ... Aber nächste Woche? Ein Gefühl aber erkennen Sie immer wieder. Dieser richtige Puls, der gefühlte Grenzpuls ist der »Gerade-noch-Wohlfühl-Puls«. Ist also der Puls, bei welchem Sie sich nach 30 Minuten Laufen gerade noch wohlfühlen. Wohlgemerkt: Nicht der »Wohlfühlpuls«! Den haben Sie vor dem Fernseher. Sie dürfen sich also nicht zu viel anstrengen – aber auch nicht zu wenig.

muss man Ihnen nichts mehr erklären. Diese Art, federnd zu laufen, schont Ihre Bandscheiben und Ihre Gelenke.

Lassen Sie sich am Anfang Zeit

Denn Sie können natürlich nicht gleich losfedern, Sie müssen langsam damit anfangen. Ihre Federn ausbilden. Sich Waden züchten. Anfangs können Sie eine Minute vorfußfedern. Dann bauen Sie immer mal wieder eine Minute Vorfußfedern in Ihren Lauf ein. Nach einigen Wochen schaffen Sie zwei oder drei Minuten am Tag. Bis Sie – nach einem Jahr vielleicht – von selbst nur noch vorfußfedern.

Und wenn Sie übergewichtig sind ...

… oder keine Ausdauer haben, der Puls zu schnell zu steil hochgeht, dann walken Sie erst. Am besten mit Nordic-Walking-Stöcken. Auch darüber hab ich ein kleines Büchlein geschrieben – ein faszinierender, unvergleichlich wirkungsvoller Sport. Sie sehen die Butterpäckchen regelrecht wegfließen. Oder steigen Sie aufs Trampolin. Tun Sie das, bis die Butterpäckchen runtergeschmolzen sind. Dann können Sie mit dem Laufen anfangen.

Die laufende Investition in die Gesundheit

Wenn Sie diese Methode des Forever-Young-Laufes verstanden haben und praktizieren, dann erleben Sie ein neues Leben. Ich könnte hier jetzt 159 Seiten über diese Kunst schreiben – habe leider keinen Platz dafür. Sie können es trotzdem nachlesen in meinem Buch »Forever Young. Das Leichtlauf-Programm«. Sie erleben wirklich ein neues Leben. Keine Behauptung, sondern eine Tatsache.

Das kommt mir vor wie das Märchen vom Sterntaler. Kennen Sie das kleine Mädchen mit den blonden Zöpfen? Wie es die weiße Schürze aufspannt? Und wie die goldenen Sterne als Taler in die Schürze rieseln? Wie sie reich wird? Wie sie lacht und glücklich lächelt?

Diese weiße Schürze – das ist der Forever-Young-Lauf. Jeden Tag spannen Sie beim Laufen die Schürze auf. Und dann fallen Ihnen Goldschätze in Form von purer Energie, Gesundheit und Lebensfreude in den Schoß.

Sie mutieren zur Fettverbrennungsmaschine

1. Der Muskel lernt wieder die Fettverbrennung, bekommt mehr fettverbrennende Enzyme. Er verbrennt dann Fett rund um die Uhr: Nicht nur während Sie laufen, sondern auch anschließend in der Hängematte, im Bett, am Schreibtisch, was immer Sie gerade tun.

2. Sie bauen Muskeln auf. Muskeln interessieren Sie nicht? Gut, nennen wir es anders: Sie vergrößern Ihr Arbeitskapital. Ihre fettverbrennende Muskulatur nämlich. Nehmen wir an, Sie starten mit 30 Prozent Muskelmasse (vom Körpergewicht). Dann können Sie nach ein bis zwei Jahren unglaubliche 70 Prozent haben. Das Resultat nenne ich eine

FETTVERBRENNUNGSMASCHINE.

Nämlich Fettverbrennung (Enzyme) bis zu 100 Prozent und Muskelmasse von 70 Prozent.

So eine Fettverbrennungsmaschine kann Ihr Körper werden! Und der kann nicht mehr dick werden. Verbrennt jedes Nahrungsfett. Eine solche Fettverbrennungsmaschine verbrennt auch alles Cholesterin in den Adern. Unter 150 Milligramm/Deziliter nämlich. Es kann sich dann bewiesenermaßen nichts mehr ablagern. Die Adern bleiben frei und jung.

Sie kriegen die Blutgefäße eines Zehnjährigen

Und die eigentliche Sensation: Sie können bereits bestehende Fettablagerungen wieder loslösen. Einfach wegbrennen. Bewiesen hat das Dr. Dean Ornish an Herzkranzgefäßen. Er hat bewiesen, dass durch diese Methode »Bewegung beim richtigen Puls« bereits völlig verstopfte Gefäße wieder frei werden und sich außerdem neue bilden. Fest steht: Sie können auf diese Weise buchstäblich wieder das Blutgefäßsystem eines Zehnjährigen bekommen. Kriegen keinen Herzinfarkt, keinen Schlaganfall, keinen Diabetes, keine Impotenz und ähnlichen Unfug. Das Ganze ist so simpel und eben deshalb genial.

Kein Raucherbein ...

Und weiter geht es: Durch Bewegung beim richtigen Puls und mit der richtigen Technik bilden sich neue Blutgefäße in der Muskulatur. Nicht 20 oder karge 40 Prozent, sondern bis zu 400 Prozent mehr. Das heißt, Sie vervierfachen die Anzahl der Adern in Ihren Muskeln!

Wissen Sie, wen das brennend interessiert? Jeden Raucher. Kennen Sie ein Raucherbein? Da ist eine Ader, die verschließt sich, dann wird der Fuß erst kalt, dann schwarz, dann platzt er auf, dann stinkt es, dann kommen die Fliegen, dann hackt man ihn halt ab. Sehen Sie, das ist ein Raucherbein.

Hätte der Raucher nicht eine Ader, sondern mehr, hätte er sein Bein noch. Ich weiß, wovon ich rede: Ich darf diese Menschen nämlich nachbetreuen. Die haben sehr merkwürdige, kluge Gedanken über das Leben – plötzlich.

... und keinen Herzinfarkt

Was ist ein Herzinfarkt? Ein Gefäß verschließt sich, dahinter stirbt das Muskelgewebe. Ein Drittel der Patienten ist gleich tot. Die anderen haben kein besonders schönes Leben mehr. Die haben Angst. Aber der Herzmuskel, richtig bewegt – also beim richtigen Puls –, lässt Herzkranzgefäße wachsen. Und die bereits vorhandenen werden weiter, so dass sie mehr Sauerstoff und Nährstoffe transportieren können. Wissen wir von Läufern (Stanford-Universität): Dreimal mehr Herzkranzgefäße und im Durchmesser 2,5-mal weiter. Wie soll denn so ein Herz noch einen Infarkt erleiden?

Sie ernten viel mehr Lebensenergie

Mit dieser Methode des Laufens, des Forever-Young-Laufens, pumpen Sie zehnmal mehr Sauerstoff durch den Körper. Zehnmal mehr verträgt Ihr Körper eigentlich gar nicht. Da erschrickt er fürchterlich – die Zellen müssten eigentlich vergiftet absterben. Denn Sauerstoff geht ja nicht einfach nur vorne rein und hinten wieder raus, sondern wird verarbeitet. Wo? In den Kraftwerken der Zellen, den Mitochondrien. Die Mitochondrien machen aus Sauerstoff Lebensenergie. Unablässig. Lebensenergie. Können Sie sich das vorstellen? Vierjährige Kinder spielen auf der Straße. Hüpfen herum, kreischen vor Lebensfreude. Das ist Lebensenergie.

Couch-Potato oder Energiebündel? Ihre Entscheidung

Wenn Sie also durch richtiges Laufen – durch Laufen beim richtigen Puls – zehnmal mehr Sauerstoff durch den Körper pumpen, fangen Ihre Kraftwerke in den Muskelzellen an zu wachsen, und dann werden sie mehr. Wissenschaftlich präzise: Der ATP-Umsatz (ATP, Adenosintriphosphat, ist die chemische Energie unseres Stoffwechsels) steigt um den Faktor sechs bis sieben. Sechsmal mehr Energie. Das heißt in meiner Sprache: Sie werden vom 2-Zylinder zum 12-Zylinder. Vom 2CV zum Daimler 12-Zylinder. Von der Ente zum Jaguar. Vom 18-PS-Menschen zum 400-PS-Menschen.

Mit sechsmal mehr Kraftwerken sieht die Welt ganz anders aus

Wenn er plötzlich sechsmal mehr Kraftwerke, plötzlich 400 PS statt 18 PS hat, muss der Mensch das an seiner Lebensenergie merken. Wissen Sie, wie man das am einfachsten merkt? Nehmen Sie einmal ein Hochhaus mit 50 Stockwerken und rennen Sie mit mir gemeinsam das Treppenhaus hoch. Spätestens im Stockwerk 48 wird Ihnen spontan der Unterschied aufgehen zwischen einem 2- und einem 12-Zylinder. Vielleicht schon etwas früher …

Sie trainieren Ihr Immunsystem

Wenn Sie 30 Minuten beim richtigen Puls – und in diesem Zusammenhang ist das Wort »richtig« extrem wichtig – laufen, findet man in Ihrem Blut bis zu 31 Prozent mehr Killerzellen. Abwehrzellen. T-Lymphozyten. Die Zellen, die verantwortlich sind für die Abwehr von Bakterien, Viren, Krebszellen. Stellen Sie sich vor: 31 Prozent mehr! Es gibt kein Medikament auf dieser Welt, das diesen Effekt auch nur annähernd erreichte.

Nachdem ich darüber das erste Mal gelesen habe, habe ich den Entdecker dieses Phänomens, Herrn Prof. Uhlenbruck, sofort angerufen. Und habe ihn gefragt: »Stimmt das?« Seine Antwort: »Ja!« Da habe ich zurückgefragt: »Wenn das stimmt, was tue ich denn seit 20 Jahren in meiner Praxis? Wenn Medizin doch eigentlich so geht?« Da hat er gelacht. Und hat gesagt, die Reporter, die darüber in allen möglichen Blättern berichtet haben, hätten das ja noch gar nicht verstanden. Es ginge nicht nur um 31 Prozent mehr Killerzellen, sondern darum, dass die Abwehrzellen generell um den Faktor fünf bis sechs aktiver, wirkungsvoller, aggressiver werden, Bakterien, Viren, Krebszellen fünf- bis sechsmal stärker bekämpfen.

In meiner Sprache heißt das: Wenn Ihr Immunsystem jetzt 100 Prozent ausmacht, können Sie es in einer halben Stunde auf 500 Prozent ansteigen lassen. Wie wollen Sie da noch krank werden? Da müssen Sie sich ganz schön anstrengen …

Krebs ist überflüssig

Prof. Uhlenbruck hat es schärfer formuliert: Mit dieser Methode können Sie dem Krebs buchstäblich davonrennen. Würde ich nie wagen zu sagen. Man verliert seinen guten Ruf. Prof. Uhlenbruck darf das. Er ist Professor. Sehen Sie: Das müsste man den Krebskranken und Aidskranken rechtzeitig sagen. Die Betonung liegt auf rechtzeitig.

Krebs ist überflüssig. Das meine ich ganz ernst. Eine Studie nach der anderen beweist diesen Punkt. Beweist, dass man weniger Prostatakrebs, weniger Brustkrebs, weniger Darmkrebs usw. hat, wenn man nur läuft.

▶ das 30-minuten-rezept

Forever-Young-Lauf

Laut Weltgesundheitsorganisation verdoppelt Trägheit das Risiko für Herz-Kreislauf-Erkrankungen, Diabetes und Krebs. Es kostet Sie nicht mehr als 30 Minuten pro Tag, die beiden Übel, die Sie krank machen, zu verbannen: Fett und ein schwaches Immunsystem. Laufen Sie jeden Morgen, nüchtern, mit Ihrem moderaten Forever-Young-Puls – und Sie ernten die Basis für ewige Gesundheit.

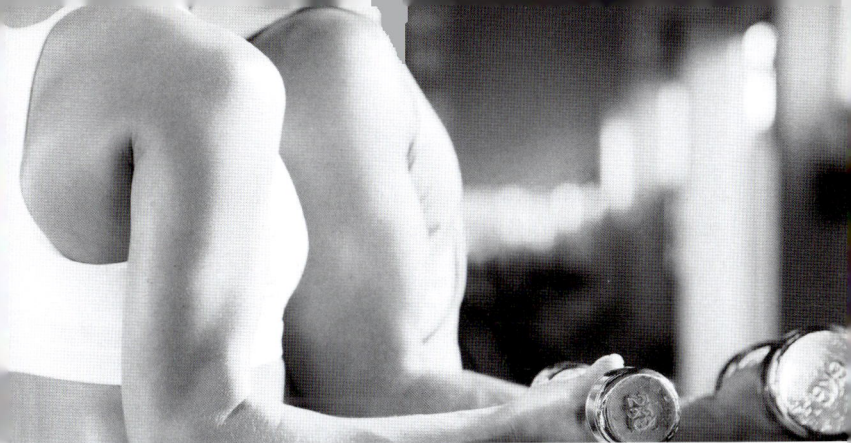

4. Sind Sie schlapp? Dann spannen Sie die Muskeln an

Haben Sie schon mal was vom Kieser-Training gehört? Hart, aber wirkungsvoll. So wirkungsvoll, dass es manchem Rückengeplagten die OP ersparte. Das Training macht man in Kieser-Fitnessstudios, und die gibt es überall in Europa. So wie hinter dem Babynahrungsglas ein leibhaftiger Herr Hipp steckt, so gibt es hinter dem auf das Wesentliche reduzierten Kraftmaschinen-Training auch einen real existierenden Werner Kieser. Ein weißbärtiger Mann um die 70. Sehr gut aussehend, gebildet, intelligent, witzig. Zeigt schon der Titel seines Buches: »Die Seele der Muskeln«. Er liebt das Einfache, Unkomplizierte. »Die Reduktion«. In seinen Studios gibt es keinen Schnickschnack. Keine Sauna, keinen Whirlpool, keine Cocktailbar. Dafür jede Menge gesunde Menschen. Die klugen, die sich nicht auf den OP-Tisch des Orthopäden legen, sondern sich lieber erst mal um die Seele der Muskeln kümmern. Die leben den Gedanken ihres Meisters: Zweimal Training in der Woche bloß, und der Doktor wird schon arbeitslos.

Ärzte mögen ihn nicht – egal

Als »Todfeind der Orthopäden« hat man Kieser schon mal in der Presse bezeichnet. Denn der ist überzeugt: »Schmerzen sind ein Problem von nicht mehr oder falsch beschäftigten Muskeln.«

Mein Tipp für Sie: Gehen Sie zum Kieser-Training. Der Meister selbst sagt: »Zweimal in der Woche eine halbe Stunde Krafttraining reicht. Dazu Wasser trinken. Danach duschen. Bumms. Aus. Es braucht so wenig.« Man ist schlecht drauf, wenn man hingeht. Ist aber gut drauf, wenn man rausgeht. Kieser: »Hängt unter anderem mit der Testosteronausschüttung zusammen, aber nicht nur. Muskelanspannungen üben auch Weckreize auf das Gehirn aus, eine erhöhte geistige Wachheit.« Ich liebe solche Wahrheiten!

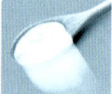

▶ nachschlag

Eine Stunde die Woche

Überzeugt doch, oder? Nicht mehr als ein Hundertachtundsechzigstel Ihrer Lebenszeit sollten Sie in Krafttraining investieren. Es gibt nichts Besseres für Ihre Muskeln – und für Ihre Seele. Sie können nicht? Eine Stunde ist zu viel? Dann tun Sie bitte zwei Dinge. Erstens: Schämen Sie sich. Und zweitens: Investieren Sie eben nur zehn Minuten täglich in die Muskelübungen ab Seite 124. So kommen Sie auch auf eine Stunde in der Woche.

Denken Sie um. Muskeln sind Ihre Freunde! Muskeln geben Power, machen fit, halten jung, verleihen Lebensfreude und Selbstbewusstsein. Und verbrennen Fett. Muskeln sind die Öfen, in denen der Körper Fett verbrennt. Sie müssen, um Fett loszuwerden, diese Öfen nutzen und pflegen. Das heißt, Sie müssen beides machen: Lauf- und Krafttraining.

Muss man Muskeln trainieren? Klar! 14 Gründe

1. Es hält jung: Wenn Sie Ihre Muskeln nicht benutzen, verlieren Sie im Laufe Ihres Lebens ein Drittel davon. Muskeln werden dünn und schwach und müde. Wer seine Muskeln trainiert, hat mit 70 noch die gleiche Muskelmasse und -leistungsfähigkeit wie Untrainierte mit 30. Man kann 40 Jahre 30 bleiben. Auch Frau!

2. Es hält flexibel: Wer seine Muskeln trainiert, hüpft auch im Alter noch die Treppen hoch, kann surfen und golfen. Und stürzt nicht. Sein Bewegungsapparat bleibt mobil. Sie können dann noch, wenn Ihre Alterskollegen nur noch wollen.

3. Es schult die Haltung. Nix Hohlkreuz, nix Witwenbuckel, sondern eine stabile, aufrechte Körperhaltung bis ins hohe Alter. Hat auch was mit Würde zu tun, die Haltung.

4. Es schont Gelenke vor Verschleiß. Muskeln dienen als Puffer für Gelenke und Wirbelsäule. Eine gut ausgebildete Gelenk- und Wirbelsäulenmuskulatur reduziert die Belastung um 50 Prozent. Gelenke, Wirbel verschleißen nicht. So viel zum Dauerthema Arthrose.

5. Es senkt das Osteoporoserisiko. Viele Studien zeigen den Zusammenhang zwischen Muskelkraft und Knochenmasse. Wer mehr Muskeln hat, hat auch dichtere Knochen.

6. Es stärkt den Rücken. Jeden Zweiten zwickt es im Kreuz. Eine kräftige Rückenmuskulatur und eine gute Koordination beugen Rückenschmerzen vor.

7. Es vermehrt Ihre Fettverbrennungsöfchen. Sie verbrennen mehr Fett, auch im Schlaf. Und Sie verbrennen auch dann mehr, wenn Sie Ihr Ausdauertraining machen.

8. Es entlastet Herz und Kreislauf. Ihre Muskeln werden besser durchblutet, sie haben mehr Kraft. Und das kommt auch Ihnen im Alltag zugute. Wenn Sie mit dem Koffer zur Bahn düsen, müssen Sie sich weniger anstrengen, der Blutdruck steigt nicht so stark an. Das Herz wird besser mit Sauerstoff versorgt – muss keinen Infarkt fürchten.

9. Es stärkt das gesamte Gefäßsystem, beugt auch Krampfadern vor. Stichwort Muskelpumpe. Aktiviert die Beinvenen. Eine Ballettlehrerin hat keine Krampfadern …

10. Es verbessert die Laune: Kurzfristig – nach dem Training fühlen Sie sich ausgeglichener, gelöster, zufriedener, fröhlicher. Und langfristig: Muskeltraining baut Ängste ab, lindert Depressionen. Es schenkt Ihnen mehr Selbstbewusstsein, mehr Lebensenergie und Lebensfreude.

11. Es tut dem Kopf gut. Auch Kopfschmerzen verschwinden oft, wenn Sie sich um Ihre verspannten Rückenmuskeln kümmern.

12. Es tut dem Herz gut. Ein Waschbrettbauch dimmt das Herzinfarktrisiko und unterstützt die Rückenmuskulatur.

13. Es beugt Diabetes vor. Muskeltraining macht Insulinresistenz rückgängig. Haben Sie das Wort »rückgängig« auch wirklich gespeichert?

14. Es stärkt die Nerven. Ein gigantischer Teil des Nervensystems ist für die Muskeln zuständig. Wenn Sie Ihre Muskeln benutzen, halten Sie auch Ihr Nervensystem jung – und bleiben leistungsfähig und stressresistenter.

Die Forever-Young-Hormone tanzen

Tanken Sie die Kraft der Hormone, die der Körper durch Muskeltraining produziert. Und das sind:

▶ **Testosteron.** Das Hormon, das Ihnen Power und Lebensfreude schenkt. Menschen mit hohem Testosteronspiegel sind Lustmenschen. Sie haben Lust an der Arbeit, Lust, ins Fitnessstudio zu gehen, Lust auf Sex, Lust auf Leben.

▶ **STH.** Das Wachstumshormon, das jung und frisch hält. Nur nimmt die Produktion von STH im Lauf des Lebens ab. Mit 65 hat man fast nichts mehr. Die Muskelmasse wird weniger, die Haut welk, die Knochendichte nimmt ab, die Arterien verkalken. Den Prozess kann man stoppen. Mit teuren Spritzen – und ihren Nebenwirkungen. Oder viel besser: mit Muskeltraining. Eine unerhörte Entdeckung.

▶ **ACTH.** Das sogenannte Kreativitätshormon. Es senkt – in der richtigen Dosis – den Blutdruck und damit den Puls. Der Körper entspannt. Gleichzeitig wird der Geist hellwach, scharf und kristallklar. Sein Mitspieler ist das Hormon Noradrenalin. Auch das setzt die Nebenniere frei, wenn Sie Ihre Muskeln trainieren. Zusammen mit ACTH lockt es das Beta-Endorphin – den Botenstoff des Glücks.

▶ **Adrenalin und Cortisol.** Die Stresshormone. Eigentlich Gift für Ihren Körper. Zu viel Adrenalin zerstört das Immunsystem, führt zu Arteriosklerose und somit zu Schlaganfall und Herzinfarkt. Trotzdem sollten Sie trainieren. Und zwar regelmäßig. Denn dann produziert der Körper nur kurzfristig Stresshormone, korrigiert sie schnell wieder runter. Und das hat einen guten Nebeneffekt. Sie härten gegen Stress ab. Ihre Stressresistenz steigt.

▶ **Endorphin und Serotonin.** Die Glücksmoleküle, die in Ihrem Körper wie Antidepressiva wirken. Sie können ihre Wirkung richtig spüren. Müde gehen Sie ans Muskelwerk. Fröhlich sind Sie danach.

Je größer die Muckis, desto kleiner das Hirn? Vergessen Sie es

Nicht nur Gesundheit, Aussehen und Ausstrahlung profitieren vom Muskeltraining, sondern auch die grauen Zellen. Bewegung durchblutet das Gehirn, verbessert die Merkfähigkeit und Konzentration. Wer seine Muskeln bewegt, fördert die

Bildung von Datenautobahnen im Gehirn. Es wachsen mehr Dendriten, jene verzweigten Fortsätze einer Nervenzelle, die biochemische Signale empfangen. Molekulare Nachrichten werden besser verbreitet. Benefit: Ihre Auffassungsgabe verbessert sich, Sie werden schlagfertiger, spontaner.

Das 10-Minuten-Rezept: Anti-Aging-Programm für die Muskeln

Sie brauchen nicht viel: Nur ein Powertube. Das ist ein elastischer Schlauch an zwei Griffen. In verschiedenen Stärken. Sehr praktisch. Sehr effektiv. Sehr klein. Gibt's für 15 Euro

▶ nachschlag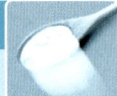

Senile Rentner im Fitnessstudio ...

»Mit 30 geht es bergab«, heißt es. Stimmt – für 30-jährige Couch-Potatos. Aber um das zu stoppen, nein, um es bergauf gehen zu lassen, ist es nie zu spät. Muskeln wachsen auch noch mit 80. Und mit ihnen die Ausdauer. Dass Muskeltraining pure Anti-Aging-Medizin ist, zeigt nicht nur die Studie der Universität von Ohio mit neun uralten Pensionären, die zu Forschungszwecken trainierten. Resultat: Nach 16 Wochen waren ihre Muskeln um 80 Prozent stärker. Auch die Ausdauer verbesserte sich. Ihre Herzen schlugen gemächlicher, entspannter, souveräner. Heißt nicht, dass Sie warten sollen, bis Sie 80 sind. Je früher Sie beginnen, desto besser.

im Sportfachhandel. Können Sie mit in den Koffer packen. Doch bevor Sie mit dem Muskelprogramm loslegen, ein kluges Haltungsprogramm.

Kleine Haltungsschule

▶ Arbeiten Sie bei jeder Übung mit Bauchspannung, um ein Hohlkreuz und Rückenschmerzen zu vermeiden.

▶ Die Knie sind unter Belastung immer leicht gebeugt, denn nur so schützt die umgebende Muskulatur Ihr empfindliches Knie. Das gilt übrigens auch für alle anderen Gelenke in Ihrem Körper.

▶ Für eine gerade Brustwirbelsäule ziehen Sie die Schultern nach hinten unten. Nach hinten unten. Hinten unten … so, jetzt haben Sie's.

… und noch ein paar Tipps für effektives Training

▶ In der Ausgangsstellung ist das Powertube schon auf Vorspannung. Denn nur so reizen Sie den Muskel zu einer Veränderung.

▶ Üben Sie immer langsam und vor allem ohne Schwung zu holen.

▶ Die letzten zwei Wiederholungen jedes Satzes müssen Ihnen schwer fallen.

▶ Wiederholen Sie jede Übung 15- bis 20-mal. Wenn Sie das locker schaffen, wird es Zeit, dass Sie sich ein neues Powertube mit einer stärkeren Intensität zulegen.

▶ Anfänger machen die gleiche Übung mit einer kurzen Pause zweimal. Haben Sie Blut geleckt und sind schon eine Weile dabei? Dann dürfen Sie als »Profi« drei- bis viermal.

▶ Zwischen den Sätzen immer 30 Sekunden Pause einlegen.

▶ Sie wollen Erfolge sehen? Dann bewegen Sie jeden Muskel mindestens zweimal pro Woche.

Achtung, fertig, los ...

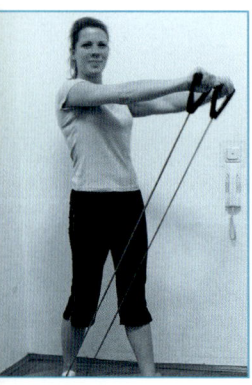

Seitlicher Rumpf und Schultern

Stellen Sie sich mit dem rechten Fuß leicht gegrätscht auf die Mitte des Powertubes. Halten
Sie die Griffe in den Händen. Die Arme zeigen nach unten zum rechten Fuß. Nun führen
Sie die Arme von der Ausgangslage nach links
oben Richtung Kopf. Dann die Arme wieder
langsam zurückführen. Seite wechseln.

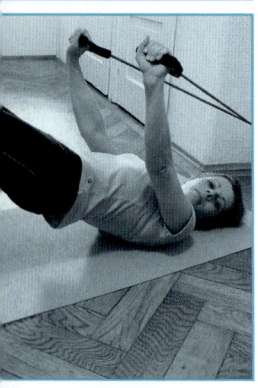

Unterer Rücken, Po, Schultern, Oberarme

Befestigen Sie das Powertube auf Bodenhöhe.
Rücklings auf dem Boden liegend, nehmen Sie
die Griffe. Nun winkeln Sie die Beine an und zie-
hen die Fersen Richtung Schienbein. Jetzt lösen
Sie den Po vom Boden, so dass Knie, Hüfte und
Schultern auf einer schrägen Linie liegen. Die
Arme sind parallel zum Boden kopfüber gestreckt.
Das Tube ist bereits leicht gespannt. Halten Sie die
Arme schulterbreit, führen Sie sie leicht gestreckt
zum Oberkörper hin und wieder zurück.

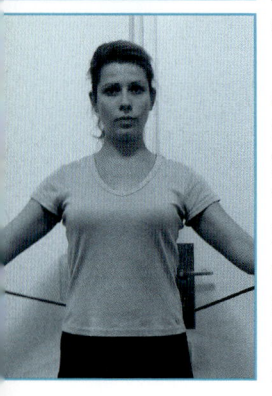

Brust, Schultern

Befestigen Sie das Powertube auf Hüfthöhe.
Stehen Sie in Schrittstellung rücklings zum
Tube. Spreizen Sie die Arme zur Seite weg. Die
Handflächen zeigen mit den Griffen nach vorne. Das Powertube ist bereits gespannt. Nun
führen Sie die Arme vor dem Körper zusammen und wieder zurück zur Seite. Vergessen Sie
nicht, die Schrittstellung zu wechseln.

Oberer Rücken, Oberarme

Befestigen Sie das Powertube auf Bodenhöhe. Stellen Sie sich leicht gegrätscht vor das Tube und greifen Sie das Tube so, dass die Handflächen einander zugewandt sind. Die Arme sind nach vorne unten gestreckt. Nun ziehen Sie das Powertube nach hinten oben, indem Sie die Arme beugen und die Ellenbogen hinter den Rücken führen. Dann bringen Sie die Arme so weit wieder nach vorne, wie das Tube auf Spannung bleibt. Je weiter die Arme vom Körper abgespreizt sind, desto schwieriger wird übrigens die Übung.

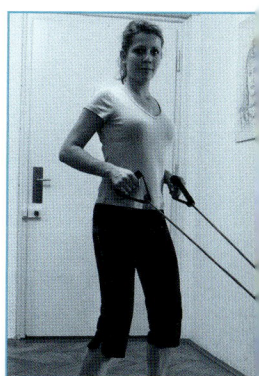

Oberer Rücken, Schultern, Beine

Mit hüftbreit geöffneten Beinen stellen Sie sich auf das Powertube. Die Griffe führen Sie in den Nacken. Ihre Ellenbogen zeigen zur Seite.

Nun beugen und strecken Sie die Beine langsam, dabei aber nicht mit den Fersen vom Boden abheben.

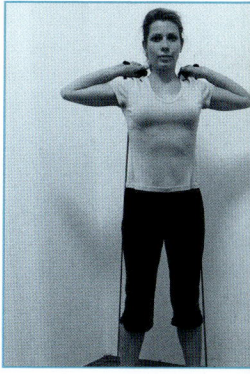

Schräge Bauchmuskulatur

In Rückenlage nehmen Sie die Hände in den Nacken. Die Ellenbogen zeigen zur Seite. Die Beine sind angewinkelt. Nun legen Sie einen Fuß auf das Knie. Die Fußspitzen sind angezogen. Drücken Sie die Lendenwirbelsäule in den Boden. Mit Blick zur Decke und leichtem Doppelkinn lösen Sie nacheinander Kopf und Schulterblätter vom Boden und neigen sich leicht zum abgespreizten Knie hin. Nun senken Sie den Schultergürtel wieder ab.

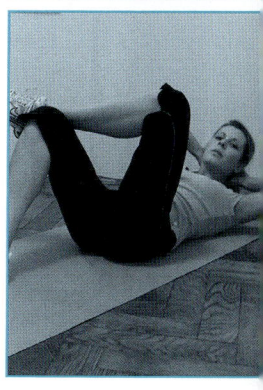

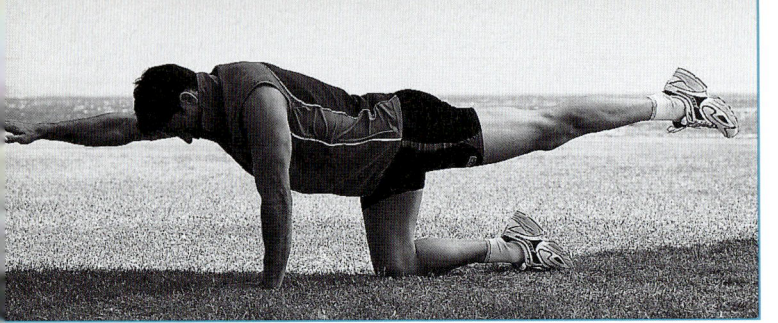

Das kleine Dehn-Einmaleins für hinterher

Wollen Sie Ihr Muskelprogramm professionell angehen – doch! Das wollen Sie, dann vergessen Sie die Dehnübungen für Ihre Muskeln nicht. Die Übungen dauern nicht lange und wirken wohlig entspannend.

Gehen Sie langsam in die Dehnstellung. Dort verharren Sie ca. 10 bis 15 Sekunden. Dann gehen Sie langsam aus der Dehnungsstellung wieder hinaus.

Die Dehnung wiederholen Sie zweimal.

Dehnen Sie nach jedem Training. So wird der Muskel auf Dauer weich und lang.

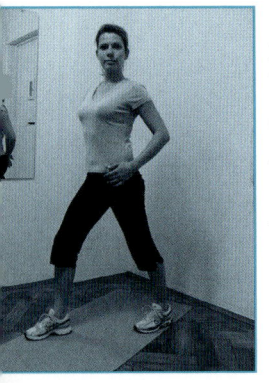

Wadenmuskulatur

Mit den Füßen parallel in Schrittstellung. Beugen Sie das vordere Bein und strecken Sie das hintere durch. Die Ferse des hinteren, gestreckten Beines drücken Sie gegen den Boden. Die Dehnung spüren Sie ab der Kniekehle abwärts.

Vorderer Oberschenkel

Nehmen Sie den Fuß in die Hand und drücken ihn an den Po. Halten Sie die Knie parallel zusammen und spannen Sie den Bauch an. Sie spüren jetzt ein Ziehen vom Knie bis zur Hüfte.

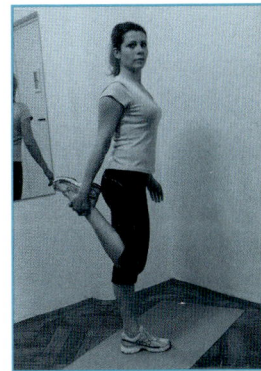

Hinterer Oberschenkel

Sie stehen mit gestreckten, geschlossenen Beinen. Nun bringen Sie mit geradem Rücken den Oberkörper zu den Beinen. Sie spüren ein Ziehen in der Oberschenkelhinterseite.

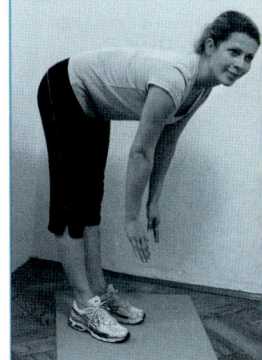

Hüftbeuger

Im Kniestand stellen Sie das rechte Bein vor dem Körper angewinkelt auf. Schieben Sie den Rumpf nach vorne. Strecken Sie gleichzeitig die Hüfte, so dass ein leichtes Hohlkreuz entsteht. Nun sollte ein Ziehen vorne an der linken Seite der Hüfte auftreten.

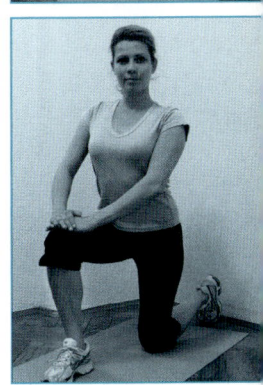

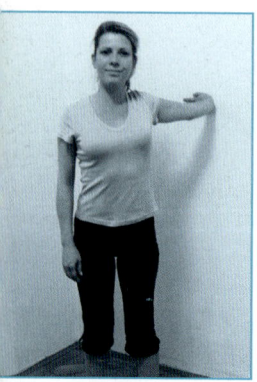

Brust

Stellen Sie sich seitlich zu einer Wand. Heben Sie den gestreckten Arm etwas hinter Ihrem Körper über Schulterhöhe, und suchen Sie mit der Hand Kontakt zur Wand. Kopf und Oberkörper in die Gegenrichtung drehen und dabei die Schulter noch etwas nach vorne bringen.

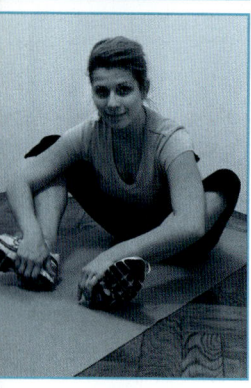

Rücken

Im Sitz sind die Beine angewinkelt, leicht gegrätscht, und der Oberkörper leicht vornüber gebeugt. Fassen Sie mit den Händen an die Fußgelenke, und ziehen Sie Ihren Oberkörper an den Fußgelenken nach vorne, während Sie im unteren Rücken nach hinten ziehen, also bewusst eine Gegenspannung aufbauen. Die Dehnung ist in den Schultern und im unteren Rücken zu spüren.

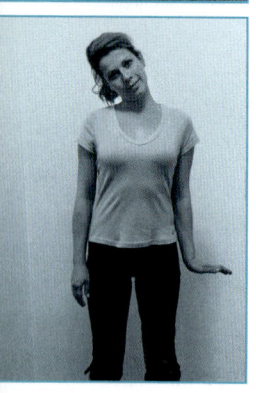

Seitliche Nackenmuskulatur

Legen Sie den Kopf in Mittelstellung auf eine Seite rüber. Ziehen Sie Arm und Schulter der anderen Seite aktiv nach unten.

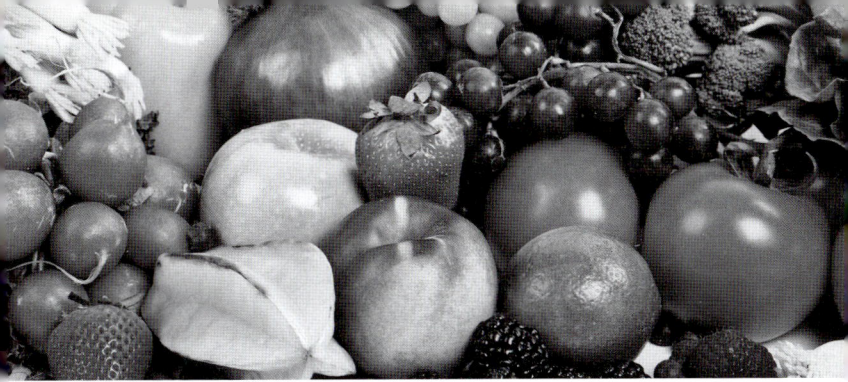

5. Essen und trinken Sie wie der Steinzeitmensch

Kürzlich musste mal wieder Drosophila melanogaster herhalten – aber für was ganz Schönes, für ein längeres Leben. Die Fruchtfliege ist ein beliebtes Objekt der Forscher. Lässt sich mit ihr doch schnell feststellen, ob eine kleine Veränderung was Großes in ihrem Leben bewirkt. Mit dem Menschen ist das immer so schwierig, er lebt im Schnitt nun mal 78 Jahre. Und da stirbt vor Beendigung der Untersuchung oft der Forscher weg. Der Mensch lebt fünfmal länger als eine Katze, diese fünfmal länger als eine Maus und diese 25-mal länger als eine Fruchtfliege. Eine Fruchtfliege lebt also nur 40 Tage, und die haben die Forscher im Griff. Nun lebt die Fruchtfliege im Schlaraffenland kürzer. Sagen wir 30 Tage. Schlaraffenland heißt übersetzt: Forscher fütterten sie mit viel Zucker und Hefe.

Wie man ganz einfach immer sein Leben verlängert

Neugierig haben Wissenschaftler vom Houstoner Baylor College of Medicine untersucht, ob diese Fruchtfliege denn ein Leben lang gesund essen muss, um ihre volle Lebensspanne auszuschöpfen. Und was sie herausfanden, ist Frohmedizin pur: Für eine gesündere Ernährung ist es nie zu spät. Schon nach zwei Tagen mit weniger Zucker und Hefe im Futternapf sank die Sterblichkeit der spät diätenden Fruchtfliege auf den Wert von Fruchtfliegen, die ihr ganzes Leben lang knapp gehalten wurden. Und das passiert in jedem Alter, unabhängig von den früheren Ernährungsgewohnheiten. Macht mich fröhlich.

Von der Fruchtfliege zum Menschen ...

Irgendetwas müssen Sie ja essen. Sie können nicht plötzlich auf die Hälfte Ihrer täglichen Nahrung verzichten. Tun aber immer mehr von Ihnen. Die verzichten auf leere Kohlenhydrate. Auf Brot, Nudeln, Reis, Kartoffeln. Unsere tägliche Abfüllung. Und müssen dann etwas anderes deutlich mehr essen. Gehaltvolle Dinge. Vitalstoffreiche Dinge. Das ist schlicht logisch.

Was sagt Ihr Körper dazu?

Ja, nun: Der wacht halt auf. Schließlich ist unser Körper genetisch programmiert, mit jedem einzelnen Bissen maximal Vitalstoffe zugeführt zu bekommen. Das ist normal. Ja – und was ist dann ein normaler Körper? Das schreibt mir soeben eine junge Dame:

»Ich hatte ein Gynäkologen-Ultraschallbild voller Myome, die SOFORT entfernt werden sollten ... Aus der Intuition heraus durch absolutes Weglassen aller Kohlenhydrate innerhalb von vier Wochen komplett geheilt, die waren einfach WEG, verschwunden, hatten sich in Wohlgefallen aufgelöst ... waren ›verhungert‹.

Und ich bin mit einer Bandscheibe, die ›herausgeplatzt‹ (aus der Wirbelsäule) mein linkes Bein lähmte, vom OP-Tisch gekrabbelt, unter der Schelte von fünf Ärzten in eigener Verantwortung heim, Kohlenhydrate und Zucker konsequent weg, visualisiert wie eine Verrückte – und bin nach sieben Tagen aufgestanden, fünf Kilo leichter, schmerzfrei, um ganz vorsichtig wieder durch den Wald zu laufen. Seither gelte ich in der Klinik als medizinisches Wunder, weil es ja die Bilder gibt, Aufnahmen, auf denen zu sehen ist, dass ich ohne Operation nie wieder einen Schritt schmerzfrei gehen kann. Mir soll noch mal jemand erzählen, dass Nudeln, Reis und Brot mich glücklich machen.«

Selbstverständlich glauben Sie und glaubt jeder ernsthafte Arzt solche Geschichten nicht. Bloß … das interessiert die junge Dame nicht. Die ist einfach gesund geworden.

Selbstverständlich gibt es immer noch Ärzte und Ernährungsexperten, die Ihnen zu Vollkornbrot oder Vollkornnudeln, also vitaminleeren Kohlenhydraten raten. Ihr Körper ist da sehr konsequent: Der bekommt nicht, was er braucht und … streikt. Kennen Sie.

Essen kann so einfach sein, wenn Sie einmal aufhören, an Lebensmitteln herumzuarbeiten, sie zu verändern, sie zu zerstören in Ihrer ewigen, ach so gescheiten, wuseligen Geschäftigkeit. Essen Sie Leben.

Die essenzielle Wahrheit

Sich jung essen geht leicht. In dem Wust von dicken Expertenmeinungen steht diese einfache Wahrheit unter: ESSENZIELL. Essen Sie essenziell. Essenziell bedeutet, es muss (!) im Essen sein. Drum heißt es essenziell.

Essen, richtiges Essen ist also furchtbar simpel. Es heißt: Die bekannten 47 essenziellen Nährstoffe aufnehmen!

Wer tut denn das? Der Eskimo. Der isst zum Beispiel monatelang ausschließlich rohe Robbe oder ausschließlich rohes Karibufleisch. Da ist alles drin.

Das muss man einmal in diesem Buch gesagt bekommen – und kapieren. Dann wird das Essleben plötzlich leicht, heiter und strahlend.

Es muss nicht unbedingt Robben-Sushi sein

Von mir aus essen Sie gebratene Robbe (ich weiß, dann eben Fisch) plus Obst. Denn raffiniert, wie die Natur ist, und weil sie Ihre Abneigung gegen rohe Robbe kennt, hat sie die Vitamine in Europa in süße, verführerische Kohlenhydrate verpackt. Ins Obst. Andere, künstliche Kohlenhydrate sind nicht essenziell. Nudeln, Brot rauben Ihnen Energie …

Rohen Fisch und Gemüse essen Japaner. Haben auch die längste Lebenserwartung aller zivilisierten Völker.

Für uns Europäer gilt: Olivenöl, Fisch, Fleisch, Obst und Gemüse. Alles andere ist keineswegs verboten, nein, nur … es raubt Ihnen Kraft.

Noch einmal andersherum, weil diese Sätze auch Ihr Leben entscheiden: Zucker in Cola ist nicht essenziell. Kohlenhydrate in Brot, Nudeln, Kartoffeln sind nicht essenziell. Tierische, also gesättigte Fette im Steak, in Wurst und Käse sind nicht essenziell. All das raubt Energie.

Das nämlich ist das praktische Resultat solcher Erkenntnisse.

Der aktuelle Blick auf den Teller

Alles Essen, das die Natur uns wachsen lässt, ist feinstens abgestimmt auf den Organismus des Menschen. Hochexakt, aufs Milligramm genau, im Laufe von vier Millionen Jahren Evolution. Ein Apfel, eine Rübe, ein Fisch enthält exakt das, was der menschliche Körper braucht – der menschliche Körper, der ja, wenn Sie kurz mal nachdenken, dann wiederum exakt alles das enthält, was ein Raubtier braucht, ein Tier, das auch Menschenfleisch verzehrt. Dieses Prinzip erkennen Sie besonders deutlich an unserem genetisch nächsten Verwandten, dem Affen, dem Schimpansen: Der rupft die Mango vom Baum und beißt hinein, der knabbert die Heuschrecke oder Made frisch aus dem Astloch. Und bekommt auf das Milligramm genau die richtige Menge der essenziellen Nährstoffe, also der Aminosäuren, der Fettsäuren, der Vitamine, Mineralien und Spurenelemente. Niemals zu viel – und niemals zu wenig. Resultat: Dem Affen geht's gut. Beobachten Sie ihn einmal! Der ist früh wach (nicht verschlafen), der

▶ ein essvergleich

Pro Tag	Altsteinzeit	Heute
Energiezufuhr	12558 kJ	11504 kJ
% Protein	32–37	14,3
Cholesterin	480–520 mg	493 mg
VITAMINE		
Thiamin	3,91 mg	1,40 mg
Riboflavin	6,49 mg	1,54 mg
Folsäure	357 µg	256 µg
Vitamin C	604 mg	72,0 mg
Vitamin E	32,8 mg	14,1 mg
MINERALSTOFFE		
Kalium	10500 mg	3260 mg
Kalzium	1956 mg	730 mg
Eisen	87,4 mg	15,5 mg
Zink	43,4 mg	12,3 mg
BALLASTSTOFFE	104 g	30,2 g

springt von Ast zu Ast, schaut und guckt neugierig und fröhlich und wird – praktisch – nie krank. Das ist normal. So hat die Natur es gewollt. Und jetzt kommt es: Was tun wir? Was tut der Mensch seit zehn-, zwanzig-, dreißigtausend Jahren? Er bricht aus. Er verbessert … und wird krank.

Pflücken Sie die Mango? Nein … Sie pflücken den Apfel, lassen ihn zwei Monate liegen, bis er nur noch gefärbtes Styropor ist, und essen das. Sie ernten die Mohrrübe, zerhacken sie, setzen sie dem Sauerstoff aus (freie Radikale), kochen sie, zerstören also alle Vitamine, fügen E605 dazu und wohl auch Zucker, quetschen es in Gläschen und nennen es »Das Beste für Ihr Kind«. Sie töten alle Vitamine ab, und den Restmüll essen Sie. Und dann wundern Sie sich? Sie können die Natur nicht verbessern, Sie können Sie nur verschlechtern. Wollen Sie wach, glücklich, gesund und aktiv leben, müssen Sie es machen wie die Affen oder Ihre Ahnen.

Fit wie die Mammutjäger

Das Eiweiß und der Wissenschaftler

Vertragen Sie wissenschaftliche Zitate? Falls nicht, lesen Sie nur den abschließenden Kommentar. Falls doch, dann starten Sie mit dem Zitat Prof. G. Neumanns, Leipzig:

»Die gegenwärtig zu beobachtende stete Gewichtszunahme bei Kindern, Jugendlichen und Erwachsenen hat die Empfehlungen verschiedenster Diäten zur Massenabnahme sprungartig ansteigen lassen. Aus den wechselnden Diätempfehlungen zur Körpergewichtsabnahme ist gegenwärtig festzustellen, dass der erhöhten Proteinaufnahme verstärkte Aufmerksamkeit zukommt. Die Erhöhung des Proteinanteils in der Ernährung auf bis zu 30 Prozent bewirkte bei Metabolem Syndrom, Diabetes Typ 2 oder Fettstoffwechselstörung eine eindeutige Abnahme des viszeralen Fettes sowie eine Verbesserung des Glukose- und Lipidstoffwechsels (Farnsworth et al., 2003; Parker et al., 2002; Gannon et al., 2003; Gannon & Nuttalli, 2004 u. a.). Der Anteil der Nahrungsproteine lag in den Studien mit erfolgreicher Massenabnahme zwischen 27 bis 30 Energieprozenten. Die Kontrollgruppen, die nur die Hälfte dieser Proteinmenge bekamen, zeigten keine oder nur geringe Wirkung. Die Experimente zur Massenabnahme wurden mit 27 bis 30 Prozent natürlichen Proteinen, 26 bis 30 Prozent Fetten und 37 bis 57 Prozent Kohlenhydraten durchgeführt. Die Proteine bewirken eine längere Sättigung, steigern die Thermogenese und sind ein Substrat für die hepatische Glukoneogenese.«

Der Kommentar

Gewichtsabnahme und Gesundheit gibt es also bei deutlich erhöhtem Eiweißkonsum. Was ist daran neu? Nichts. Buchstäblich gar nichts. Genau dieses Wissen hatten nämlich unsere Vorfahren längst. Die aßen nicht 30 Prozent, wie hier empfohlen, oder gar nur 13 Prozent wie Sie, sondern sogar 34 Prozent Eiweiß im Schnitt täglich. An diese Tatsache haben sich unsere Vorfahren vier Millionen Jahre lang gewöhnt. Und waren zäh, schlank und gesund. Erst vor neuntausend Jahren hat sich das geändert. Als wir uns an den Getreideacker setzten. Resultat: Wir sind in der Mehrzahl genau das Gegenteil von zäh, schlank und gesund. Übrigens: Die 11 000 Olympiateilnehmer in Athen 2004 aßen 270 Tonnen Obst und Gemüse, 210 Tonnen Fleisch und Fisch, aber nur 12 Tonnen Nudeln. Klarer kann man's nicht ausdrücken.

Walter Willet und der Steinzeitmensch

Beginnen wir mit Walter Willet. Er ist ein moderner Forscher aus den USA. Und er hat eine große Studie gemacht mit 80 000 Krankenschwestern (Nurses Health Studie) und 44 000 Ärzten (Health Professionals Follow-up Studie). Und in dieser Studie fand er Folgendes heraus:

▶ Viel Kohlenhydrate, Getreide und Kartoffeln (Lebensmittel mit hohem glykämischem Index) führen zu hohen Blutfettwerten (Triglyzeride) und senken das gute HDL-Cholesterin. Erhöhen also das Herzinfarktrisiko.

▶ Viel Obst und Gemüse senken das Herzinfarktrisiko.

▶ Zehn Gramm mehr Ballaststoffe (Gemüse, Obst und Vollkornprodukte) senken das Herzinfarktrisiko um 19 Prozent.

▶ Das Risiko, am Herz zu erkranken, war bei den Krankenschwestern, die sich mit viel Eiweiß versorgten, um 25 Prozent niedriger.

▶ Vollkornprodukte senken das Typ-2-Diabetesrisiko.

▶ Willet empfiehlt: Nicht Fett sparen, sondern modifizieren! Weniger tierische Fette und Transfettsäuren aus Fertigprodukten, mehr pflanzliche Fette.

Wissenschaftliche Läuterung

Von seiner »wissenschaftlichen Läuterung« spricht der Sprecher der DGE, der Deutschen Gesellschaft für Ernährung, nämlich Herr Prof. Dr. Volker Pudel, Psychologe. Wie bitte? Psychologe? Ja freilich. Die Kunst der Ernährung wird in Deutschland offiziell und halbstaatlich von einem Psychologen bestimmt. Der heute genau das Gegenteil von dem lehrt, was er Jahrzehnte verkündet hat: Bisher glaubte der Herr Professor für Psychologie, dass wir Deutschen gesünder und schlanker würden, wenn wir deutlich mehr Kohlenhydrate zu uns nähmen. Also Kartoffeln mampfen. Viel mehr. Jetzt sei er eine »wissenschaftliche Läuterung« durchlaufen und behauptet genau das Gegenteil.

Was sagen eigentlich die 50 Millionen übergewichtigen Deutschen dazu? Die ihm, weil offiziell und halbstaatlich, geglaubt haben? Die heute Diabetes haben, an der Dialyse hängen, erblindet sind, kaputte Gelenke haben, an Bluthochdruck leiden, Herzinfarkt erlitten haben? Was sagen die denn?

Heute also gilt:
► Eiweißzufuhr um 5 bis 15 Prozent erhöhen
► Kohlenhydrate um 5 bis 15 Prozent senken.

Und übergewichtige Deutsche mit Diabetes sollen die Kohlenhydrate noch mehr reduzieren. Konkret: 30 Prozent Eiweiß, 50 Prozent Fett, nur 20 Prozent Kohlenhydrate. Sie erinnern sich: Bisher galt 60 Prozent Kohlenhydrate. Deutschlandweit jedem Dipl. oec. troph. aufgezwungen von genau der gleichen DGE. 20 Jahre erst so, heute dann so.

Zitiert habe ich bisher aus einem Papier des »Vereines für kassenärztliche Fortbildung«. Geschickt hat mir das einer von Ihnen. Mit folgendem Begleittext:

»Ich kann mich immer nur wundern! Strunz schreibt vieles, was jetzt wissenschaftlich neueste Erkenntnis genannt wird, schon seit einer halben Ewigkeit.«

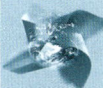

► am puls der zeit

Was isst der Mensch heute?

Laut nationaler Verzehrstudie nehmen 25- bis 50-jährige Männer täglich die folgenden Mengen an Lebensmitteln auf: 291 g Getreide/Getreideerzeugnisse, 250 g Obst und Gemüse, 152 g Milch, 116 g Kartoffeln- und Kartoffelerzeugnisse, 101 g Fleisch, 98 g Fleisch- und Wurstwaren, 41 g Käse, 21 g Butter, 18 g Fisch und Fischwaren. Da kann ich nur kommentieren: Und das merkt man auch. Allein schon an der Stimmung in diesem Land.

Hier geht's nicht um ein paar Zahlen. Hier geht's nicht um einen Glaubenskrieg. Hier geht es um die Mehrheit der deutschen Bevölkerung. Die umsonst leidet. Leidet! Meine Mutter ist genau an dieser Falschberatung der DGE acht Jahre lang langsam und grauslich krepiert. Und jeder ihrer betreuenden Ärzte hat mitgemacht.

PS: Manchmal werd ich unhöflich und schreibe ohne Blatt vor dem Mund. Bitte höflichst um Verständnis.

Ein Blick in die Steinzeitschüssel ...

Vor vierhunderttausend Jahren richtete sich einer auf und lief als Homo sapiens durch die Gegend. Und vor zehntausend Jahren setzte er sich hin. An den Rand seines Ackers. Baute Kohlenhydrate an, von denen er dick und krank wurde. Vorher aß er zu 65 Prozent Samen, Nüsse, Wurzeln und Früchte. Und zu 35 Prozent Braten. Jeden Tag drückte er 1700 Gramm pflanzliche Kost in sich hinein und 900 Gramm tierische. Kohlenhydrate hatte er nur aus den Früchten. Getreide kannte er ja noch nicht. Milch gab's nur aus dem Busen. Dann nicht mehr. Halt. Nachdenken! Kapiert? Also gut, weiter: Die Kartoffel gab's nur in Südamerika. Übersetzt heißt das: Ihr Ahne aus der Altsteinzeit aß viel, viele Kalorien, viel Fett, viel Protein und unglaublich wenig Kohlenhydrate. In Zahlen ausgedrückt sieht das so aus:

▶ 3060 Kalorien
▶ 37 Prozent Eiweiß
▶ 22 Prozent Kohlenhydrate
▶ 41 Prozent Fett.

37 Prozent Eiweiß. Da klingeln Ihnen doch die Ohren. Das ist doch gefährlich. Oder etwa nicht?

Er hatte mehr Vitamine als Sie

Wissen Sie, was der Steinzeitmensch noch mehr aß? Vitamine. Er hatte neunmal so viel Vitamin C. 604 Milligramm. Bei uns empfiehlt man 100. Der kannte aber noch keine Umweltgifte, keinen Computer – und keinen Stress. Er hatte viermal so viel Zink, sechsmal so viel Eisen, dreimal so viel Kalzium … Und man hat Ihnen gesagt: So hohe Dosen sind gefährlich. Der Strunz spinnt.

Der Steinzeitbraten war nicht fett. Das Wild sprang fröhlich herum, hatte weniger und gesünderes Fett, und es wurde nicht mit Hormonen und Antibiotika gemästet. Er nahm genauso viel Omega-3-Fettsäuen auf wie Omega-6-Fettsäuren. Uns mangelt es an den 3-ern. Macht uns krank.

Also. Der Steinzeitmensch aß kaum Ihre ach so geliebten Kohlenhydrate. Und kannte praktisch keinen Herzinfarkt. Die Hälfte aller Todesfälle in Deutschland kann man einfach vermeiden. Indem man nicht mehr auf die konservativen Ernährungswissenschaftler hört, sondern auf Prof. Feuerstein, den Steinzeitmenschen. Geht ganz einfach. Ganz bildlich. Mit einer neuen Esspyramide.

Die neue Esspyramide

Gibt es längst. Hat die medizinische Fakultät der Bostoner Harvard-Universität im Herbst 2001 vorgestellt. Die LOGI-Pyramide (LOGI = Low Glycemic Index). Brachte der Ernährungswissenschaftler Nikolai Worm mit nach Deutschland, der schon lange über die Fettlüge schimpft. Und in dieser Pyramide sieht man, leicht einprägsam, was Forever-Young-Leser schon lange wissen. Diese Pyramide zeigt bildhaft, wie sich der Mensch ernähren soll, der keine Lust auf Übergewicht hat, der nicht an Diabetes erkranken will, an Herzinfarkt oder Krebs.

1. Stufe: Vitalstoffe satt

Hier servieren die Mediziner alles, was der Mensch braucht, um Leistung zu bringen und gesund zu bleiben – Anti-Aging-Medizin, Anti-Krebs-Medizin, Anti-Herzinfarkt-Medizin. Die Basis unserer Ernährung sollten Obst, Gemüse und pflanzliche Öle bilden. Davon kann man so viel essen, wie man will.

2. Stufe: Eiweiß

Das Zweitwichtigste, was Sie täglich essen können, ist Eiweiß. Hülsenfrüchte, Nüsse und Samen, Eier, Fisch, Wild, Geflügel, Fleisch und Milchprodukte sollten täglich genossen werden – in moderaten Mengen. Damit jede Körperzelle mit dem versorgt wird, was sie braucht, um jung, leistungsfähig und gesund zu bleiben: Eiweiß.

3. Stufe: natürliche Kohlenhydrate

Von diesen Lebensmitteln sollte man kleine Mengen essen, sie liefern Kohlenhydrate in guter Gesellschaft mit Ballaststoffen (Vollwert!): Vollkornbrot, -nudeln und -reis.

4. Stufe: Fabrik-Kohlenhydrate

Das Unwichtigste, was wir täglich essen können, sind Industrie-Kohlenhydrate. Sie sind kein Baustoff im Körper, liefern nur Energie. Sie locken das Blutzuckerhormon Insulin, das Heißhunger macht und Fett in den Fettzellen einsperrt. Zu viele Kohlenhydrate bringen zu viel Insulin in den Körper, und das bringt zu viele Pfunde auf die Rippen – und Diabetes. In der vierten Stufe finden Sie alles aus Weißmehl, Zucker, Süßes, süße Getränke, weißen Reis und Kartoffeln. Diese Nahrungsmittel sollte man tunlichst meiden, um die Gesundheit zu erhalten.

Und das war's auch schon. Alles Geniale ist einfach. Die Art von Ernährung ließe Sie innerhalb weniger Wochen explodieren vor Leistungskraft und Lebensfreude.

Und wer profitiert von der neuen Pyramide?

Zunächst, so fanden die Harvard-Forscher heraus: Patienten mit Übergewicht, Bluthochdruck, erhöhtem Blutzucker, erhöhten Blutfettwerten, Stoffwechselstörungen, Rheuma, schwachem Immunsystem.

Es profitieren aber auch all die Menschen, die keine Krankheiten bekommen wollen. Im Grunde reichen uns Stufe eins und zwei: Gemüse und Obst und pflanzliche Öle sind pure Frohmedizin. Auch Eiweiß ist Frohmedizin pur. Wenn Sie sich hauptsächlich aus diesen beiden Stufen versorgen, passiert Folgendes: Muskeln wachsen, Fett schmilzt, Blutfette bleiben niedrig, die Gefäße sauber. Sie werden Heißhungerattacken los, Ihr Immunsystem bekommt Schützenhilfe gegen Krebszellen, Ihre Bauchspeicheldrüse kann nach jahrelanger Zuckermast endlich die Produktion des Fettspeicher- und Heißhungerhormons namens Insulin auf normal umstellen.

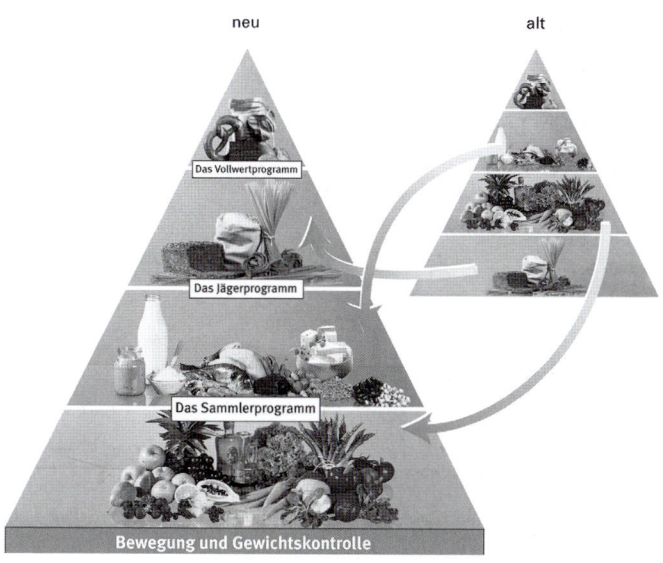

neu   alt

Das Vollwertprogramm

Das Jägerprogramm

Das Sammlerprogramm

Bewegung und Gewichtskontrolle

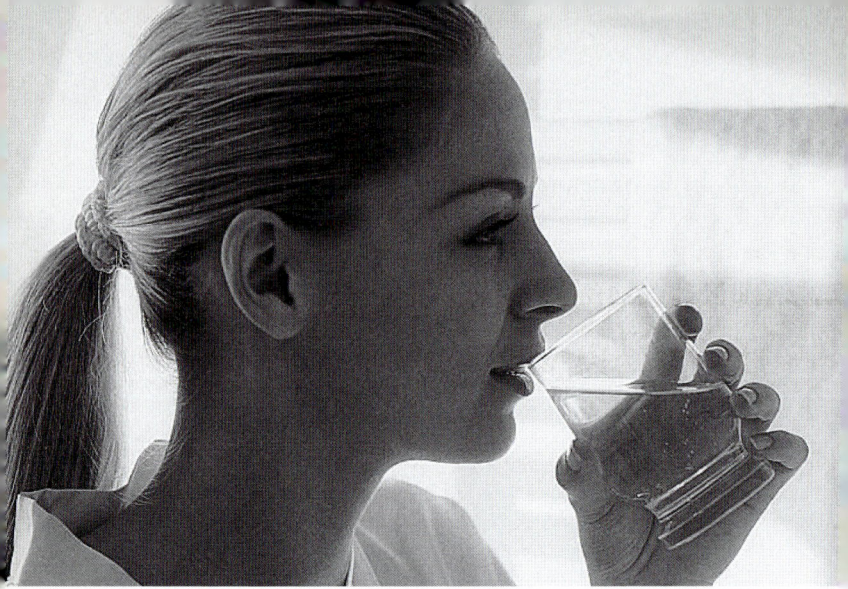

6. Halten Sie sich an die acht Tischregeln der Frohmedizin

Die Frage ist schlicht: Wollen Sie weiter als Ameise durchs Leben krabbeln, sich schwergewichtig abstrampeln und verlieren? Oder möchten Sie lernen zu fliegen, zu schweben, wie ein Adler, schlank und schwerelos? Na, dann essen Sie künftig im Sinn der neuen Pyramide, und halten Sie sich an die folgenden acht Essen & Trinken-Regeln.

▶ **1. Regel:**

Viel trinken

Sie wollen in einem Jahr um fünf Jahre jünger aussehen? Trinken Sie täglich mindestens zwei Liter Wasser. Das beste Mittel gegen Falten. Unter der Haut stecken nämlich acht Liter Wasser, und die polstern das Bindegewebe, glätten Falten. Also: Wasser macht jünger, macht auch klüger und macht schlank. Spült Rücken- und Kopfschmerzen weg, schützt vor Herzinfarkt, Diabetes und Krebs. Das Gehirn arbeitet besser, wenn man ausreichend trinkt. Und der Stoffwechsel ist reger, Sie verbrennen trinkend mehr Fett.

Übrigens: Die neue Esspyramide hat Extrawasser in der untersten Etage geparkt. Obst und Gemüse speichern viel Wasser. Machen Sie es wie die Affen. Affen essen Wasser. Intelligent. Beißen Sie auch so oft es geht in eine Mango, eine Tomate, eine Gurke.

▶ **2. Regel:**

Täglich einen Korb voller Vitalstoffe

Das Fundament der Forever-Young-Ernährung bilden also Obst, Früchte, Beeren, Salate und stärkearmes Gemüse – 800 Gramm sollten es täglich mindestens sein. Besser wären die 1700 Gramm des Steinzeitmenschen. Zur Hälfte roh, zur Hälfte, na ja, gewokt. Natürlich isst der Forever-Young-Leser die Bioprodukte der Region passend zur Jahreszeit. Warum denn den Rosenkohl aus Australien, wächst hier doch genauso! Warum die Erbsen aus Guatemala? 6000 Kilometer Transport. Hat ein Gemüse mal keine Saison, dann greift man in die Tiefkühltruhe, auch dort gibt's Bio. Auch die Tomate in der Dose enthält oft mehr Pflanzenschutzstoffe als die weit gereiste Wintertomate.

Fünfmal Obst und Gemüse – und nicht nur Krebszellen verkrümeln sich. Studien zeigen: Obst und Gemüse verhindern auch Übergewicht, Herzkrankheiten und Diabetes Typ 2.

Fazit: Gut versorgt sind Sie mit täglich 800 Gramm Obst

und Gemüse, dazu ein Teelöffel Leinöl, drei Esslöffel Oliven-, Raps- oder Walnussöl.

▶ **3.** Regel:

Wählen Sie das richtige Fett

Die Harvardologen stecken gesunde Öle in die unterste, die wichtigste Etage der Pyramide. Unsere alten Esspyramiden-Forscher verbannten das Fett in den Speicher, in die Kategorie: Bitte meiden! Weil Fett krank machen soll, die Blutfette in die Höhe treibt und ja so dick macht, weil Fette viele Kalorien liefern. Stimmt so nicht. Fett macht fit. Es muss nur das richtige sein, es muss Fettsäuren in einem guten Verhältnis liefern. Wusste unser Ahne aus der Steinzeit nicht. Musste er auch nicht. Damals gab's kein fettes Fleisch. Das Fleisch hat sich bewegt, hat nicht im Stall gestanden. Es gab auch keine Fertigprodukte mit gefäßschädigenden Transfettsäuren. Heute muss man wissen und wählen.

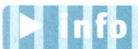

Die wunderbare neue Welt der sekundären Pflanzenstoffe

Die Apotheke Gottes liefert 60 000 Gesundstoffe. Dazu kommen viele, die wir noch gar nicht kennen. Die sich nicht im Gas-Chromatographen des Laboranten heraustrennen lassen, die uns gesund halten, ohne dass wir es wissen. Fest steht, wer volles Getreide, Obst, Gemüse, Nüsse und Samen isst, schützt sein Herz, stärkt sein Immunsystem, beugt nicht nur dem Schnupfen vor, sondern auch Krebs. Was wollen Sie mehr?

Wählen Sie Fit-Fette

▶ Gut ist einfach ungesättigtes Fett, das in Raps- und Olivenöl steckt. Diese Fettsäuren senken schlechtes Cholesterin – purer Herzschutz. Jüngste Untersuchungen zeigen auch, dass Olivenöl vor Krebs schützt, insbesondere vor Brustkrebs.

▶ Täglich Omega-3-Fettsäuren: Sie gehören zur Gruppe der mehrfach ungesättigten Fettsäuren. Sie schützen Herz und Hirn vor Infarkt, beugen Krebs vor, lindern Symptome rheumatischer Arthritis, Migräne und Bronchialasthma, wirken entzündungshemmend, regulieren das Immunsystem. Sie helfen auch gegen Depressionen. Wichtigste Vertreter: Linolensäure, Eicosapentaensäure und Docosahexaensäure. Sie stecken im fetten Fisch und in Leinöl und Walnussöl.

▶ Distelöl, Weizenkeimöl, Sojaöl, Sonnenblumenöl sollten Sie sparsam verwenden. Genauer: nicht mehr als einen Esslöffel. Denn die bringen mit ihren Omega-6-Fettsäuren das Eicosanoid-Gleichgewicht durcheinander. Die Eicosanoide sind Gewebshormone. Sie halten die Funktion der Organe aufrecht und nehmen Einfluss auf unsere Gefäße, sie mischen bei Entzündungsreaktionen mit und blockieren oder stimulieren andere Hormone.

Die Zelle braucht keine Pommes

Sie braucht kein Fett aus der Fabrik, keine dieser krebserregenden Transfettsäuren, die beim Härten von Fett entstehen, in der billigen Margarine stecken, im Fertigprodukt. Der Körper braucht auch kein fettiges Frittierfett oder raffiniertes Öl. Diese Fette aus dem Fertigprodukt, den Pommes, der Torte, dem Hamburger sind raffiniert, rein, frei von Vitalstoffen. Das kennt der Körper nicht, das macht ihn krank. Macht die Zellen porös. Der Körper braucht kalt gepresste Pflanzenöle, Fett aus Fisch, Nüssen, Getreidekeimen und Ölsamen. Die enthalten nämlich die ungesättigten Fettsäuren und Phospholipide für die geschmeidige Zelle. Und sie liefern gleich noch die vielen kleinen Vitalstoffe zu ihrer reibungslosen Verarbeitung im Körper mit.

Fehlen Fit-Fette, kriegen Sie Krebs

Fit-Fette sollten Sie täglich essen. Gehen den Zellen nämlich diese Fettsäuren aus, dann werden die Membranen spröde. Und das macht anfällig für Krebs. Denn eine spröde Membran schützt das Erbmaterial nicht mehr so gut vor dem Einfluss von Viren, Strahlung und Umweltgiften. Es mutiert leichter. Und spröde Membranen machen den ganzen Menschen alt. Jede Zelle altert schneller. Und spröde Membranen machen den Menschen dumm. Nennt man Altersvergesslichkeit. Und spröde Membranen …

▶ **4.** Regel:

Mit Eiweiß zum neuen Menschen

Nun kommt etwas Wichtiges: Sie werden ständig ausgebessert und erneuert. Herrlich. Macht die Natur. Repariert Ihnen kaputte Zellen, tauscht alte gegen neue aus. So etwa alle zwei Jah-

▶ nachschlag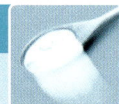

Das hält die Zellmembranen jung

Ihre Zellmembranen brauchen: Omega-3-Fettsäuren. Omega-6 haben Sie genug. Haben sich jahrelang mit Sonnenblumenöl und Distelöl und Margarine versorgt. Was Sie brauchen, sind Omega-3-Fettsäuren. Und die stecken im Fisch, im Leinöl, ein wenig im Rapsöl. Und wenn Sie das nicht täglich essen, dann sollten Sie in die Apotheke. Und die Nahrung mit einer Kapsel ergänzen.

re sind Sie ein neuer Mensch. Mit einem neuen Darm, neuem Blut, neuen Muskeln, neuen Hormonen, einer neuen Haut … Nur Ihr Gehirn ist nicht neu. Sie behalten das alte. Ist gut so, sonst müssten Sie ja alle zwei Jahre wieder alles neu lernen. Aber alles andere ist neu. Ist perfekt – wenn Sie der Werkstatt da drinnen genügend Baustoff liefern. Und der Baustoff heißt Eiweiß.

Die Garnele, die Sojabohne, das Schnitzel, der Hüttenkäse, sprich das Eiweiß, das Sie essen, fließt in einen Aminosäurepool. Sie haben also ein Auffangbecken für den wertvollsten Stoff in Ihrem Körper. Dort werden auch die Aminosäuren hingeschickt, die beim Abbau von Körpersubstanz noch recycelt werden können. In diesem Pool schwimmen 100 Gramm dieser Bausteinchen des Lebens. Aus diesem Pool schöpft Ihr Körper Aminosäuren, schleppt sie zu den Baustellen, wo Körperprotein entsteht.

Eiweiß brauchen Sie jeden Tag

Und dieser Satz ist wichtig: Jeden Tag werden 250 bis 350 Gramm Ihres Körpers erneuert. Dafür reicht der Pool nicht aus. Sie müssen ihn auffüllen. Mit Fisch, qualitativ hochwertigem Fleisch, Hülsenfrüchten, Milchprodukten, Samen, Nüssen, Gemüse. Mit all den lebenswichtigen Aminosäuren, die Ihr Körper nicht herstellt.

Was tat der Steinzeitmensch?

Der Steinzeitmann aß 900 Gramm Eiweißlieferanten pro Tag. Hatte ein gesundes Herz. Dass Eiweiß unser Herz schützt, ist auch heute noch so: In Spanien sank die Sterberate an Herz-Kreislauf-Erkrankungen von 1976 bis 1990 um 50 Prozent. Wie das? Weil gleichzeitig die Aufnahme an kohlenhydratreichen Lebensmitteln zurückging, während der Konsum an Fleisch, Milchprodukten, Fisch und Früchten zunahm. Aha! Weniger Kohlenhydrate, mehr Eiweiß schützt das Herz.

Eiweiß ist unersetzlich ...

Eiweiß muss also auf Ihrem Speiseplan stehen. Nur an welcher Stelle, ist umstritten. Die Harvardologen bestätigen meinen jahrelangen Pro-Eiweiß-Kurs, empfehlen fettarmes Eiweiß täglich in kleinen Mengen und rangieren es im zweiten Stock der Esspyramide direkt nach Obst und Gemüse. Am besten sollten Sie alle vier Stunden eine Portion Eiweiß ohne Fett essen. Warum? Kann man messen: Nach Eiweißgenuss steigt Bluteiweiß zwei Stunden an, fällt dann die nächsten zwei Stunden wieder auf den Ausgangswert. Insgesamt sollten Sie mindestens ein Gramm Eiweiß pro Kilogramm Körpergewicht rechnen. Im Mund. Was dann in Ihrem Blut ankommt, ist eine völlig andere Story. Das macht bei 60 Kilo: 60 Gramm Eiweiß. Das ist aber die Minimalmenge. Wenn Sie abnehmen wollen oder viel Stress haben oder krank sind, brauchen Sie zwei Gramm.

▶ an puls der zeit

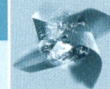

Milchprodukte kontra Diabetes

In der Cardia-Studie zeigte sich, dass Milchprodukte Diabetes Typ 2 vorbeugen: Studienteilnehmer, die täglich fünfmal Käse, Buttermilch & Co. aßen, hatten im Vergleich zu Joghurt-Verächtern ein um 72 Prozent niedrigeres Risiko, eine Insulinresistenz – Vorläufer von Diabetes – zu entwickeln. Sie sehen: Eiweiß ist nicht nur Baustoff, sondern eine Biowaffe gegen Zivilisationskrankheiten. Allerdings lässt sich nicht abstreiten: Proteine der Kuhmilch spielen eine Rolle beim Entstehen des Typ-1-Diabetes. Also: Säuglingen möglichst keine Kuhmilch geben.

▶ **5.** Regel:

Täglich Nüsse knabbern

Neben Eiweiß warten in der zweiten Stufe der neuen Esspyramide auch Nüsse darauf, von Ihnen geknabbert zu werden. Das Dickmacher-Image haben sie abgestreift. War mal wieder so eine Finte von Ernährungsexperten. Mussten erst mal wieder Tausende von Studien gemacht werden, die beweisen: Die Natur hat immer Recht. Nüsse liefern gesundes Fett, das nicht dick macht, dafür das Herz schützt. Jetzt heißt es überall: Esst Nüsse. Das taten übrigens auch die Steinzeitmenschen – ohne Ernährungsberater. Was kann die Nuss?

▶ 20 Gramm Nüsse täglich senken das Risiko, herz- und gefäßkrank zu werden, um 60 Prozent.

▶ Nussfett macht das Gehirn fit und bessert das Nervenkostüm an den abgescheuerten Stellen aus. Gehirnsubstanz und Rückenmark bestehen nämlich zu 60 Prozent aus Fett. 30 Prozent davon sind Omega-3-Fette, die vor allem in Walnüssen stecken.

▶ Weitere Nuss-Schätze: B-Vitamine, Chrom und Mangan für einen funktionierenden Energiestoffwechsel.

▶ Phytosterine, Vitamin E, Zink und Selen schützen vor Krebs und Alzheimer.

▶ **6.** Regel:

Getreide körnchenweise

Vor zehntausend Jahren hockte sich der Mensch neben seinen Acker, aß das Getreide und wurde müde und krank. Sein Vorfahre hatte nachweislich ein besseres Gebiss, war von stattlicher Statur, hatte dichtere Knochen, war besser mit Nährstoffen versorgt. Das Getreidekorn – gekocht! – hat viel Kalorien in Form von Kohlenhydraten. Und weniger Vital-

Brauchen wir Kohlenhydrate?

Amerikanische Ärzte sind wesentlich umfassender, besser, wissenschaftlich genauer und härter ausgebildet als wir deutschen Ärzte. Das merkt der stolze deutsche Arzt spätestens dann, wenn er das amerikanische Staatsexamen ablegen möchte. Weil er drüben arbeiten möchte. So wie ich 1975/76. Seither habe ich größten Respekt.

Respekt zum Beispiel vor dem Ärzte-Ehepaar Michael und Mary Eades, beides Klinikärzte, die ihr Leben der schlimmsten Krankheit auf diesem Globus gewidmet haben. Nix Aids. Lächerlich. Die schlimmste Krankheit dieser Welt ist laut WHO das Übergewicht mit seinen bekannten Folgen. Die Doktores Eades haben mehrere Bestseller zum Thema geschrieben. In meinem Lieblingsbuch finden Sie schon ganz vorne auf Seite 8 den alles entscheidenden Satz. Einen Satz, der in Deutschland völlig unbekannt ist. Einen Satz, der zeigt, wie umfassend wissenschaftlich amerikanische Ärzte ausgebildet sind. Mein Lieblingssatz. Nämlich:

»The actual amount of carbohydrate required by humans for health is zero.«

Zero heißt Null. So viel weiß der Deutsche noch. Aber den Rest …

Dieser Satz ist Wissenschaft. Ist allgemeingültig. Gilt für den Dünnen wie für den Dicken, gilt für den Sitzenden wie für den Hochleistungssportler. Für die Gesundheit sind Kohlenhydrate überflüssig. Ich weiß nicht, wie es Ihnen geht, aber ich habe irgendwann einmal beschlossen: Ich will keinen Krebs. Ich will keinen Herzinfarkt. Ich will nicht verblöden. Ich will einfach nicht leiden. Und Sie?

stoffe als Gemüse, Obst, Nüsse, Fisch. Hinzu kommt, seine Phytinsäure verringert die Aufnahme von Zink, Eisen und Kalzium. Aber es macht satt. Und deswegen erlaubte es die Bevölkerungsexplosion. Wenn man dem Getreidekorn auch noch die Schale nimmt und Weißmehl daraus macht, hat es nur noch Kalorien und gar keine Gesundheit mehr.

Getreide findet man erst im dritten Stock der neuen Esspyramide. Dazu zählen Vollkornbrot, Nudeln, Reis und andere Getreidesorten. Die dürfen Sie in geringen Mengen essen, eben nur als kleine Beilage, als winzige Beilage. Nicht wie bisher: 50 Prozent. Vielleicht so 100 Gramm fürs Gehirn oder vielleicht lieber doch nur 10 Gramm, damit die Krebszellen verhungern – oder vielleicht doch null?

▶ 7. Regel:

Schätzen Sie Zucker wie Gold

Meinen Sie, der Steinzeitmensch saß da unter seinem Mammutbaum und tauchte einen Keks in den Kaffee? Nee. Zucker, Stärke, kannte er nicht. Wär seine Bauchspeicheldrüse genauso erschrocken wie Ihre. »Zucker und Stärke in homöopathischen Dosen!« lautet die Devise im Dachgeschoss der neuen Esspyramide. Weißmehlprodukte, Kartoffeln, Süßwaren und Zucker bestehen nur aus solchen schlechten Einfachzuckern, Glukosemolekülchen, die schnell ins Blut driften. Insulin locken. Das Hormon, das dick und krank macht. Die sollten Sie so wenig, wirklich so wenig wie möglich essen. Zucker und Stärke bringen das ganze Hormonsystem durcheinander. Das Ergebnis sind Menschen mit Kleidergröße XXL, mit Schwabbelfett, Menschen, die man mit Kränen aus ihren Betten ins Krankenhaus heben muss. Menschen, die schon als Kind an Altersdiabetes leiden und, so wie Elvis, ihren 50. Geburtstag nicht erleben.

Die Kartoffel ist eine heilige Kuh

Schon 2001 schrieb das New-York-Times-Magazin: »Kartoffeln, die von einer zunehmend trägen und übergewichtigen Bevölkerung in großen Portionen gegessen werden, sind

▶ nachschlag

Kartoffeln, Reis, Brot – sind das Lebensmittel?

Können Sie Getreide, Roggen pur, wie die Natur ihn liefert, wirklich essen? Kaum! Sie müssen ihn kochen oder erst der wertvollen Hülle berauben, Mehl mahlen und dann in tödlicher Hitze Brot backen. Vitalstoffleere Kalorien.

Können Sie Reis pur, wie die Natur ihn liefert, wirklich essen? Nein, können Sie nicht. Sie müssen ihn erst chemisch verändern, Sie müssen ihn erst heiß machen, töten, der Vitamine berauben, schälen etc. Erst dann können Sie das Industrieprodukt »geschälter, gekochter Reis« essen.

Können Sie Kartoffeln essen? Mit Sicherheit nicht. Rohe Kartoffeln sind sogar giftig. Die taugen für den Menschen gar nicht. Erst durch künstliche Umwandlung, nämlich durch massives Erhitzen, durch Töten der Vitalstoffe kann die Stärke für uns verwertbar werden.

Wer von der Natur abweicht, verliert

Haben Sie's gemerkt? Die drei Hauptnahrungsmittel, denen wir die Übervölkerung verdanken, hat die Natur in Wahrheit nicht geliefert. Wir cleveren Menschlein haben erst ungeeignete Produkte uns zu eigen gemacht.

wahrscheinlich eine Hauptursache für die alarmierend hohe Rate an Herzkrankheiten und Diabetes in den USA.« Die gesunde Knolle ein Krankmacher? Warum ist das so? Ganz einfach: Kaum kaut man die Kartoffel, wird purer Zucker daraus. Die vielen, schnellen, kleinen Glukosemoleküle locken das Heißhunger- und Fettspeicherhormon Insulin. Und so lange das Insulin im Körper schwimmt, können wir nicht abnehmen – das macht dick, alt und krank. Warum sagt das bei uns keiner so deutlich? Bei uns ist die Kartoffel eine heilige Kuh. Weil jeder Deutsche davon 75 Kilo pro Jahr isst und 40 Prozent davon – das kommt noch dazu – nicht als natürliche Kartoffel, sondern in Form von Chips, Fritten, Pürreepulver, Kloßmehl, Reibekuchen …

Die Dosis macht's!

Verstehen Sie mich nicht falsch: Gegen die zwei kleinen Pellkartöffelchen, die mal, am Schlampertag, als Beilage auf dem Teller liegen, hat kein Mediziner was. Auch ich nicht. Die machen Sie nicht dick. Nur die 55 Prozent Kohlenhydrate, die man Ihnen bislang empfohlen hat, die machen Sie dick.

Und dieser Tatsache verdanken wir nicht nur die Übervölkerung, sondern auch die Zivilisationskrankheiten. Das metabolische Syndrom. Das zunehmende Übergewicht der Menschheit, die Zuckerkrankheit, den Herzinfarkt etc. Wir verdanken dies den aufgeschlossenen Kohlenhydraten, der gekochten Kost. Der vitaminleeren Kost.

Übervölkerung und Zivilisationskrankheiten bedingen einander, gehen Hand in Hand.

Wer das einmal durchdacht hat, wird möglicherweise wieder ein bisschen vernünftiger. Ein bisschen demütiger. Besinnt sich auf die Natur. Und versteht, dass die Natur uns die – notwendigen – Kohlenhydrate immer mit Vitaminen verpackt geliefert hat. Nämlich in Form von Obst. Das war's.

Bitte Bioenergie

Ich mag lieber den kleinen hässlichen hutzeligen Apfel als den großen, glänzenden, wunderschönen roten. Der kleine hässliche Bioapfel hat nämlich mehr Energie. Kann man messen. Tut Professor Manfred Hoffmann aus Weihenstephan/Triesdorf. Der untersuchte über Jahre, ob nun Bio besser ist oder konventioneller Anbau. Guckte nicht nach Kalorien und nicht nur nach Vitamingehalt. Guckte nach Neuem. Nach Antioxidanzien, dazu zählen Farb- und Aromastoffe des Apfels. Und die sind ganz wichtig für uns. Die schützen vor Krebs, vor Herzinfarkt, vor frühzeitigem Altern. Binden die bösen freien Radikale. Den wild gewordenen Sauerstoff, der Zellen und Erbgut zerstört – indem er auf seinem Weg durch den Körper gesunden Geweben Elektronen raubt.

Professor Hoffmann fand heraus ...

► In Bio finden Sie mehr Lebensenergie als im konventionell angebauten Produkt.

► Qualitativ hochwertig, mit Liebe erzeugte Lebensmittel haben mehr Energie als billige Schnellproduktion. Das gilt für den Wein, den Essig, den Saft, das Olivenöl, das Sauerkraut, den Käse, das Schaf, den Fisch ... Kann man nicht immer, aber meistens am Preis erkennen.

► Im frischen Gemüse ist nicht immer, aber oft mehr Energie als in gekochtem. Deswegen sollten Sie täglich mindestens 50 Prozent Leben essen. Obst und Gemüse in der rohen Form. Frisch, vom Bauern aus der Saison. Vom Wochenmarkt.

► Im Lager und in der Fabrik haucht jedes Lebensmittel sein Leben aus. Verbraucht Lebensenergie. Messbar. Über das Redoxpotenzial. Verstehen Sie jetzt, weshalb ich so oft von »Industriemüll« spreche?

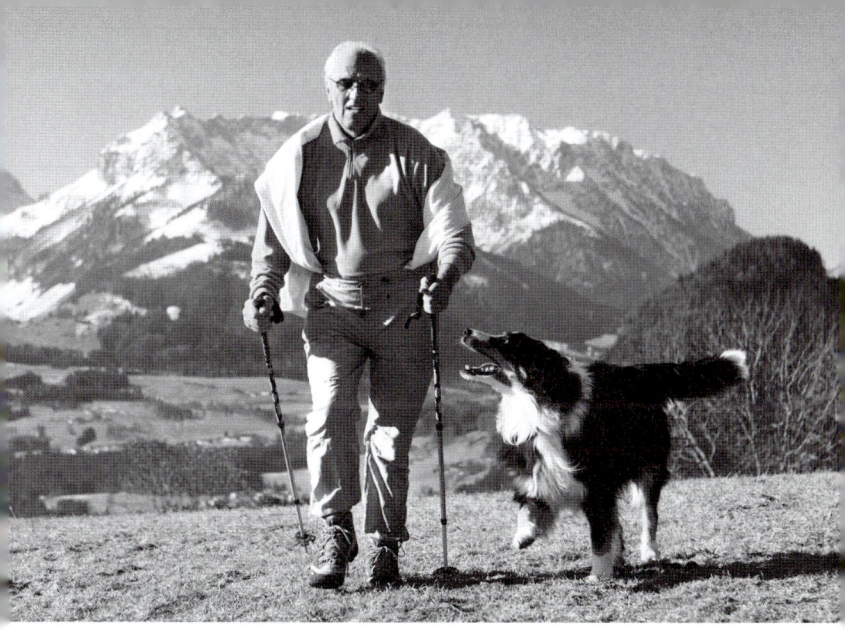

7. Lassen Sie Diabetes keine Chance!

Hans Lauber, Manager, Mitte fünfzig, ist Diabetiker. Er wollte nicht ein Leben lang blutzuckersenkende Medikamente schlucken, Insulin spritzen. Er wurde sein eigener Gesundheitsmanager und entwickelte sein Prinzip: »Messen, essen, laufen«. Hat ein Buch darüber geschrieben (»Fit wie ein Diabetiker«) und hält Vorträge drüber. Weiß genau, wie jeder Kilometer Laufen seinen Blutzucker beeinflusst, weiß genau, wie das, was auf dem Teller liegt, seinen Blutzucker verändert. Hans Lauber sagt: »Ich stehe für den Typ des selbstverantwortlichen Patienten.«

Anfangs waren seine Ärzte sehr, sehr skeptisch und wollten, dass er seine Pillen nimmt. Hans Lauber hat sie überzeugt: Es geht auch ohne. Überzeugen – das können Sie Ihren Arzt auch. Freilich, Sie könnten auch im Sessel sitzen bleiben, Cola trinken, Pommes essen und klagen. Verklagen. Wie der deutsche Richter, der an Diabetes erkrankte und einen bekannten Getränkegiganten und einen Schokoriegelproduzenten vor den Kadi zog, weil er den Zusammenhang zwischen aromatisiertem Zuckerwasser, Vielriegelkonsum und Diabetes nicht kannte, sagte er – weil das nicht auf der Verpackung steht.

Ich will, dass Sie nie Diabetes kriegen

Sie wissen inzwischen, dass ich andere Bücher schreibe. Andere heißt: Ich will Sie nicht einfach informieren, Ihnen Zahlen vermitteln, dürre Fakten … nein. Ich will Ihr Leben verändern. Ich will, dass Sie dieses Kapitel lesen und dann zutiefst überzeugt sagen: Das will ich nicht. So etwas will ich nie, nie erleben. Dann lauf ich lieber … Das gilt für Diabetes, für Herzinfarkt, für Alzheimer, für …

Diabetes ist eine Volksseuche

Ohne Prävention wird es weltweit bald 333 Millionen Diabetiker geben, schreibt die Ärztezeitung. Jedes Jahr erkranken 350 000 Bundesbürger an der schweren Stoffwechselentgleisung namens Diabetes mellitus. Und dazu kommt eine hohe Dunkelziffer von Menschen, die nicht wissen, dass sie bereits Diabetes haben, oder an Prädiabetes leiden. Der Vorstufe namens Insulinresistenz, die unweigerlich dazu führt, dass man lebenslang chronisch stoffwechselkrank wird. Insulin spritzen muss. An die Dialyse muss. In den OP zur Beinoperation. Unter den Laser, weil man erblindet. Wenn man nicht bereit ist, ein bisschen was in seinem Leben zu ändern.

Ich spreche hier von Altersdiabetes. Nennt man nur nicht mehr so, weil dieser Name eine Lüge wäre. Immer mehr junge Menschen erkranken an Altersdiabetes. 40-Jährige, 30-Jährige. Und Jugendliche, ja Kinder tragen die süße Bombe schon in sich drin: insulinresistent, fett, mit Bluthochdruck und bereits verkalkten Gefäßen.

Speck macht zuckerkrank

Was verursacht denn diesen Altersdiabetes, der immer mehr junge Menschen trifft? Fastfood und null Bock auf Bewegung. Daraus resultiert Übergewicht. Und Speck macht zuckerkrank. 90 Prozent der Diabetiker sind übergewichtig. 20 Prozent unserer Kinder sind zu dick. 30 Prozent der Jugendlichen. 67 Prozent der Erwachsenen. Alles Diabetiker oder potenzielle Diabetiker.

Der Zucker, die Bauchspeicheldrüse und das Insulin

Unter dem Magen im Oberbauch sitzt ein graubrauner Wurm, eine kleine, aber sehr, sehr wichtige Drüse, die Pankreas oder Bauchspeicheldrüse. Der eine Teil produziert Verdauungssäfte, der andere Teil, das Inselorgan, stellt Hormone her. Insulin. Ein sehr wichtiges Hormon. Der Schlüssel zur Zelle. Es sperrt die Zelle auf, damit der Zucker rein kann.

Welcher Zucker? Also Sie haben immer Zucker im Blut, weil Sie sonst ohnmächtig umfallen würden. Sie haben nüchtern 60 bis 100 Milligramm Traubenzuckermolekülchen pro pro Deziliter herumschwimmen. Dieses Angebot im Blut ist wichtig. Zum Beispiel für das Gehirn. Damit es nicht weiter runtersinkt, haben Sie in der Regel Hunger. Sie essen Kohlenhydrate, also den Hamburger oder den Keks oder den Apfel, und lauter kleine Stoffwechselarbeiter namens Enzyme arbeiten das große Teil klein in Glukosemoleküle (= Traubenzucker), und die schwimmen dann im Blut. Darum haben Sie nach dem Essen einen höheren Blutzuckerspiegel. Der liegt, wenn alles so läuft, wie es laufen soll, irgendwo über 100, aber in jedem Fall unter 140 Milligramm/Deziliter.

Insulin ist der Schlüssel zur Zelle ...

Die Bauchspeicheldrüse merkt über biologische Sensoren: Hey, der Kerl hat Ketchup mit Pommes gegessen, da ist überschüssiger Zucker da. Sollte man was mit machen. Und die fleißige Drüse schickt Insulin ins Blut. Man stelle sich einfach vor: Für jedes Glukosemolekülchen ein Insulinmolekül-

Info

Was das Insulin im Körper macht

▶ Es schließt die Zelle auf, damit der Zucker dort in den Zellöfchen in Energie umgewandelt wird – oder in Fett zum Speichern.

▶ Es verhindert, dass der Körper Fett aus seinen Depots von Hüfte und Po in freie Fettsäuren abbaut, die der Muskel verbrennen könnte – der Muskel soll sich lieber an den Zucker halten. Fehlt es an Insulin, dann baut der Körper Fett ab, Fettsäuren schwimmen im Blut, das kann zur gefährlichen Übersäuerung führen.

▶ Es schützt das Eiweiß im Körper vor Abbau. Fehlt es an Insulin, werden Eiweißvorräte angegriffen, das Immunsystem kleingenagt, die Muskeln abgebaut. Insulin verhindert, dass der Körper sich Zucker aus Eiweiß bastelt.

▶ Es kurbelt die Produktion von Körpereiweiß, -fett, Zuckervorrat (Glykogen) an.

chen, das die Zelle aufsperrt. Die aufgesperrte Muskelzelle schluckt also den Zucker und macht Energie daraus. Die Fettzelle schluckt den Zucker und macht Fett daraus. Die Gehirnzelle schluckt den Zucker und macht Ideen daraus. Die Leber schluckt den Zucker und speichert ihn als Glykogen – den Zuckervorrat. Den brauchen Sie, falls der Blutzuckerspiegel sinkt und man nicht über einen Schokoriegel herfallen kann. Dann hat man wieder seine normalen 60 bis 100 Milligramm Traubenzucker im Blut.

... und unser Speicherhormon

Das Insulin reguliert also ganz fein den Blutzucker. Und sorgt auch dafür, dass Körpereiweiß und Fett aufgebaut wird. Es ist unser Speicherhormon für all die schönen Stoffe vom Teller. Und wo gespeichert wird, wird auch abgebaut, dafür sorgen die Gegenspieler. Zum Beispiel das Glukagon. Das Hormon schlüpft dann aus seinen Löchern, wenn der Blutzuckerspiegel zu tief ist, und mobilisiert die Glukosemolekülchen aus dem Glykogenvorrat der Leber. Sorgt dafür, dass Fett abgebaut wird, dass Körpereiweiß abgebaut wird …

Der Feind in den Adern

Fehlt es dem Körper an Insulin, produziert die Bauchspeicheldrüse zu wenig oder gar keines mehr oder öffnet der (Insulin)-Schlüssel nicht mehr richtig, kommt der Zucker nicht in die Zellen. Er schwimmt im Blut. Und wenn dann 160 bis 180 Milligramm Glukose im Blut schwimmen, ist die Nierenschwelle erreicht. Die Niere kann das viele Süß nicht mehr in den Körper zurückschicken – scheidet den Zucker einfach aus. Um den Zucker zu verdünnen, braucht sie viel Wasser, und darum hat man den honigsüßen Durchfluss. Aber der

Zucker, der im Blut bleibt, ist genug, um seine giftige Wirkung zu entfalten. Er zerstört Nerven und Gefäße.

Der Typ 1 ist schnell entdeckt

Ein Typ-1-Diabetiker ist plötzlich müde, erschöpft, hat schrecklichen Durst, muss dauernd aufs Klo, nimmt ab – und geht dann ziemlich schnell zum Arzt. Der ganz eindeutig Diabetes Typ 1 diagnostiziert. Er findet Antikörper im Blut. Sozusagen einen Zustand körperlicher Verwirrung. Das Immunsystem richtet sich gegen die Bauchspeicheldrüse, zerstört die Zellen, die Insulin produzieren. Der Mensch kann nichts dafür – es hat nichts mit seiner Ernährung zu tun, nichts mit mangelnder Bewegung. Und auch nur ein ganz kleines bisschen mit schlechten Genen. Er kann nichts dafür, muss lernen, mit seinem Diabetes zu leben. Der Arzt bildet ihn dazu aus, sein eigener Arzt zu sein. Er verabreicht sich selbst das Insulin, das seine Bauchspeicheldrüse nicht mehr herstellt, angepasst an das, was er isst und wie viel er sich bewegt. Der Typ-1-Diabetiker kann »gut eingestellt« mit der Krankheit sehr gut leben. Wie die süße US-Schauspielerin Halle Berry einen Oscar gewinnen oder gar Ironman werden, wie der deutsche Arzt Christof M. Kazda.

Der Typ-1-Diabetiker ist sehr klug, geht mit seiner Krankheit so um, dass er gesund ist – und er ist sehr, sehr selten krank. Etwa fünf Prozent haben diese Form.

Anders der Typ 2. Der schluckt Tabletten oder auch mal nicht, weiß nicht, wie sie heißen … Gegen Typ 1 kann der Patient selbst nichts tun. Gegen Typ 2 alles. Und um den Typ-2-Diabetiker geht es in diesem Buch.

Der stumme Killer – Typ 2

Sechs Millionen Diabetiker gibt es in Deutschland. Und die wissen es. Sie tun was – oder tun nichts. Die geschätzte Dunkelziffer lautet: weitere sechs Millionen. Es gibt eine Untersuchung in Augsburg. Das Deutsche Diabetes-Forschungsinstitut bat 1353 zufällig ausgewählte Personen zwischen 55 bis 74 Jahren zum oralen Glukosetoleranz-Test. Das Ergebnis: 40 Prozent hatten bereits einen Diabetes oder die Vorstufe, einen gestörten Zuckerstoffwechsel (Insulinresistenz).

Etwa sechs Millionen Deutsche leiden unter Diabetes – und wissen nichts davon. Folglich tun sie auch nichts dagegen. Der Zucker zerstört den Körper ganz langsam und sicher, wie ein Gift. Man ist auf dem Weg zur Ersatzniere namens Dialyse, zur Erblindung, zum Herzinfarkt, zum amputierten Fuß.

Insulinresistenz – der Zucker und das ungehörte Hormon

Noch vor 50 Jahren waren Typ-2-Diabetiker Exoten. Und heute sind 12 Millionen Deutsche zuckerkrank – oder auf dem Weg dorthin. Diabetes Typ 2 ist eine moderne Krankheit, eine, die man sich anfuttert und ansitzt – die man hinter jedem dicken Bauch vermuten muss. Eine Krankheit, die sich anschleicht. In Form von Insulinresistenz.

▶ Fakten

Drohmedizin auf einen Blick

▶ Jedes Jahr kommen 8 000 neue Diabetiker an die Dialyse.

▶ Jährlich erblinden 4 000 Diabetiker.

▶ 250 000 Patienten leiden an offenen Füßen.

▶ 30 000 Amputationen gehen auf das Konto Diabetes.

▶ Drei von vier Diabetikern sterben an Herzinfarkt.

Das geht so: Wer unablässig Insulin mit viel Kohlenhydraten (Weißbrot, Süßes, Limo und Bier) lockt, ärgert seine Zellen so, dass sie irgendwann nicht mehr auf das anklopfende Insulin hören, sie sind gegen seine Botschaft resistent.

Ist der Zucker schuld an der Zuckerkrankheit?

Schuld an Diabetes ist der Zucker im Blut. Das Zuviel an kleinen Glukosemolekülen. Und die kriegen Sie von Zucker, von Stärke, von Weißbrot, von dem aromatisierten Zuckerwasser, das Sie trinken, von den Pommes mit Zuckerketchup, von den Schokokeksen, von den Fertigprodukten, von dem Industriemüll, den Sie essen – von allem, was einen hohen glykämischen Index (Glyx) hat, also viel Insulin lockt. Die viel zu vielen Glukosemolekülchen in Ihrem Blut, die alle nach einem Insulinmolekülchen kreischen, kriegen Sie nicht von einer Schüssel Obstsalat, einem Gemüseteller, einem Vollkornbrot mit Käse, einer Dorade im Tomatenbett.

Das Fett auf den Hüften macht Diabetes ...

Im August 2001 entdeckte man das Hormon Resistin. Es gilt als fehlendes Puzzleteil zwischen Übergewicht und Diabetes. Als Grund, warum dicke Menschen oft Diabetes haben. Das Fettgewebe selbst bildet Resistin. Deswegen haben dicke Menschen mehr Resistin im Blut. Es vermindert die Wirkung von Insulin – und die Lust der Zellen auf Zucker. Folge: Diabetes.

Und mit jedem Pfund mehr auf den Hüften rückt man dem manifesten Diabetes immer näher. Vor allem, wenn sich die Fettpolster rund um den Bauch ansiedeln, die Taille dicker als die Hüfte ist. Das Bauchfett ist das böse Fett. Das Resistinfett. Das Diabetesfett.

... und die Gene

Man hat eine Anlage, Diabetes zu bekommen – oder hat sie nicht. Immerhin haben in Deutschland 40 Prozent der Bevölkerung eine genetische Veranlagung, irgendwann im Leben zuckerkrank zu werden. 40 Prozent. Sie also, oder Ihr Nachbar. »Och«, sagen Sie, »die Gene. Kann man nix machen. Bin ich nicht schuld, sondern Opi. Soll der doch

▶ **info**

Insulin sperrt das Fett auf den Hüften ein

Blöderweise denken die Menschen bei Insulin immer nur an Zucker – und das ist den meisten egal. Nur: Insulin heißt auch FETT. Wer ständig sein Insulin lockt – mit Fertigprodukten, Brot, Süßem, Softdrinks, mit hohem Glyx –, nimmt unweigerlich zu. Insulin stopft Ihnen Fett in die Fettzellen. Wir glauben immer, dass Insulin für die Zuckerverwertung notwendig ist. Stimmt ja auch. Aber viel wichtiger für uns ist, dass Insulin Fett in die Fettzellen stopft. Und sie versiegelt.

Was dann einmal drin ist, kann bei hohem Insulinspiegel nicht mehr raus. Denn solange Insulin im Blut ist, bleibt das Fett auf den Hüften liegen. Es kann gar nicht abgebaut werden – ein Gesetz der Natur. Und jedes Pfund Fett bildet mehr Resistin, das den Körper unempfindlich auf Insulin macht. Sie sehen, ein Teufelskreis – und aus dem können Sie sich ganz einfach rausstehlen. Mit Ihren Muskeln. Da werden Sie Ihr Fett und Ihr Resistin ganz schnell los.

laufen gehen.« Hätte er seinerzeit dieses Buch gelesen, dann hätte er das auch getan. Denn wenn man die Zuckergene hat, dann sollte man nun mal nicht in die Torte beißen und die Füße hochlegen, sondern sich bewegen. Täglich 30 Minuten. Dann kriegt man seinen veranlagten Diabetes nicht. Und glauben Sie mir, wer den einmal so richtig hat, würde, wenn er könnte, alles rückgängig machen.

Auch Stress lässt den Blutzucker ansteigen

Stress. Körperlicher Stress nach einer Operation, bei einer Grippe oder einer anderen Krankheit schickt die Stresshormone Noradrenalin und Adrenalin in die Blutbahn. Das sind Gegenspieler des Insulins. Das heißt: Blutzucker steigt. Und das tut er auch bei psychischem Stress von Prüfungsangst bis Scheidungsfall. Aber der schlimmste Stress für den Körper ist mangelnde Bewegung. Wer im Bett liegt, erntet einen höheren Blutzucker. Auch wer Medikamente nimmt, wie Kortison oder Diuretika oder die Antibabypille, erhöht den Blutzuckerspiegel.

Wann ist man Diabetiker?

Also: Der Typ 2 entwickelt sich schleichend. Erst ist der Blutzucker immer ein bisschen hoch, die Bauchspeicheldrüse produziert noch Insulin, aber die Körperzellen hören schon nicht mehr darauf (sie haben zu viele verklemmte Schlösser). Und irgendwann stellt die Bauchspeicheldrüse die Insulinproduktion ein. Doch Diabetiker ist man schon früher. Dann, wenn der Stoffwechsel so entgleist ist, dass der Zucker im Blut schon sein zerstörerisches Werk vornehmen kann, weil nicht genug abgebaut wird. Und das kann man messen.

Die Diabetesdefinition

▶ **Gesund sind Sie,** wenn der Arzt Ihnen morgens (Sie sind nüchtern, haben acht Stunden nichts gegessen und getrunken) in die Fingerbeere sticht und einen Tropfen kapillares Vollblut abnimmt und der Wert unter 100 Milligramm/ Deziliter liegt. Dann trinken Sie eine Zuckerlösung, machen den sogenannten Glukosetoleranz-Test. Und zwei Stunden später misst der Arzt im Tropfen Blut einen Wert, der unter 140 Milligramm/Deziliter, besser unter 120, liegt.

▶ **Sie leiden unter Prädiabetes (Insulinresistenz),** wenn der Arzt nüchtern im Tropfen Blut einen Wert von 100 bis 110 Milligramm/Deziliter misst. Und zwei Stunden, nachdem Sie das Zuckerwasser getrunken haben, ein Wert von 140 bis 199 vorliegt.

▶ **Ein echter, manifester Diabetes mellitus liegt vor,** wenn Sie einen Nüchternwert von mehr als 126 Milligramm/Deziliter haben. Und das Zuckerwasser nach zwei Stunden immer noch in Ihrem Blut schwimmt. Mit einem Wert von mehr als 200 Milligramm/Deziliter. Und wenn man dann noch Eiweiß im Urin nachweisen kann, dann gehören Sie zu den Hochrisikopatienten (etwa 30 Prozent der Diabetiker).

Das Blutzuckergedächtnis: der HbA1c

Setzen die Ärzte gerne ein, um kleine Schwindler zu entlarven: »Ja, Herr Doktor, ich war walken. Nein, ich hab keinen Kuchen gegessen. Ja, ich hab brav meine Pillen genommen.« Das kann der Patient nämlich kurz vor dem Arztbesuch alles streng einhalten und hat dann einen Bilderbuch-Blutzuckerspiegel.

Nun haben die roten Blutkörperchen aber ein Zuckergedächtnis. Und das kann man mit dem HbA1c-Wert messen. Der zeigt nämlich, wie die Blutzuckerwerte durchschnittlich in den letzten zwei bis drei Monaten waren. Sollte unter 6,5 Prozent liegen. Zeigt, dass der Patient gut eingestellt ist, seine Gymnastik macht und sein Gemüse isst. Zeigt, dass in den letzten Monaten kein hoher Blutzucker seine Gefäße und Nerven zerstörte.

Immer wenn er die Pille nahm

Verstehen Sie mich nicht falsch. Ich bin in diesem Buch der große Wetterer gegen die Pharmaindustrie. Aber nur da, wo wir sie nicht brauchen. Da, wo der Mensch sagen sollte: Nein, meine Pille ess ich nicht, ich schlüpfe lieber in die Laufschuhe.

Die Pharmaindustrie rettet Leben, lindert Schmerzen – und sie muss Geld verdienen. Klar, müssen Sie, muss ich auch.

Nur manches Geld für manche Pille wäre besser in eine Kampagne investiert, die den Menschen zum Laufen bringt. Soll doch der Arzt tun? Ja. Doch das ist anstrengend, da bremst Faulheit und Resignation.

Es ist einfacher, dem Patienten ein Mittelchen auf den Rezeptblock zu kritzeln, als ihn in einem längeren Gespräch zu einem anderen Lebensstil zu animieren.

Resignation versteh ich durchaus: Erzählen Sie mal ein und demselben Patienten zehnmal, dass er dieses und jenes tun sollte, um abzunehmen und seine miesen Blutfettwerte in den Griff zu bekommen. Beim elften Mal verschreiben Sie ihm dann eine Pille, Punktum. Und das Ganze tun Sie bei zehn Patienten.

Und wenn der elfte kommt? Sie verschreiben gleich das Medikament – wozu immer wieder die Zeitverschwendung? Dass dabei Menschen, die tatsächlich bereit wären, etwas an ihrem Leben zu ändern, durchs Raster fallen, ist bedauerlich. Kann Ihnen nicht passieren – Sie lesen ja gerade dieses Buch.

Das lässt den Typ 2 aussterben

▶ 1. Übergewicht abbauen. Fünf Kilo abnehmen halbiert das Diabetesrisiko.

▶ 2. 30 Minuten laufen oder walken halbiert ebenfalls das Risiko.

▶ 3. Tierische Fette minimieren. Weniger Braten, Wurst und fetten Käse – und schon beugen Sie Diabetes vor.

▶ 4. Weniger als zehn Stunden Fernsehen pro Woche senken das Risiko um 46 Prozent.

▶ 5. Muskeltraining baut die Insulinresistenz ab. Zehn Minuten täglich.

▶ 6. Auf niedrigen Glyx achten. Lockt wenig Insulin. Besorgen Sie sich eine Tabelle.

▶ 7. Leben essen. Unverarbeitetes enthält mehr Vitalstoffe.

▶ 8. Ballaststoffe halten den Blutzucker konstant. Senken das Risiko um 46 Prozent.

▶ 9. Alkohol nur in Maßen genießen. Besser nur riechen.

▶ 10. Transfette meiden. Mehr als drei Gramm täglich steigern das Diabetesrisiko um 40 Prozent.

▶ 11. Zellwände mit Olivenöl oder Rapsöl stärken.

▶ 12. Omega-3-Fettsäuren halten die Zellwände geschmeidig und aufnahmebereit für Insulin. Stecken in fettem Fisch oder in der Kapsel vom Apotheker.

▶ 13. Magnesium senkt das Risiko für Diabetes um 76 Prozent.

▶ 14. Kalium und Kalzium unterstützen die insulinproduzierenden Betazellen.

▶ 15. Zink verbessert die Insulinwirkung. 25 Milligramm täglich.

▶ 16. Selen stimuliert die Zellen, Insulin aufzunehmen. 200 Mikrogramm täglich.

▶ 17. Reichlich trinken kann einen entgleisten Zuckerhaushalt normalisieren.

Frohmedizin: Der Diabetes kriegt Sie nicht

Mittel A senkt das Diabetesrisiko um 58 Prozent, Mittel B senkt es um 30 Prozent. Welches würden Sie nehmen? A! Das wären täglich 30 Minuten Bewegung, so Studien aus USA und Finnland. Wirkt besser als jedes Medikament.

Die süße Pille Bewegung

Die Helsinki-Studie: Man untersuchte zwölf Jahre lang an 6898 gesunden Finnen und 7392 gesunden Finninnen im Alter von 35 bis 64, wie sich Bewegung auf das Diabetesrisiko auswirkt. Wer täglich eine halbe Stunde lang mit dem Rad fährt oder zu Fuß geht, senkt das Risiko, einen Diabetes zu entwickeln, um 36 Prozent. Wer sich noch ein bisschen körperlich anstrengt, in der Arbeit oder Freizeit, senkt sein Risiko um weitere 30 Prozent. Macht 66 Prozent. Find ich sensationell. Und wenn Sie dann noch bedenken, dass Sie, wenn Sie sich ein bisschen mehr bewegen, auch automatisch Lust bekommen, gesünder zu essen, dann sind wir bei 100 Prozent. Dann müssen Sie keine Tabletten nehmen.

Laufen hilft besser als Metformin – ohne Nebenwirkungen

Metformin heißt das orale Diabetikum der ersten Wahl. Die Liste der Nebenwirkungen dieses Wirkstoffes ist lang. Sie wissen: Nebenwirkungen muss man nicht haben, aber kann man bekommen. Hier ein Auszug: Magendruck, Appetitlosigkeit, Durchfall, Übelkeit, Blähungen, Hautveränderungen, Schwindel, Kopfschmerzen, Schwäche, allgemeines Krankheitsgefühl, Schlaflosigkeit und – selten, aber schwer – die

Laktat-Azidose mit Muskelschmerzen, Muskelkrämpfen, Bewusstseinstrübung. Außerdem darf, wer dieses Medikament nimmt, keinen Alkohol trinken. Sie können sich vorstellen, dass einer mit einer Insulinresistenz, dem der Blutzucker noch nicht so richtig weh tut, der Nebenwirkungen hat, seine Pille ein paar Tage nimmt. Und davon gar nicht begeistert ist. Und aufhört.

Nun haben Wissenschaftler der George Washington Universität in den USA 3234 übergewichtige Gerade-noch-nicht-Diabetiker mit erhöhtem Blutzuckerspiegel über drei Jahre untersucht. Das Ergebnis: Die Gabe von Metformin senkte das Risiko, an Diabetes zu erkranken, um 31 Prozent. Und der Versuch, den Lebensstil der Betroffenen zu ändern, senkte es um 58 Prozent. Kurze Erläuterung: Eine Lifestyle-Intervention kann ja nur ein Versuch sein, jemanden dazu zu bringen, etwas zu ändern, der Patient muss schon mitmachen. Wenn alle mitgemacht hätten, wären es so um die 100 Prozent – weil sie einen hohen Blutzucker hundertprozentig mit Bewegung und Diät runterkriegen.

Der Arzt, der Ihnen gegen Ihren hohen Blutzucker eine Pille verschreibt, senkt Ihr Risiko nur halb so gut, als wenn er versucht, Sie zum Laufen zu bewegen. Oder mit anderen Worten: Ein Arzt, der Sie zum Laufen bringt, ist um hundert Prozent besser.

Nach dem Joggen haben Sie nur noch halb so viel Insulin

Während Sie langsam, locker, lächelnd beim richtigen Puls dahinlaufen oder stramm walken oder auf dem Trampolin springen, sinken der Blutzucker- und der Insulinspiegel. Das liegt daran: Der Muskel entwickelt einen richtigen Appetit auf Zucker und holt sich kontinuierlich Nachschub aus dem Blut. Dann macht sich auch das arbeitslose Insulin davon.

Studien zeigen: Der Insulinspiegel ist nach dem Joggen halb so hoch. Messe ich täglich. Und freue mich.

Die beste Nachricht: Sie müssen jetzt nicht den ganzen Tag vor sich hinlaufen, nur damit Sie das Insulin wegkriegen. Die Effekte halten länger an. Die hormonelle Regulation wird auf Dauer verfeinert. Weil die Zellen ihre Energievorräte verbrauchen und auf Nachschub angewiesen sind, interessieren sie sich plötzlich wieder für Zucker und Fette aus dem Blut.

Tabletten oder Insulin brauchen Sie nicht

Der ganze Zuckerstoffwechsel optimiert sich durch Bewegung. Der Blutzuckerspiegel steigt durch die gleiche Menge Zucker plötzlich weniger an. Der Körper kann Blutzuckerspitzen gut abpuffern. Der Blutzucker bleibt konstant, der Insulinspiegel niedrig, die Hüften schmal. Das heißt, Sie brauchen noch lange keine Tabletten. Und falls Sie schon Tabletten nehmen, können Sie diese irgendwann absetzen. Und Insulin brauchen Sie wahrscheinlich nie.

So essen Sie gut

Logisch: Wer weniger Zucker im Blut haben will, sollte weniger auf dem Teller haben. Wer sich an die Regeln der Esspyramide auf Seite 141 hält, der macht seine Insulinresistenz rückgängig – beugt Diabetes vor. Und nimmt ganz automatisch ab. Sie erinnern sich: Schon fünf Kilo weniger senken das Diabetesrisiko um 50 Prozent. Das alles ist in vielen Studien bewiesen.

Also die Regel ist einfach: Meiden Sie Zucker und Weißmehlprodukte, und essen Sie stattdessen Vollkorn. Meiden

Sie Industriemüll, halten Sie sich an die Köstlichkeiten der Natur. Essen Sie viel Obst und Gemüse, achten Sie auf viel Eiweiß aus Fisch, Geflügel, Hülsenfrüchten, magerem Käse und Milchprodukten. Nein, vor Eiweiß müssen Sie sich nicht fürchten. Nur wenn die Nieren schon kaputt sind, muss man optimiert und kontrolliert Eiweiß zuführen. Aber natürlich ist das dann auch keine wirklich eiweißarme Diät.

Die wichtigsten Antidiabetesregeln

▶ **Essen Sie Glyx-niedrig:** Lebensmittel mit niedrigem glykämischem Index lassen den Blutzuckerspiegel nur moderat ansteigen, locken wenig Insulin. Im Buchhandel gibt es eine kleine Ampeltabelle, den »GLYX-Kompass«. Übrigens: Die Broteinheit-Tabellen eignen sich nur für den Diabetiker, der mit Insulin behandelt wird.

▶ **Essen Sie Leben:** Unverarbeitetes lässt den Blutzucker nicht so ansteigen und enthält mehr Vitalstoffe. Gilt für Getreide, Obst und Gemüse.

▶ **Achten Sie auf viele Ballaststoffe:** halbiert das Diabetesrisiko. Greifen Sie zu Vollkornprodukten (kleine Portionen), Nüssen, Gemüse, Obst. Ballaststoffe halten den Blutzucker konstant – und halten lange satt. Es kommt nicht zur Insulinresistenz. Zusatz-Benefit: Nur im vollen Korn stecken die Diabetesprophylaxe-Mineralien Magnesium, Zink, Chrom, Mangan und Molybdän.

▶ **Für Süßstoffe gilt:** So viel wie nötig, so wenig wie möglich! Süßen Sie lieber mit Natur, frischen oder trockenen Früchten und Honig.

▶ **Alkohol?** Wenn, dann nur in Maßen genießen. Ein bis zwei Gläser trockener Wein (pro Woche natürlich) können den Blutzucker sogar senken.

▶ **Diabetikerprodukte:** sind eine lukrative Erfindung der Industrie. Braucht keiner wirklich.

Und trinken Sie viel

Verliert der Körper Wasser – und das tut er, wenn Sie nicht regelmäßig trinken –, schrumpfen die Zellen. Gleichzeitig verringert sich die Wirkung von Insulin. Ein Teufelskreis für Diabetiker. Denn sie scheiden sowieso viel Wasser über die Niere aus und geraten viel leichter in einen Flüssigkeitsmangel. Die Zellen schrumpfen, und das eh kaum erhörte Insulin wird noch weniger erhört. Die gute Nachricht, die aus der Frohmedizin: Reichlich trinken kann einen entgleisten Zuckerhaushalt normalisieren. Trinken Sie über den Tag verteilt drei Liter. Mindestens. Natürlich kein Zuckerwasser namens Limo, Fruchtnektar oder Cola. Trinken Sie Wasser. Am besten mit dem Saft einer Zitrone. Die liefert auch noch das für Insulinresistenz so wichtige Vitamin C.

Falsches Fett treibt den Zucker ins Blut

Bei Diabetes denkt man immer an Zucker, nicht so sehr an Fett. Und am wenigsten an Transfette …

Fischfette, Nussfette und pflanzliche Öle, vor allem Olivenöl, Rapsöl, Leinöl, schmiegen sich elegant in die Zellwände, sorgen für einen regen Stoffaustausch. Mit solchen Zellen haben Sie kein Blutzuckerproblem.

Tierische (gesättigte) Fette machen diese Zellwände fester. Und stören den Zellstoffwechsel. Sie tragen mit bei zur Insulinresistenz.

Und am schlimmsten sind Transfettsäuren. Sie entstehen in der Fabrik beim Verarbeiten von Fett, stecken in fast jedem Fertigprodukt. Transfettsäuren verhärten die Zellwände. Die Folge: Insulin dockt nicht mehr so leicht an der Zelle an, Zucker dringt nicht mehr so leicht in die Zelle ein. Sie kennen den Ausdruck dafür: Insulinresistenz. Nur drei Gramm

Transfettsäuren erhöhen das Diabetesrisiko um 40 Prozent. Mehr über Fit-Fette lesen Sie auf Seite 147.

Sie wollen Ihr Risiko um 82 Prozent senken?

So geht's, sagt Prof. Eric Rimm: »Unsere Studien zeigen, dass Teilnehmer, die einen gesunden Lebensstil haben und Sport treiben, die wenige Transfette und gesättigte Fette essen, die ausreichend Folsäure und Ballaststoffe bekommen, das Risiko für Diabetes und Herz-Kreislauf-Erkrankungen um 82 Prozent senken können. Verglichen mit Teilnehmern, die sich schlecht ernähren.« Keiner kann's besser sagen.

Antioxidanzien halten die Gefäße clean

Was passiert in den zarten Bahnen Ihrer Gefäße, nachdem Sie gegessen haben? Es kommt zu lauter kleinen Prozessen, die das Gefäß verletzen, also diese Innenhaut der Gefäße aufschmirgeln, Blutfette ranzig machen, einiges zusammenklumpen lassen, Zellen mit Milchkaramell-Bonbonmasse (AGEs) verkleben, kleine Entzündungen auslösen – und Mahlzeit für Mahlzeit Arteriosklerose vorantreiben. Diese häßlichen Prozesse in Ihren Adern überfallen Sie nicht irgendwann mit 60, nicht irgendwann nächstes Jahr, sondern heute, jetzt, sofort nach dem Essen. Der Arzt spricht von endothelialer Dysfunktion. Haben Sie nicht, wenn Sie Obstsalat essen. Aber wenn Sie beispielsweise Wurstsemmeln essen.

Wie man seine Gefäße vor endothelialer Dysfunktion schützt

Es gibt eine neue Studie. US-Forscher gaben 20 Patienten mit Typ-2-Diabetes und 20 Gesunden eine fettreiche Mahlzeit aus Würstchen, Brot, Butter und Ei und eine kohlenhydratreiche Mahlzeit. Eine Pizza ohne Käse. Und dann untersuchten sie den Anstieg der Blutfette und des Blutzuckers – und ob da endotheliale Dysfunktion stattfindet.

Die Forscher fanden heraus, dass schon bei Gesunden nach der fettreichen Mahlzeit ziemlich viel endotheliale Dysfunktion da ist. Und beim Diabetiker findet man viel mehr endotheliale Dysfunktion – und das bei beiden Mahlzeiten. Wurst und Pizza walteten zerstörerisch in den Gefäßen. Die Wurst schlimmer.

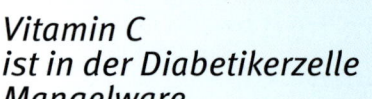

▶ nachschlag

Vitamin C ist in der Diabetikerzelle Mangelware

Zucker sieht aus wie Vitamin C. Blockiert die Türchen für das wertvolle Vitamin an der Zelle. Darum ist in der Diabetikerzelle 30 Prozent weniger Vitamin C als in der »normalen« Zelle. Fehlt ein Rädchen im Zellstoffwechsel, löst das eine Kaskade anderer Reaktionen aus. Das bedeutet: Auch andere Vitamine flüchten aus der Zelle. Die Diabetikerzelle ist arm an Vitaminen. Folge: Freie Radikale haben im Zellinneren ein leichtes Spiel, schädigen die Energiekraftwerke (Mitochondrien). Die Zelle wird schneller alt und ist anfällig für Krebs. Kann man ganz einfach ändern. Nehmen Sie zwei Gramm Vitamin C über den ganzen Tag verteilt, und schon rücken Sie die ganze Chemie des Zellstoffwechsels wieder in Richtung gesund. Ausreichend Vitamin C verdrängt den Zucker von den Andockstellen … Und dann brauchen Sie noch das andere Antioxidans für saubere Gefäße: Vitamin E.

Und wieder mal: Vitamin C und E

Und jetzt die gute Nachricht, nicht überraschend für Forever-Young-Leser: Nach ein paar Wochen bekamen die Testesser das Gleiche noch einmal, aber vorher 1000 Milligramm Vitamin C plus 800 internationale Einheiten Vitamin E. Zwei Forever-Young-Vitamine. Diese schlimmen Gefäßveränderungen ließen sich ganz einfach verhindern durch Vitamin C und Vitamin E. Finden Sie das nicht auch eine Frohbotschaft?

Freilich bekamen sie die Vitamine in der richtigen Dosis. Diese Bemerkung ist schon sehr bedeutsam: Sie lesen ja häufig von der Wirkungslosigkeit dieser Vitamine. Ja freilich: Wenn Minimengen getestet werden. Oder wenn nur ein Vitamin getestet wird. Wo doch bekannt ist, dass Vitamin C das Vitamin E im Blut recycelt, es also um vieles wirksamer macht.

Magnesium beugt Diabetes vor

Es ist sensationell, was man mit Magnesium alles behandeln kann: Krämpfe, Tinnitus, Nervosität, Kopfschmerzen. Es beugt Herzinfarkt vor – und Diabetes. Eine US-Studie der John-Hopkins-Universität, Baltimore, an 12 128 Männern und Frauen, die über sechs Jahre hinweg dauerte, zeigt: Magnesium senkt das Diabetesrisiko um 76 Prozent. Und zwar wenn man einen hohen Magnesium-Blutspiegel von 0,96 Millimol/Liter hat. »Bei Diabetikern ist der Serum-Magnesiumspiegel häufig im unteren Normbereich bzw. leicht erniedrigt«, kann man bei Biesalski nachlesen, dem Standardwerk über »Vitamine, Spurenelemente und Mineralstoffe«.

Was macht das Magnesium? Es sorgt dafür, dass Zucker in die Zelle kommt, verwertet wird –, und senkt den Bedarf an Insulin. Macht Zellen wieder sensitiv für Insulin. Beugt also Insulinresistenz vor. Vor allem Frauen in der Schwangerschaft sollten auf ihren Magnesiumspiegel achten, damit sie keinen Schwangerschaftsdiabetes entwickeln. Meine Empfehlung: Messen! Wenn nötig, auffüllen mit 400 bis 600 Mikrogramm pro Tag.

Und noch mehr Mineralien

Chrom hilft gegen Insulinresistenz

In den USA empfiehlt man für einen intakten Insulinstoffwechsel 150 bis 200 Mikrogramm Chrom pro Tag. Und glauben Sie mir, im Industriemüll, den Sie essen, steckt kein Chrom. Geht nämlich bei der Verarbeitung von Nahrungsmitteln zu über 90 Prozent verloren. Und folglich steckt auch kein Chrom in Ihrem Körper. Und weil es fehlt (messe ich übrigens bei den meisten Übergewichtigen, die zu mir in die Praxis kommen), läuft der Insulinstoffwechsel auf Sparflamme. Fett häuft sich an. Studien zeigen, dass Chrompicolinat Fett wegschmilzt und Muskeln aufbaut und den Insulinstoffwechsel verbessert. Übergewichtige haben häufig zu wenig Chrom. Lassen Sie doch einmal beim Arzt den Chromspiegel im Blut messen. Und holen Sie sich ein Chrompicolinat in der Apotheke: Sie brauchen täglich 150 bis 250 Mikrogramm. Sie essen aber nur 40 Mikrogramm.

Diabetiker leiden unter Zinkmangel ...

Wo steckt Zink im Körper? Die höchste Konzentration findet man in der Bauchspeicheldrüse (und im Hoden). Also da wirkt es auch. Ich kenne keinen Diabetiker, der nicht unter Zinkmangel leidet (oder litt). Diabetiker brauchen mehr Zink – und scheiden die zwei- bis dreifache Menge aus. Der

Körper benötigt Zink zur Produktion von Insulin – und Zink verbessert die Wirkung von Insulin an der Zelle. Hilft also direkt gegen die Insulinresistenz. Zink schützt zudem vor oxidativen Prozessen im Blut und dem Ranzigwerden der Fette. Beugt nachweislich der Entstehung diabetischer Folgeerkrankungen vor. Und wer schon unter einem diabetischen Fuß leidet, dem verhilft Zink zur schnelleren, besseren Heilung. Versteh nicht, warum manche Ärzte noch sagen: Zink brauchen Sie nicht! Ohne mal nachzumessen, ob überhaupt genug da ist. Also ich empfehle: Messen! Und mit 25 Milligramm (mindestens!) pro Tag auffüllen.

... und brauchen dringend Selen

Das ist wirklich ein kleines Zaubermittel. Forever-Young-Leser wissen: Selen ist ein potentes Antioxidans. Schützt jede Zelle vor Krebs, schützt die Gefäße vor Arteriosklerose, schützt vor allem den Diabetiker, weil seine Gefäße einen besonderen Schutz brauchen. Nun kann Selen aber noch mehr: Selen kann Insulin imitieren. Es stimuliert unter anderem die Zelle, Zucker aufzunehmen. Wissen Sie, was das heißt? Der mörderische Zucker verschwindet aus dem Blut, ohne dass die Bauchspeicheldrüse Insulin produzieren muss. Das ist Frohmedizin pur. Kennen Sie Ihren Selenspiegel? Ist sicherlich niedrig. Wie bei jedem Deutschen. Ich empfehle: Messen! Liegt der Spiegel wie bei den meisten bei traurigen 70 Mikrogramm/Liter, dann schleunigst auffüllen. Mit 200 bis 300 Mikrogramm Selen pro Tag.

Was Sie minutenschnell gegen Diabetes tun können, lesen Sie ab Seite 338.

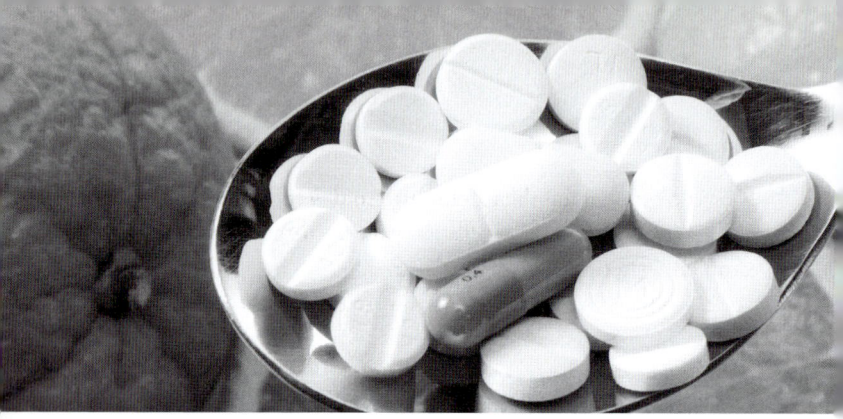

8. Ergänzen Sie, was im Essen nicht steckt

Der britische Biochemiker Frederick Hopkins machte 1911 Experimente mit Ratten und stellte fest, dass sie sterben, wenn sie zwar genügend Kalorien bekommen – aber keine Milch. Das ist der legendäre Beginn des Themas Nahrungsergänzung. Fehlt ein Stoff, macht uns das krank, bringt uns das um. Hopkins entdeckte, dass den Ratten der Nährstoff Tryptophan aus der Milch fehlte. Ein Unglück für die armen Ratten. Denn Tryptophan ist genau der Stoff, aus dem unser Körper Glück bastelt. In Form vom Nervenbotenstoff Serotonin. Hopkins bekam übrigens den Nobelpreis für Medizin.

Und er war es, der Vitamine entdeckte. Die heute als »Nahrungsergänzung« durchaus das Leben retten.

Ha! Stimmt nicht! Denken Sie. Stand doch was ganz anderes in der Zeitung. Vitamine verkürzen doch das Leben. Glauben Sie. Tun Sie das nicht. Bitte.

Big Pharma

Erstmals in der Geschichte der wissenschaftlichen Medizin haben sich jüngst Professoren der Universität von Florida hingesetzt und rein statistisch, streng objektiv die weltweit führenden medizinischen Zeitschriften dieser Welt ausgewertet. Untersucht wurde jeweils ein ganzer Jahrgang nach ganz simplen Kriterien:

▶ Wie viele Seiten Werbung für die Pharmaindustrie?

▶ Wie viele Artikel über Nahrungsergänzungsmittel?

▶ Und noch genauer: Wie negativ die Berichterstattung über Nahrungsergänzungsmittel?

Eindeutig wurde gerade erstmals gezeigt, dass die weltweit führenden medizinischen Zeitschriften umso seltener über Nahrungsergänzungsmittel berichten, je mehr sie für Pharmafirmen werben. Und umso negativer berichten sie: In den Zeitschriften mit der geringsten Pharmawerbung fanden sich nur vier Prozent negative Artikel über Vitamine & Co, in den Zeitschriften mit der meisten Pharmawerbung dagegen 67 Prozent negative Artikel über Vitamine & Co. Dazu meint der berühmte Psychiater Prof. A. Hoffer: »Es ist wirklich schwierig, die Öffentlichkeit über gesunde Behandlungsmethoden aufzuklären, über Methoden, in denen zuerst der Patient kommt und nicht Big Pharma.« Und ganz unverdächtig sagt Prof. Jonsson vom berühmten Karolinska-Institut in Schweden: »Die positiven Berichte über hohe Vitamindosen werden weitgehend vom medizinischen Establishment ignoriert.«

Nun wissen Sie, was nicht in der Zeitung steht …

Ja: Ergänzung!

Bitte nehmen Sie diesen Begriff »Nahrungsergänzung« so, wie er da steht. Die Pille allein hilft nämlich nix. Sie müssen gesund essen – und sich bewegen. Und nun kommt etwas ganz Wichtiges, etwas, das Sie im Kopf behalten sollten, neue Medizin: Es sind immer alle 47 essenziellen Stoffe zusammen, nie (wie in Zeitschriften aufgelistet) der Stoff für das Herz, der Stoff für die Potenz, der Stoff für das Gehirn. Die

Natur fordert und tut mehr. Ein Netzwerk aller Stoffe: Also nicht Folsäure allein für die Blutbildung für mehr Sauerstoff im Hirn, sondern Folsäure plus Vitamin B6 plus Eiweiß. Es geht nie um einzelne Aminosäuren, es geht immer um alle essenziellen in einem guten Mischungsverhältnis. Es geht um Obst plus das gute, ausgewogene Multivitaminpräparat. Und auch das genügt nicht. Jeder Mensch hat individuelle Bedürfnisse, also müssen Sie auch messen und Fehlendes in Einzeldosen auffüllen. Denn fehlt ein essenzieller Stoff, kracht alles zusammen.

Wenn der Mensch nur täte, dann ...

Vitalstoffmangel tötet bei uns ansonsten nicht so schnell. Dauert ein, zwei, drei oder vier Jahrzehnte. Der Körper ist gutmütig. Er kompensiert und kompensiert, schluckt und schluckt. Doch mit der Zeit entwickeln sich halt chronische Krankheiten, wenn Ketchup in den Adern fließt, Fertigprodukte die Körperzellen löchern, Schweinebraten auf den Hüften wächst und man Obst und Gemüse nur aus der Dose oder als Garnitur kennt.

Eigentlich brauchen wir gar nicht über die Vitalstoffgehalte von Lebensmitteln zu sprechen. Völlig unnötig. Weil man sie ja doch nicht isst. Wenn der Mensch Tomatensalat statt Ketchup essen würde, Sushi statt Sandwich, Lachscarpaccio statt Schweinebraten, Obstsalat statt Marmeladenbrot, dann erst würde sich eine Diskussion über das, was überhaupt noch in unseren Lebensmitteln steckt, lohnen.

In unseren Lebensmitteln steckt nicht mehr das drin an Gesundheit, an Vitalstoffen, was noch vor hundert Jahren drin steckte. Meist wird unreif geerntet – damit man weit transportieren kann. In den letzten Reifetagen bilden sich aber die meisten Vitalstoffe in der Frucht. Dann liegt das Teil noch ein paar Tage im Supermarkt. Zeit laugt Vitalstoffe aus. Und den Rest vernichtet der Mensch am Herd.

Schauen Sie mal die Erbse an

Vitamintabletten? Brauchen Sie nicht. Sie brauchen nur ausgewogen zu essen. So sind z. B. in 100 Gramm Erbsen 20,5 Milligramm Vitamin C. Toll!

Das ist die Dichtung.

Die Wahrheit ist viel spannender. Vitamin C ist wichtig für die Wundheilung. Also im Krankenhaus. Prompt hat man in England einmal Krankenhausessen untersucht. Beispiel war die berühmte Erbse. Tiefgefroren, also voller Vitamine. Stimmt. Jetzt die Studie:

▶ nachschlag

Mancher braucht erst Vitamine …

Folgendes Lesererlebnis hab ich aus unserem Chatroom: »Fakt ist, dass ich 20 Jahre versucht habe abzunehmen. Mit dem Jo-Jo-Effekt war ich ›per Du‹. Erst als ich das Vitaminmineral-Präparat ca. zwei Monate genommen hatte, stellte ich diese Änderung in Hinsicht ›Lust auf gesunde Nahrung‹ fest. Erst dann begann ich zu walken bzw. joggen. Doc Strunz sagt, man könne erst abnehmen, wenn die ›Depots‹ gefüllt seien. Mittlerweile geht es mir so gut, dass es mir selbst unheimlich wird – und ich nehme langsam und stetig weiter ab. Also: Zuerst war da lange nichts, dann Vitamine und Mineralien, dann walken und vernünftige Essgelüste. Sonst war nichts anderes, nicht im Beruf, Privatleben, Umfeld …«

100 Gramm Erbsen hatten beim Auftauen 20,5 Milligramm Vitamin C. Nach dem Kochen allerdings nur noch 8,1 Milligramm, nach einer Stunde im Warmhaltewagen auf Station 3,7 Milligramm und auf dem Teller des Patienten schlussendlich 1,1 Milligramm.

Also fünf Prozent. Diese Studie ist repräsentativ. Auch für Ihr Essen zu Hause. Auch für das Kantinenessen. Auch für das Gasthausessen. Normal.

Normal sind also fünf Prozent. Wir essen fünf Prozent von dem, was die Natur uns zugedacht hat. Was die Natur für notwendig gehalten hat. Wir sind Fünf-Prozent-Menschen. Das merkt man denn auch. Gucken Sie sich Ihren Mitmenschen doch einfach einmal an.

Und wenn dann einmal ein 100-Prozent-Mensch auftritt, sind wir ratlos. Regen wir uns auf: Wie macht der das bloß?

Sie haben die Wahrheit vor Augen und erkennen sie nicht.

Der gestrenge Hausarzt ...

… sagt: »Vitaminpillen brauchen Sie nicht. Ist alles nur Geschäftemacherei. Kann man alles mit einer gesunden Ernährung machen. Es gibt keine einzige Studie, die beweist, dass eine Extraportion schützt …« Ja, das sagt der gestrenge Hausarzt. Hab ich schriftlich. Und Sie glauben es natürlich. Ich möchte Ihren Hausarzt an dieser Stelle mit zwei Beispielen widerlegen (andere finden Sie in weiteren Teilen des Buches).

Vor welcher Krankheit fürchten Sie sich am allermeisten?

Ich nehme an vor Krebs.

Selen schützt vor Krebs

Selen steckt in unseren Böden nicht mehr drin. Haben die Gletscher rausgewaschen. In Gebieten, wo wenig Selen im

Boden ist, taucht vermehrt Krebs auf. Das ist Wissenschaft. Sie haben einen niedrigen Selenspiegel. Der Durchschnittsdeutsche hat 70 Mikrogramm/Liter Blut. Die WHO erzählt mir, dass der Mittelwert in den USA bei 160 liegt, in Kanada 190, in Guatemala 240. Ich nehme das ernst. Also haben auch meine Kinder 200 Mikrogramm/Liter im Blut.

▶ Das National Cancer Institut untersuchte sieben Jahre lang 22 737 Männer und fand heraus, dass hohe Selen-Blutwerte das Risiko, an Prostatakrebs zu erkranken, um 70 Prozent senken. Das gleiche Institut fand auch in einer Studie an 130 000 Männern und Frauen heraus, dass Speiseröhrenkrebs bei hohen Selenspiegeln zu 56 Prozent seltener auftaucht und Magenkrebs zu 40 Prozent.

▶ Eine US-Studie an 9101 Männern und Frauen über 20 Jahre hinweg stellte fest, dass hohe Selen-Blutwerte das Lungenkrebsrisiko um 60 Prozent senken.

Sie wollen also keinen Krebs bekommen? Dann können Sie schon jede Menge tun, wenn Sie ganz einfach täglich Selen nehmen, 200 bis 300 Mikrogramm Selen zusätzlich jeden Tag.

Übrigens gibt es in der medizinischen Bibliothek in Washington 13 400 Veröffentlichungen zu Selen (natürlich, Ihr Arzt kennt die und rät Ihnen ja auch, Selen zu nehmen. Tut er doch, oder?).

Erkältung:
Vitaminpillen braucht es nicht?

»Infektprophylaxe: Vitamine und Mineralien wirksam!« stand kürzlich in »MMW-Fortschritte der Medizin«. Moment. Wer sich vernünftig ernährt, braucht keine Vitaminpillen, hört man doch immer. Und nun: Das, was Schlagzeilen macht als »rausgeschmissenes Geld«, ist eben doch irgendwie sinnvoll investiert. Was steckt dahinter? Also: Amerikanische Forscher haben 130 Freiwillige in zwei Gruppen eingeteilt. Die eine Gruppe bekam ein Jahr lang täglich Vitamine und Mineralien. Die andere Gruppe ein Placebo. Und die Forscher interessierten sich dafür, wie viele Infektionen und wie viele Krankschreibungen jeweils in den Gruppen auftauchten. Das Ergebnis: 73 Prozent der Placeboschlucker hatten einen Infekt, der bei 57 Prozent zur Arbeitsunfähigkeit führte. Und unter den Vitamin-Mineralien-Nehmern hatten nur 43 Prozent einen Infekt, der 21 Prozent das Bett gegen den Arbeitsplatz eintauschen ließ.

Noch ein Beispiel:
Vitamin C schützt Frauenherzen

In den USA untersuchte Dr. Stavroula K. Osganian vom Children's Hospital in Boston 16 Jahre lang 85 000 Frauen und befragte sie nach ihren Essgewohnheiten und ob sie Vitaminpillen schlucken. 2003 hatte man dann die Ergebnisse: Die Frauen, die zusätzlich Vitamin-C-Tabletten nahmen, hatten ein um 28 Prozent geringeres Risiko, einen Herzinfarkt oder andere Herzkrankheiten zu erleiden. Was schaffen Medikamente wie die Statine? Erinnern Sie sich? Angebliche

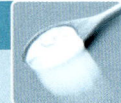

▶ nachschlag

Helfen Vitaminpillen?

Für die positive Wirkung von exakter, gut dosierter, individuell angepasster, kontrollierter Verabreichung von Vitaminen und Mineralien gibt es Tausende von Studien. Haben Sie gelesen: gut dosiert, individuell, kontrolliert … Das nennt man Orthomolekularmedizin. Da wird gemessen! Regelmäßig. Und dann wird gefühlt. Der Körper lügt nicht.

15 Prozent (ehrliche zwei Prozent). Die besten Herzen schlugen in Frauen, die mehr als 360 Milligramm Vitamin C täglich zusätzlich zuführten. Wir in Deutschland nehmen im Schnitt 110 Milligramm auf. Auch deswegen sterben so viele an Herzinfarkt. Aber Sie glauben, wenn in der Zeitung steht: Vitamin C verkürzt das Leben.

Die Risikogruppe: Und wie viel ist genug?

Sicher kennen Sie die Zufuhrempfehlungen der DGE, die man kürzlich auf »Referenzwerte« umgetauft hat. Weil man gemerkt hat, dass das alles nicht wirklich etwas ist, was man »Empfehlung« nennen kann. Also auch die Mengen, die in vielen Vitaminpräparaten zum Teil enthalten sind. Steht doch immer drauf: deckt 40 Prozent des Tagesbedarfs. Die DGE-Referenzwerte sind gut gemeint. Es sind Minimal-Empfehlungen. Wenn Sie länger drunterbleiben, werden Sie krank. Wenn Sie den Ernährungsbericht der DGE angucken, dann sehen Sie sehr wohl, dass auch die DGE sagt: Risikogruppen brauchen mehr. Haben einen erhöhten Bedarf. Fakt ist: Mindestens 80 Prozent der deutschen Bevölkerung sind Teil mehrerer Risikogruppen.

Wer gehört nicht zur Risikogruppe?

▶ Menschen, die beim Biobauern einkaufen, Zeit in ihr Essen stecken, auf Qualität achten, nach der Saison leben, aus dem Garten von nebenan – mit fünf Portionen Obst und Gemüse pro Tag (Tut kaum einer: Weltweit sterben jedes Jahr 2,7 Milliarden Menschen an zu wenig Obst und Gemüse.).

▶ Menschen, die über 15 und unter 65 sind und nicht schwanger. Alle anderen haben einen erhöhten Bedarf.

▶ Menschen, die kein Übergewicht haben, gesund sind,

nicht rauchen, Stress meiden. Und auf dem schadstoffärmeren Land leben. Menschen wie die Bergsteigerlegende Luis Trenker.

▶ Menschen, die sich vollwertig ernähren, von Produkten der Natur, die nicht durch die Mühlen der Industrie laufen.

▶ Menschen, die weder die Pille nehmen noch Diät halten.

▶ Menschen, die keine chronischen Krankheiten haben, keine Medikamente nehmen müssen.

▶ Menschen, die nie am Computer arbeiten.

Ja – diese beneidenswerten Idealmenschen brauchen keine Ergänzung ihrer Nahrung. Weil nämlich weder Pizza, noch Tütensuppe, noch Schokoriegel, noch Chips auf den Bäumen wachsen, meiden diese Menschen die meisten uns lieb vertrauten Nahrungsmittel.

Also:
Wie viel braucht der Risikomensch?

Die Sicherheitszufuhr, die sicherstellt, dass Ihnen Ihre Gesundheit erhalten bleibt, dass das Immunsystem funktioniert, dass alle Stoffwechselvorgänge reibungslos ablaufen, dass Stress abgepuffert wird, liegt um das Drei- bis Zehnfache höher als die Minimalzufuhr der DGE.

Haben Sie denn alle 47 Nährstoffe?

Forever-Young-Leser wissen: Nur wenn den 70 Billionen Körperzellen alle Nährstoffe in ausreichender Menge zur Verfügung stehen, fühlt sich die Seele wohl, ist körperliche und geistige Leistung überhaupt möglich. Denn fehlt nur einer der etwa 47 Stoffe, die Leistung ausmachen, äußert sich das im Alltag als ständiger Gegenwind. Sobald der Körper über seine Messstationen einen Vitalstoffmangel registriert, tritt er auf die biologische Bremse: Er reagiert mit Erschöpfung, Muskelkrämpfen, Nervosität, Schlafstörungen und Ähnlichem. Vitalstoffmangel raubt dem Körper bis zu 80 Prozent seiner normalen Leistungskraft.

Wollen Sie nicht. Sie wollen 100 Prozent Leistungskraft. Mit Vitalstoffen können Sie die Funktion jeder Ihrer 70 Billionen Körperzellen wieder normalisieren. Das Leben wird plötzlich leicht. Sie werden schlank, fit, dynamisch, glücklich, antriebsstark – endlich wieder jung.

... Nein, haben Sie nicht

Sie essen zu viel raffinierte Industriekohlenhydrate, zu viel tierisches Fett, zu wenig pflanzliche Öle. Kann man alles in der Statistik lesen. Das tägliche Viel-zu-viel an leeren Kohlenhydraten, das tägliche Viel-zu-viel an tierischen Fetten macht Sie dick. Das ist schlimm. Aber es gibt Schlimmeres: Sie decken im Schnitt 45 Prozent Ihres Energiebedarfs aus Zucker und raffiniertem Mehl. Aus Nahrungsmitteln (mancher schafft auch 100 Prozent), die kein Leben enthalten. Sie enthalten Ihrem Körper die Vitalstoffe vor, die er braucht.

> ▶ nachschlag

Vitamin-Cornflakes – nein danke

In den USA fütterte man 240 Laborratten 45 Tage lang mit vitalstoffangereicherten Cornflakes. Sie litten dann an Fettleber, waren mager, blutarm und kleinwüchsig. Halb tot. Das zeigt: Vitaminisierte Nahrungsmittel aus der Fabrik sind keine Lebensmittel. Functional Food ist für die Zukunft keine Lösung. Wir brauchen Lebensmittel, die unter natürlichen Bedingungen hergestellt werden. Der Mensch muss wieder lernen, gesund zu essen. Und falls nötig, kann der Arzt dann Mikronährstoffe individuell auf diesen Menschen zugeschnitten verschreiben.

Lange dauernder Vitalstoffmangel
macht chronisch krank ...

Fakt ist: Jeder Dritte leidet bei uns an den Folgen von Nährstoffmängeln. Kann man in den Ernährungsberichten der DGE nachlesen. Wir sind unterversorgt mit Vitamin A, B6, Pantothensäure, Folsäure, B1, Biotin, Kalzium, Magnesium, Mangan, Kupfer, Chrom, Selen, Jod und Molybdän.

Sieht man erst nicht. Aber im Körper spielt sich etwas ab. Diese kleinen Nährstoffe arbeiten nämlich mit Enzymen zusammen. Fehlen sie, dann stellen die Enzyme einfach ihre Arbeit ein. Und das schadet dann nach ein paar Jährchen dem Herz, dem Gehirn, der Niere, den Blutgefäßen ... Und der Arzt sagt dann nicht: Oh, da haben aber Vitamine und Spurenelemente gefehlt. Sondern er sagt: Oh, da ist der Cholesterinspiegel aber hoch, die Leberwerte aber hoch, der Zu-

▶ nachschlag

Meiden Sie Fertigprodukte

Und wenn man Fertigprodukte meidet, kann man freilich auch Nahrungsergänzung meiden. Die ja letztendlich nur versucht, die Defizite unserer modernen Ernährung auszugleichen – und sich damit um Ihre Gesundheit, Ihr Wohlbefinden kümmert. Deshalb wird in den USA das B-Vitamin Folsäure jedem Mehl zugemischt. Ein anderes Beispiel konnte man im April 2002 in »Focus« lesen: Ein Apfel aus dem Supermarkt liefert 20 Prozent des Vitamin C, das ein Apfel frisch vom Baum enthält. Und weil das exemplarisch wohl für alles gilt, was Sie »frisch« essen (wenn Sie es überhaupt essen), leben Sie sozusagen auf Sparflamme. Und wundern sich, weshalb Ihnen das Leben so schwerfällt ...

cker aber hoch. Dafür gibt's die und die Pille. Tatsache ist: Diabetes, Herz-Kreislauf-Erkrankungen, Allergien, Rheuma, Immunerkrankungen und Krebs stehen im ursächlichen Zusammenhang mit einer vitalstoffarmen Ernährung.

Was Ärzte so gefragt werden …

Kürzlich fragte mich ein Patient, ob denn Kalzium nicht gefährlich sei, er möchte es gern nehmen für seine Nerven, aber da könnten sich doch Nierensteine bilden.

Lieber Herr Br…,
dass die Einnahme von Kalzium die Bildung von Nierensteinen begünstigt, ist ein uralter Aberglaube, der längst widerlegt ist. Der aus juristischen Gründen im Waschzettel der Tabletten immer noch auftaucht. Ein Hinweis, dass dies nicht stimmen kann, gibt schon die merkwürdige Formulierung dort »in den ersten Monaten«. Also entweder verursacht Kalzium Nierensteine oder nicht …

… Sie merken schon: Unsere ganze Medizin ist für den sitzenden Menschen erdacht worden. Ein laufender Mensch trinkt literweise Flüssigkeit, jeden Tag, und hat dann eine beschwerdefreie Niere wie jedes Lebewesen dieser Welt.

Kalzium gegen die schwachen Nerven zu nehmen ist natürlich eine gute Idee. Nur auffälligerweise hat der liebe Gott diese Stoffe niemals einzeln verpackt. Es gibt keinen Kalziumapfel und auch nicht die Magnesiumbirne. Die Nerven brauchen neben Kalzium natürlich Magnesium, natürlich auch Tryptophan und am besten Eiweiß, welches das Kalzium im Blut überhaupt erst festhält. Sie sehen schon: Entweder alles oder gar nichts.

Ganz herzliche Grüße, Ihr Dr. U. Strunz

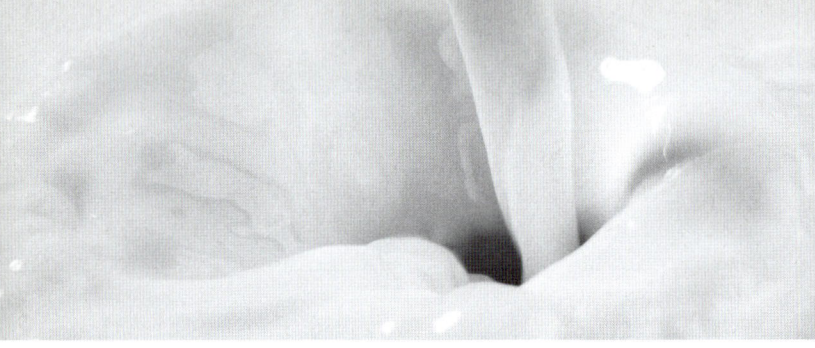

9. Tanken Sie regelmäßig Eiweißpower

Wissen Sie, wie Anne Haug deutsche Meisterin im Duathlon wurde? Ihr Kommentar dazu: »War über vier Minuten schneller als im Vorjahr. Das lag sicherlich daran, dass ich konsequent jeden Morgen Eiweißshake in mein Müsli mixe. Außerdem habe ich direkt vor dem Rennen eine Aminosäure-Ampulle getrunken. Das hat mich über die 200 Höhenmeter auf den ersten zehn Kilometern fliegen lassen!«

Wissen Sie, wie die göttliche Demi Moore frühstückt? Frische Melone, Erdbeeren, Bananen, Brot aus keimendem Buchweizen – und einen Eiweißshake. Und sie profitiert davon. Sie bewohnt den Körper einer Frau, der halb so alt sein könnte. Eiweiß macht nicht nur schlank, sondern auch fit, glücklich, sehr, sehr gesund – und es hält jung.

Wie wird denn einer wie Helmuth Fink 109 Jahre alt? Da zitier ich doch einmal aus dem Hamburger Abendblatt: Er sitzt nicht nur am Keyboard, sondern hält sich jeden Morgen und Abend mit Gymnastik fit, massiert sich die Beine und cremt sich täglich mit Nivea ein. Und jetzt kommt's: Er hat sein Leben lang viel Quark und Eier gegessen, weil seine

Eltern einen Eiergroßhandel hatten. Pech aber auch, wenn Ihre Eltern eine Bäckerei hatten. Können Sie nichts dafür. Ihr vorzeitiges Ableben ist dann genetisch.

Futter fürs Immunsystem

Wissen Sie, was Immunonutrition ist? Eines der schönen Worte, die Ernährungswissenschaftler gern in ihre Unterhaltung einflechten. Weil es so wichtig klingt. Heißt übersetzt: Futter fürs Immunsystem. Und da gibt es schöne Studien dazu. Die zeigen: Gibt man Patienten sieben Tage vor bis sieben Tage nach der Operation eine Trinklösung, die das Immunsystem unterstützt, dann verringert sich die Komplikationsrate, die Infektionsgefahr sinkt, die Wunden heilen schneller, der Patient kommt schneller wieder aus dem Krankenhaus. (Je eher das geschieht, desto gesünder.)

Was macht denn da so schnell gesund?

Ist das nicht sensationell? Infektionen nach der Operation tauchen um 55 Prozent seltener auf, wenn man Studienteilnehmern den Drink gibt. (Im Grunde fahrlässig, den anderen Studienteilnehmern den Drink vorzuenthalten, sie mit einem Placebo abzuspeisen.) So eine Operation ist ein ziemlicher Stress für den Körper. Der Stoffwechsel muss Höchstleistungen vollbringen: Gifte müssen abtransportiert werden. Neues Gewebe muss gebildet werden, Bakterien, die in die Wunden dringen, müssen vernichtet werden. Was steckt denn da drin in diesem lebensrettenden Zaubertrunk? Substanzen, die das Immunsystem stärken: Omega-3-Fettsäuren, die Entzündungen hemmen und die Durchblutung fördern. Und Aminosäuren wie Arginin, Glutamin, Glycin, RNS-Nukleotide. Die die Wundheilung beschleunigen und beteiligt sind am

Aufbau von Abwehrzellen. Aha. Ein Eiweißtrunk steckt hinter Immunonutrition.

Warten Sie nicht auf eine Operation. Ihr Immunsystem ist immer dankbar für Unterstützung. Jeden Tag. Denn jeden Tag kämpft es gegen lästigen Papierkram, gegen den Auspuff an der Ampel vor Ihnen, gegen das Kadmium im Salatblatt, gegen den Bazillus aus …

Eiweiß schützt das Herz

In der bekannten Nurses-Health-Studie untersuchte man 14 Jahre lang Krankenschwestern. Die Forscher fanden heraus: Die Schwestern, die täglich 110 Gramm Protein gegessen hatten, hatten ein um 25 Prozent niedrigeres Risiko für Herzinfarkt und andere Herzkrankheiten. Im Vergleich zu den anderen Frauen, die nur 68 Gramm Eiweiß zu sich genommen hatten. Das zeigt: Viel Eiweiß schadet dem Herz nicht. Im

▶ das minutenrezept

Ich shake mir täglich einen Immuncocktail

Ich stärke täglich mein Immunsystem. Alle vier Stunden, mit Eiweiß. Wenn es nicht Fisch oder Quark oder Hülsenfrüchte sind, dann eben ein gutes Konzentrat, meine Vanilleschaumcreme, die die ganzen wichtigen Helferlein fürs Immunsystem gleich mitbringt. Neben den Aminosäuren auch Vitamine, Spurenelemente, Carnitin, Kreatin … Und ich nehme täglich eine Fischölkapsel. Keine drei, sondern eine. Weil ich es konzentriert liebe. In meiner Kapsel stecken statt der üblichen 30 Prozent Omega-3-Fettsäuren (wie sie der Fisch liefert) 90 Prozent. Und: Die riecht nicht. Die stößt nicht auf.

Gegenteil: Es tut dem Herz gut. Vor allem, wenn man gleichzeitig an Kohlenhydraten spart.

Ohne Eiweiß klappt keine Diät …

… oder: Was jeder Eskimo schon immer wusste. Die Wissenschaft hat festgestellt: Es gibt keine Diät, die funktioniert, wenn sie nicht genügend Eiweiß liefert.

Unumstrittene Tatsache. Denn:

▶ Eiweiß macht satt.

▶ Eiweiß hält den Blutzucker stabil. Das beugt Heißhungerattacken vor.

▶ Eiweiß verhindert, dass der Körper seine Muskeln annagt. Den Ort, wo Fett verbrennt.

▶ Eiweiß macht warm. Es sorgt dafür, dass Kalorien als Wärme über der Haut verpuffen. Der Wissenschaftler sagt dazu: Thermogenese. So sorgt Eiweiß dafür, dass Sie jeden Tag 100 Kalorien extra verbrennen. Klingt nach nicht viel. Was halten Sie von 36 500. So viel ist das im Jahr. Macht 5,2 Kilo pures Fett. Einfach durch Eiweißessen.

Probieren Sie es mal aus. Machen Sie eine Woche eine »Diät« mit Eiweiß, Obst und Gemüse – und den Fetten, die Sie schlank machen, einer Kapsel Omega-3-Fettsäuren, einem Teelöffel Leinöl, einem Esslöffel Olivenöl. Und dann integrieren Sie vielleicht die einfachste Möglichkeit für mehr Vitalität und Gesundheit, mehr gute Laune und Kreativität in Ihr Leben. Shaken Sie sich immer dann, wenn Sie nicht kochen können, einen Eiweißdrink – und essen Sie Obst dazu.

Warum die meisten Menschen zu wenig Eiweiß haben?

Ihr Körper besteht zu etwa 13 Kilo aus Eiweiß. Und davon geht jeden Tag eine Handvoll flöten und muss ersetzt werden. Sie brauchen täglich mindestens ein Gramm Eiweiß pro Kilo

Körpergewicht, gesünder sind 1,5. Und wenn Sie abnehmen wollen: zwei Gramm. Meinen Patienten messe ich den Bluteiweißspiegel und stelle immer fest: Sie haben eher zu wenig als zu viel Eiweiß im Blut. Bei Ihnen, lieber Leser, wird es nicht anders sein. Denn das Eiweiß vom Teller kommt nicht da an, wo Sie es brauchen. Dort im Körper, wo Sie die kleinen Eiweißbausteine, die Aminosäuren, glücklich machen, wo sie Zellen reparieren, wo sie Abwehrkräfte mobilisieren, Muskeln bauen und Hormone auf Trab bringen.

Das Prinzip des Minimums

Es gilt auch in Ihrem Körper das »Prinzip des Minimums«, entdeckt 1840 von Justus von Liebig. Zum Eiweißaufbau nämlich brauchen Sie acht essenzielle Aminosäuren. Unbedingt. Und wenn von einer etwas weniger in Ihrem Blut herumschwimmt – dann richtet sich Ihr Gesamteiweiß leider nach dieser minimal vorhandenen Aminosäure. Nun messe ich diese Aminosäuren täglich. Und finde bei 80 Prozent von Ihnen mindestens ein Defizit. Das war's dann auch. So leben Sie eben.

Sie können ruhig – und in der Regel tun Sie das auch – ausreichend Eiweiß essen, zum Beispiel die vorgeschriebenen 0,7 oder 1,0 oder gar 1,5 Gramm pro Kilogramm Körpergewicht. Es nützt nur wenig. Die eine minimal vorhandene Aminosäure hält Ihr Körpereiweiß tief. Und Sie wundern sich dann.

Theoretisch könnten Sie dann Kapseln schlucken. Monatelang. Praktisch rate ich, häufiger kleine Mengen Eiweiß zu sich zu nehmen. Und zwar von allem etwas, von Hülsenfrüchten und Eiern, von Bohnen und Reis, von Hüttenkäse … Lebensmittel liefern nämlich unterschiedliche Mengen an essenziellen Aminosäuren. Dazu also rate ich. Und ohne Fett, weil das die Verdauung, das heißt die Aminosäureaufnahme lähmt. Diesen Lähmungseffekt kennen Sie: Essen Sie mal abends Schweinshaxe oder Kieler Sprotten …

Also Eiweiß ohne Fett plus Vitalstoffe ...

Essen Sie also zarten Fisch, mageres Geflügel, Hüttenkäse, Quark, Hülsenfrüchte. Und wenn Sie wollen, aber nur wenn Sie wollen, dann machen Sie sich einen Shake. Mit einem hochwertigen Eiweißpulver, am besten in Kombination mit Obst oder Gemüse. Sie liefern die Biostoffe gleich mit, die Sie brauchen, damit das Eiweiß an Ihren 70 Billionen Körperzellen ankommt, zum Beispiel Vitamin B6 oder Zink, damit der Körper eigenes Eiweiß aus den Bausteinen zusammenbastelt. Sie schlank und glücklich, gesund und fit, stressresistent und kreativ macht.

Glauben Sie mir, testen Sie es einfach mal aus. Schauen Sie auf Ihren Laborzettel, und wenn Sie Eiweiß niedrig haben, dann füllen Sie Ihre Tanks auf. Wie Sie das tun, ob mit einem

> ▶ nachschlag

Braucht man Eiweißpulver?

In 34 deutschen Kliniken arbeiten die Ärzte mit einem 52-Wochen-Programm, in dem die Patienten, die abnehmen müssen, ein Kohlenhydrat-Eiweißpulver kriegen. Viele deutsche Ärzte arbeiten mit einer Drei-Buchstaben-Diät, die ein Pulver enthält, Kohlenhydrat-Eiweißpulver, das die Mahlzeit ersetzt. Ich halte ein pures Eiweißpulver für besser, weil man das mit gesunden natürlichen Kohlenhydraten kombinieren kann. Mit Obst. Tu ich seit 15 Jahren. Meine Kinder auch. Und meine Frau – und meine Patienten und meine Sportler, die ich betreue. Braucht man Eiweißpulver wirklich? Sie müssen es nicht nehmen. Sie können, wenn Sie wollen ... Geht auch mit Fisch, mit Hüttenkäse, mit Bohnen und Reis, mit Tofu – nur eben ein bisschen umständlicher. Aber es geht auch.

guten Pulver oder guter Ernährung, ist egal. Hauptsache, Sie tun es. Da gehen einem die Augen auf – und man versteht, weshalb so viele Mitmenschen so verbiestert durchs Leben tappen. Eiweißarm eben, wenig Glückshormone produzieren, ein angegriffenes Immunsystem haben. Und mit einem Gesicht herumlaufen, als ob sie zu viel Magensäure hätten.

Aber es geht auch anders herum: Da ruft mich ein deutscher Chefarzt an und sagt: »Unglaublich, Herr Kollege, wie die Lebensenergie von früher wiederkommt nach nur wenigen Tagen Eiweißpulver löffeln …« Das ist praktizierte Frohmedizin.

Wer braucht wie viel Eiweiß?

▶ Der inaktive Normalmensch, der viel im Sessel sitzt und keinen Stress hat und (noch) gesund ist, braucht laut DGE 0,8 Gramm Eiweiß pro Kilogramm Körpergewicht.

▶ Der körperlich arbeitende und mäßig Sport treibende Mensch braucht 0,9 bis 1,1 Gramm pro Kilo Körpergewicht.

▶ Der Verrückte, der Ausdauersportler, der auf der Laufpiste ein paar Eiweißbausteine in Energie umsetzt (pro Marathon etwa 40 Gramm), der braucht 1,2 bis 1,4 Gramm pro Kilogramm Körpergewicht.

▶ Der Bodybuilder, der Muskeln zulegt, der nimmt 1,8 Gramm. Der nennt das übrigens antikatabole Wirkung, übersetzt: das Körpereiweiß nicht abbauend.

▶ Der Kranke braucht 2,0 bis 2,5 Gramm pro Kilo Körpergewicht für sein Immunsystem und schnelle Heilung.

▶ Der Diätler, der sich doch hoffentlich auch noch ein bisschen bewegt, also zum Beispiel früh, mittags und abends, braucht 2,0 bis 2,5 Gramm pro Kilo Körpergewicht.

▶ Noch eine kleine wissenschaftliche Anmerkung: Auch bis 4 Gramm pro Kilo Körpergewicht nimmt der geforderte Muskel linear-proportional das angebotene Eiweiß auf. Dieses Wissen hilft mir beim Hawaii-Triathlon …

Der beste Rat: Lassen Sie messen

Diese Zahlen sind natürlich genauso wahr wie die Werksangabe für den Benzinverbrauch Ihres Autos. Wie viel Liter Benzin Ihr Auto auf 100 Kilometern verbraucht, müssen Sie messen. An der Tankstelle. Sonst fallen Sie rein. Das gleiche gilt für Eiweiß. Sie müssen messen lassen, im Blut. Und Sie werden sich wundern, dass Sie eindeutig wenig oder zu wenig haben.

Schadet viel Eiweiß der Niere?

Es gibt keinen wissenschaftlichen Beweis für die Behauptung, zu viel Eiweiß schade der gesunden Niere. Nur Menschen mit eingeschränkter Nierenfunktion (zum Beispiel Dialysepatienten) müssen ihre Eiweißzufuhr beschränken. Gesunde dürfen auch 40 Gramm Eiweiß auf einmal essen. Unterstützen Sie Ihre Niere mit täglich drei Litern Flüssigkeit.

Die Sache mit dem Harnstoff

Je mehr Eiweiß man zuführt, desto mehr Harnstoff bildet auch der Körper – als Abfallprodukt vom Aminosäurestoffwechsel. Kein Problem für die gesunde Niere. Sie scheidet

▶ I n f o

Und wie viel Eiweiß haben Sie?

Eiweiß bestimmt Ihr Wohlbefinden. Ein niedriger Eiweißgehalt ist der Beweis dafür: Ihr Körper läuft mit halber Kraft.
Bei einem Bluteiweiß von

▶ 8 g/dl fühlen Sie sich wohl und sind aktiv
▶ 7 g/dl geht es Ihnen ganz gut
▶ 6 g/dl sind Sie müde, ohne Energie.

Sie erfahren Ihren Wert von Ihrem Arzt.

den Harnstoff einfach aus. Dafür ist sie da. Allerdings sollten Sie sie dabei unterstützen. Ganz einfach: mit Wasser.

Eiweiß macht den Körper sauer?

Kann man immer wieder lesen, dass zu viel Eiweiß den Körper verschlackt. Das Säure-Basen-Gleichgewicht durcheinanderbringt. Ja. Tut es. Wenn Sie nur tierisches Eiweiß essen. Tut kein normaler Mensch. Essen Sie Obst und Gemüse dazu, dann bilden sich in Ihrem Körper auch neutralisierende Basen.

Das Molekül des Jahres: NO

Jetzt gut aufpassen. Auf nur zwei Seiten werden Sie zum tapferen Schneiderlein. Sie schlagen vier auf einen Streich. Impotenz, Herzinfarkt, Krebs, Demenz. Machen Sie sich das Nobelpreismolekül NO. Es trimmt den ganzen Menschen in Richtung potent, jung und gesund – und ist ein Segen fürs Herz.

> **▶ an puls der zeit**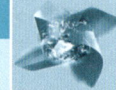
>
> ## *Arginin – und NO steigt an*
> Stickoxid blockiert über Gene die Entstehung der Arteriosklerose. Es hält also unsere Gefäße jung, geschmeidig, elastisch, unser Immunsystem schlagkräftig – man muss es nur rechtzeitig genug arbeiten lassen. NO können Sie machen. 100 Prozent mehr! Ganz einfach und ohne Nebenwirkungen. Durch die Aminosäure, den Eiweißbaustein L-Arginin, und Sauerstoff. Wie kommen Sie an Ihr L-Arginin? Über Nüsse und Fisch und Soja. Einen Eiweißshake. Und wie an den Sauerstoff? Durch Bewegung beim richtigen Puls. Durch den Forever-Young-Lauf.

Alfred Nobel, wie Sie wissen, erfand Dynamit, hergestellt aus Nitroglyzerin. Und wie es der Zufall oft so will, verschrieb es ihm sein Arzt, weil er Beschwerden mit dem Herz hatte. Das mochte Nobel nicht, er bekam Kopfweh davon. Kriegt ein Herzpatient eigentlich selten. Er nimmt Notfallkapsel oder -spray mit Nitroglyzerin, und es sprengt die Blutgefäße weit. Der Herzschmerz schwindet. Beißt ein Gesunder auf die Kapsel, bekommt er rasende Kopfschmerzen, weil es die Gefäße im Kopf weitet. So meine persönliche, höchst leidvolle Beobachtung.

Nun zur näheren Gegenwart: 1998 bekamen Prof. Louis Ignarro und zwei weitere US-Forscher den Nobelpreis, weil sie entdeckten, wie Nobels Erfindung auf die Gesundheit wirkt, wenn man sie als Medikament verabreicht. Bereits bekannt war, dass im Körper aus Nitroglyzerin ein Gas namens Stickoxid (NO) entsteht, das im Körper wie ein Hormon wirkt und die Gefäße weitet. Es verhindert, dass sich ein Blutgerinnsel (Thrombus) bildet. Doch die drei Forscher kamen darauf, dass es weit mehr kann: NO, genannt das »Molekül des Jahres«, reguliert den Blutdruck (senkt ihn), steuert das Blut in verschiedene Organe, dient als wichtiger Signalstoff in den Nervenzellen, feit uns, von Immunzellen produziert, vor Infektionen, schützt uns vor Krebszellen. Und: Es macht ziemlich potent. NO ist das Geheimnis, das auch hinter Viagra steckt.

Dieses wichtige Molekül stellt unser Körper selbst her. Aus Sauerstoff und Arginin.

Aminosäuren von Dr. FrohMedizin

Zystein: Schutzschild gegen Stress

Aus diesem Eiweißbaustein baut Ihr Körper Glutathion. Unser wichtigster Schutzschild des Immunsystems gegen freie Radikale. Lebenswichtiges Wissen für HIV-Positive. Die wenden das an. Die debattieren das schon lange nicht mehr. Freie Radikale zerstören Zellen – auch die zarten Nervenstrukturen im Gehirn oder das Immunsystem. Stress bombardiert Körper und Gehirn mit freien Radikalen. Und darum schützt ein hoher Eiweißspiegel auch vor Stress. Zystein enthält Schwefel, der dabei hilft, Schwermetalle unschädlich zu machen, wie Kadmium – geht jeden Raucher an! Und Quecksilber. Haben Sie auch noch Amalgam im Mund? Und weil Zystein Quecksilber entgiftet, hat es auch eine Aufgabe in der Alzheimerprävention.

TIPP: Viel Zystein steckt in Ei, Hafer, Mais.

Glutamin für ein fittes Immunsystem

Glutamin stärkt das Immunsystem und schützt Magen und Darm. Der Körper kann Glutamin zwar selbst herstellen, doch manchmal reicht es nicht aus. So haben Verletzte und Gestresste einen erhöhten Bedarf. Studien zeigen: Tropft Glutamin durchs Infusionsschläuchlein, sinkt die Sterblichkeitsrate nach Operationen. Glutamin gilt auch als Brainfood. Wenn man eine kohlenhydratarme Diät macht, kann Glutamin als Energiequelle für die Nervenzellen dienen. Dann fühlt man sich besser, ist geistig vitaler, wacher und besserer Laune. Strunz lächelt immer so …

Natürliche Quellen: Getreide, Kartoffeln, Nüsse, Fleisch, Milch, Soja.

Glycin: natürlicher Appetitzügler

Glycin hält den Körper jung, weil es Bindegewebe aufbaut. Studien zeigen: Glycin erhöht die Aufmerksamkeit, schützt die Zellen, wappnet das Immunsystem, hilft der Leber beim Entgiften. Fehlt dem Körper diese Aminosäure, schlägt er Alarm. Quält mit Heißhunger auf Süßes. Auch darum macht Eiweißmangel dick. Ein Glycinmangel macht ziemlich müde.

TIPP: Essen Sie alle vier Stunden Eiweiß, ohne Fett, so bekommt Ihr Körper genug vom natürlichen Appetitzügler.

Histidin sorgt für biologischen Rückenwind

Diese Aminosäure braucht der Körper für den roten Blutfarbstoff Hämoglobin, der Sauerstoff überträgt. Das heißt: Je mehr Histidin, desto leistungsfähiger ist der Mensch, körperlich wie geistig. Histidin reguliert Zellwachstum und Regeneration. Und es entgiftet den Körper von Schwermetallen. Zudem schreibt man Histidin eine positive Wirkung bei Allergien zu und bei rheumatoider Arthritis. Ausprobiert und bestätigt.

TIPP: Viel Histidin steckt in Bananen, Thunfisch, Makrelen, Rindfleisch.

Isoleucin hält fit im Stress

Isoleucin bildet die Gehirnbotenstoffe, die gegen Stress feien. Diese Aminosäure fördert auch noch die Verwertung anderer Eiweißbausteine aus der Nahrung – vor allem beim Bau von Muskeln. Isoleucin ist wesentlich für muskuläre Ausdauer. Ein Mangel lässt Muskeln schwinden, macht lustlos und abgeschlagen – auch die mentale Ausdauer sinkt.

TIPP: Isoleucin ist mit ein Grund, warum Menschen mit einem Eiweißspiegel von acht Gramm/Deziliter keinen Stress kennen. Stau auf der Autobahn? Wichtiger Termin? Mit Isoleucin: Schau schau, ein Stau ...

Leucin für mehr Muskeln und mehr Vitalität

Auch Leucin lässt Muskeln wachsen. Die Aminosäure ist wesentlich für muskuläre Ausdauer und körperliche Leistungsfähigkeit. Sie stimuliert die Eiweißsynthese, baut also Muskeln auf – und hält den Blutzucker stabil, so dass dem Gehirn der Zucker nicht ausgeht. Etwa bei Ihrer Tochter beim Büffeln vor dem Abitur. Ein Mangel schwächt den ganzen Körper.

TIPP: Essen Sie deshalb sofort nach dem Training einen Eiweißsnack ohne Fett (Hüttenkäse, Joghurt, Geflügel), oder mixen Sie sich einen Eiweißshake.

Lysin: der Jungbrunnen unter den Aminosäuren

Als Bestandteil des Kollagens hält Lysin die Haut straff. Und es stärkt die Knochen mit Kalzium (hilft gegen Osteoporose!). Ohne Lysin gibt es keine Enzyme, die Krebszellen niederkämpfen. Zudem ist Lysin Teil des Carnitins, des Stoffes, der Fett in die Zelle einschleust und damit die Fettverbrennung überhaupt ermöglicht. Lysin stimuliert die Abwehrkräfte gegen Viren. Typisches Beispiel: Lippenbläschen treten einfach nicht mehr auf. Und wer unter Antriebslosigkeit, Konzentrationsstörungen und Gedächtnisschwäche leidet, dem hilft Lysin. Diese Aminosäure verhindert gemeinsam mit Prolin die Arteriosklerose – ja hilft sogar dabei, sie zurückzubilden. Lysin und Prolin putzen die Arterien durch und helfen gegen das tödliche genetische Lipoprotein (a). Schützt also vor Schlaganfall und Herzinfarkt. Einen Sondereinsatz hat Lysin in der Behandlung von Herpes.

TIPP: Natürliche Quellen sind Milch, Ei, Fleisch, Soja, Kartoffeln, Amaranth, Weizenkeime, Linsen.

Methionin: das Multi-Schutzschild

Diese schwefelhaltige Aminosäure ist der Ausgangspunkt (!) für jeglichen Eiweißaufbau – sie steckt also in jeder Körperzelle. Die Aminosäure ist selbst Bestandteil des Carnitins, welches Fett in die Zelle transportiert, wo es dann verbrannt wird. Methionin ist wichtig für die Abwehrfunktion der Killerzellen im Blut. Wird in der Aids-Therapie zum Schutz des Nervensystems eingesetzt. Methionin lindert Stress, unterstützt das wichtige Antioxidans namens Selen und lindert allergische Beschwerden. Aber Achtung: Einzeldosen von fünf Gramm heben den Homozysteinspiegel im Körper an, ein stärkeres Gefäßgift als Cholesterin.

TIPP: Methionin nehmen Sie auf, wenn Sie Eier, Fisch, Geflügel, magere Milchprodukte, Soja, Linsen essen.

Phenylalanin macht glücklich – und satt

Aus dieser Aminosäure baut sich der Körper Glückshormone wie Noradrenalin, ACTH, Dopamin und Endorphine. Wesentlich für die Stimmung des Menschen. Phenylalanin hilft gegen Depressionen und schenkt Selbstvertrauen. Phenylalanin wird übrigens auch in der Schmerztherapie eingesetzt, zum Beispiel bei Arthritis, Rheuma und Muskelschmerzen. Es ist beteiligt an der Bildung vom Pigment Melatonin, das in der Dermatologie eingesetzt wird (Weißfleckenkrankheit). Phenylalanin steigert wie Tyrosin die Gedächtnisleistung. Im Darm ist Phenylalanin beteiligt am Aufbau von Cholezystokinin. Das Hormon, das dem Gehirn signalisiert: Satt! Phenylalanin ist also ein natürlicher Appetitzügler.

Achtung: Bei der seltenen Stoffwechselkrankheit Phenylketonurie (PKU) darf Phenylalanin nicht eingenommen werden, da das Enzym fehlt, das diese Aminosäure verstoffwechselt.

Natürliche Quellen: Phenylalanin steckt zum Beispiel in Käse, Fleisch, Fisch, Nüssen, Reis, Ei.

Was der Arzt im Blut sieht

Sie leiden unter einem chronischen Müdigkeitssyndrom. Sieht der Arzt, wenn er einen Blick auf Ihr Blut wirft. Dann haben Sie nämlich auch weniger Tryptophan und Carnitin im Blut. Sie leiden unter einer chronischen Bronchitits – dann haben Sie weniger Leucin und Lysin im Blut, dafür zum Beispiel mehr Glutamin und Zystein. Bei Leberkrebs fallen unter anderem die Werte Alanin und Glutamin ab. Sie sehen also: Die Aminosäuren kann man auch messen im Blut. Sie sagen sehr viel über den Menschen aus – ob er fit ist oder müde, ob er krank ist oder gesund.

Prolin: der Herzschutzstoff

Prolin steckt in Ihren Sehnen, Ihren Gelenken, in Ihren Knochen und Ihrem Bindegewebe. Es stabilisiert das Kollagen. Der Muskel zieht Prolin zur Energiegewinnung heran, wenn ihm der Zucker ausgeht. Bei Mangel sackt die Leistung ab. In Diskussion: Zusammen mit Lysin beugt Prolin Herzinfarkt vor, weil es die Blutgefäße von Ablagerungen befreit.
Gute Quellen: Käse, Milch, Weizenkeime.

Serin für einen fitten Geist

Auch diese Aminosäure spielt eine Rolle bei der Energieversorgung und ist ganz wichtig für das Gehirn und das Nervengewebe. Serin kurbelt die Produktion von Acetylcholin an, dem Botenstoff für ein waches Gehirn, ein besseres Gedächtnis. Hat Ihr Kind Konzentrationsstörungen in der Schule? Lezithin plus Serin!
Natürliche Quellen: Ei, Käse, Milch, Hafer, Mais.

Tyrosin macht fröhlich und wach

Die Aminosäure Tyrosin kann sich der Körper aus Phenylalanin herstellen. Wenn genug davon da ist. Tyrosin braucht der Körper für die Bildung von Blutkörperchen und die Funktion von wichtigen Hormondrüsen, wie zum Beispiel der Schilddrüse, der Hirnanhangsdrüse. Ihr Stoffwechseltempo, liebe 30 Millionen Mitbürger mit Schilddrüsenproblemen, ist also direkt abhängig von diesem einen Baustein. (Gerade gelesen: Eine bessere Schilddrüsenvorsorge in Deutschland könnte bis zu 80 000 Operationen pro Jahr vermeiden!) Wie Phenylalanin wirkt auch Tyrosin stimmungsaufhellend. Und wird in der Psychiatrie gegen Depressionen eingesetzt. Auch gegen Demenz und Alzheimer hilft dieser Eiweißbaustein. Tyrosin steigert die Konzentration und die Leistungsfähigkeit, hemmt den Appetit und hält Sie lange wach.

Taurin macht schlank

Taurin ist auch eine wichtige Aminosäure. Gut für Dicke und Genießer. Denn Taurin verbessert die Fettverbrennung knapp um den Faktor vier. Und Taurin entgiftet die Leber bei toxischer Überlastung (zum Beispiel Alkohol – überlebenswichtig für Politiker). Zudem blockt dieser Eiweißbaustein eine unangenehme Koffeinnebenwirkung ab, das heißt, er beruhigt den Puls. Taurin wird erfolgreich in der Therapie von Herzkrankheiten eingesetzt (zum Beispiel Herzinsuffizienz). Es optimiert den Flüssigkeitshaushalt in der Muskelzelle, schafft die Basis für Muskelaufbau.

Gute Quellen: Käse, Milch, Erbsen, Ei, Bohnen, Krabben, Muscheln, Fleisch und Leber.

Threonin stellt die Gefäße weit

Diese Aminosäure brauchen wir für ein funktionierendes Immunsystem; sie ist wesentlich für die Weitstellung der Blutgefäße und damit für die Durchblutung des Körpers – des

▶ nachschlag

Mit Eiweiß den Blutdruck runter

Darf ich aus einem Brief zitieren? »Aufgrund der von Ihnen veranlassten Untersuchungen wurde meine Ehefrau ihren Bluthochdruck vollständig los. Der damals behandelnde Arzt war richtig ärgerlich, weil wir Sie in Anspruch genommen hatten – und das auch noch mit dem Heilungserfolg. Das war wohl zu viel für ihn. Abschließend meinte er dann allerdings doch, dass er selbst früher die essenziellen Aminosäuren bei stationären Patienten untersucht habe. Nur heute mache man das ja nicht mehr, weil es viel zu teuer sei. Man muss eben für alles eine Ausrede haben.«

Gehirns, des Herzens, der Körpermitte. Ein Mangel an dieser Aminosäure bedeutet Impotenz, Müdigkeit, bis hin zu Herzbeschwerden. Von zentraler Wichtigkeit – und bei 60 Prozent meiner Patienten zu tief!

TIPP: Lassen Sie doch beim Arzt einmal Ihren Threoninspiegel messen.

Tryptophan: das natürliche Schlafmittel

Tryptophan entspannt und fördert den Schlaf. Denn aus Tryptophan bildet der Körper Serotonin, das Hormon der inneren Ruhe, der Ausgeglichenheit, des Glücks. Wer im Stress ist, unter Angstzuständen oder Schlaflosigkeit leidet oder wer mit dem Rauchen aufhören will, sollte auf eine Extraportion Tryptophan achten. Bei Mangel drohen Depressionen bis hin zu Psychosen. Und: Tryptophan ist die Schlüsselsubstanz für die Herstellung von Melatonin, dem hormonellen Jungbrunnen. Der einen ebenfalls gut schlafen lässt. In den USA nimmt man daher als Einschlafhilfe 500 Milligramm Tryptophan – wirkt ohne Nebenwirkungen.

Gute Quellen: Thunfisch, Geflügel, Milchprodukte, Datteln, Bananen.

Valin peppt Nerven & Abwehrkräfte auf

Diese Aminosäure braucht der Körper für ein funktionierendes Nervensystem. Valin ist zudem beteiligt am Aufbau von Hämoglobin, dem roten Blutfarbstoff – dem »Boot«, das vitalisierenden Sauerstoff zu allen Zellen trägt. Wichtig zum Aufbau eines aktiven Immunsystems. Und mit den anderen beiden verzweigtkettigen Aminosäuren (BCAA's) unerlässlich für die Bildung von Muskeln.

TIPP: Achten Sie auf einen hohen Eiweißspiegel. Messen, alle vier Stunden mit einem Häppchen Eiweiß ohne Fett auffüllen.

Das kleine Wunder namens Carnitin

Sie haben einen Zauberstoff in Ihrem Körper. Etwa 20 Gramm davon. Er heißt Carnitin. Und das heißt nichts anderes als Eiweiß. Also dieses Eiweiß namens Carnitin bzw. L-Carnitin steckt in Ihren Muskeln. Und Muskeln verbrennen Fett. Und dafür brauchen sie L-Carnitin. Unbedingt! Dieser Stoff ist das Transportschiffchen, das die Fettmoleküle in die Öfchen der Muskelzelle (Mitochondrien) zur Verbrennung transportiert. Carnitin ist also ein wichtiger Stoff in Ihrem Energiestoffwechsel, tätig im Fettabbau.

Und es kann noch mehr

Neue Studien aus Genf und USA zeigen auch: L-Carnitin hält die Fettzelle dazu an, ihr Fett rauszurücken. Es kurbelt die Mobilisation von Fett aus der Hüfte an. An den Problemzonen – wenn Sie wüssten, wie viel Leid früher und Glück heute hinter dieser Bemerkung steckt! (Für Neugierige: Drei bis sechs Gramm täglich und Laufen!)

An Mäusen hat man festgestellt: Setzt man sie auf Carnitindiät, bauen sie Fett ab und Muskeln auf. Eine Sensation. Wird gerade in den USA am Menschen untersucht. L-Carnitin sagt also zu den Fettzellen: Her mit dem Fett! Dann transportiert es dieses weiter an den Muskel zur Verbrennung – und sorgt (wenn die Studien das für den Menschen bestätigen) dafür, dass wir während der Diät mehr Muskeln aufbauen.

Carnitin plus Diät funktioniert

Wenn Sie eine Diät machen, also laufen und Kalorien reduzieren, dann erhöht Carnitin die Fettverbrennung etwa um 25 bis 30 Prozent. Die deutschen Forscher Lurz und Fischer gaben 100 Übergewichtigen weißes Pulver ohne Carnitin und weißes Pulver mit Carnitin. Die Gruppe mit dem Carnitin-Eiweiß nahm um 25 Prozent mehr Fett ab.

An der Universität Leipzig wurde das genau nachgemessen und festgestellt, dass die Einnahme von drei Gramm Carnitin über zehn Tage hinweg die CO_2-Ausscheidung in der Atemluft signifikant steigert. Und was ist CO_2? Kohlendioxid. Und der Nachweis, dass der Körper Fett verbrennt.

Carnitin-Quellen

Der Körper stellt also sein Carnitin selbst her – und es steckt im Essen. In den Muskeln von Tieren. Weshalb Vegetarier meist Carnitin-Mangel haben. Kann man messen. Tu ich jeden Tag. Interessiert mich. Ich bin nämlich Wissenschaftler mit Leib und Seele – seit 30 Jahren.

Am meisten Carnitin liefert Schaffleisch, gefolgt von Rind und Schwein. Milch und Milchprodukte, Eier, Vollkornprodukte, Obst und Gemüse enthalten nur wenig.

Idealerweise steckt Carnitin gleich im Eiweißpulver. Das garantiert eine regelmäßige Aufnahme, in der richtigen Dosierung.

Was ist ein gutes Eiweißpulver?

Es gibt viele Eiweißpräparate auf dem Markt. Billige und teure. Aus Schlachtabfällen oder aus hochwertigen Rohstoffen. Aus einem Ausgangsprodukt wie Soja oder Molke oder mehreren Naturproteinen kombiniert. Mit Kohlenhydraten und Fetten oder ohne. Sogar mit 31 Prozent Zuckerbeimengung. Das alles wollen Sie nicht, sondern ein gutes Eiweißpulver. Auf Folgendes sollte man achten.

Qualität heißt: hohe biologische Wertigkeit

Wenn all die wichtigen Aminosäuren, die Perlen des Lebens, in einem Lebensmittel enthalten sind, dann hat man ein wertvolles Protein. Eines, mit dem der Körper was anfangen kann. Wenn Sie eine Kette aus roten, gelben, grünen, blauen Perlen machen, dann müssen Sie aufhören, wenn Ihnen die roten Perlen ausgehen.

Eiweißkonzentrat: Die Mischung macht's

Wenn ein Eiweißkonzentrat nur aus einer Substanz gewonnen wird, ist das Aminosäuremuster oft nicht optimal. Es fehlen einfach Glieder für die Eiweißketten. Deswegen ist es gut, wenn das Konzentrat aminosäureoptimiert wird. Das heißt: Alle Kettenglieder, alle Perlen des Lebens, müssen in ausreichender Menge vorhanden sein. Das ist zum Beispiel der Fall, wenn man Soja kombiniert mit Eiklar. Schwierig für einen Veganer? Der nimmt halt Soja pur!

Gucken Sie vor dem Einkauf eines Eiweißkonzentrates auf alle Fälle auf einen Hinweis: »Biologische Wertigkeit«. Oder »Chemical Score« (eine amerikanische Berechnungsgrundlage). Gut ist, wenn da eine Zahl über 100 steht. Eine hohe Zahl garantiert: Keine Schlachthofabfälle gemixt mit Molke, sondern ein wertvolles Produkt, das Ihrem Körper all das liefert, was er braucht, um seine Ketten des Lebens aufzufädeln.

Eiweiß pur

Ich empfehle als Eiweißkonzentrat Eiweiß pur. Viele der Diätpulver, die auf dem Markt sind, enthalten auch größere Mengen an Kohlenhydraten und Fetten, ja sogar massiv Zucker (in verklausulierten Worten!), damit ein Shake eine ganze Mahlzeit ersetzt. Warum eigentlich? Mir ist ein (fast) reines Eiweißpulver, das man mit natürlichen Kohlenhydraten in Form von Obst mischt, viel lieber.

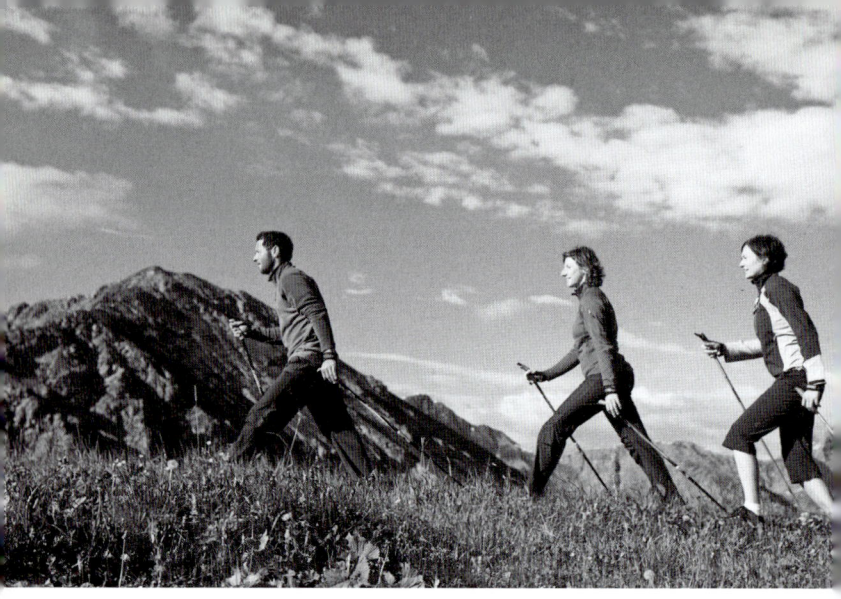

10. Kümmern Sie sich um Ihr Herz

Von Ernst Jünger haben Sie sicher schon gehört. Auch von seinem Herz? Ernst Jünger ist einer der bekanntesten Langlebigen. Er trank maßvoll Rotwein (Polyphenole fürs Herz). War noch im Alter von über 100 kreativ und fit im Kopf (Denken hält auch im Herzen jung). Im Winter aß er viel Grünes (Folsäure fürs Herz). Ihm reichten zwei Mahlzeiten am Tag (er lockte kein Insulin), war schlank (welche Wohltat fürs Herz) und wanderte (das Herz sagt danke für jeden Schritt). Er aß täglich Seefisch (Herzschutz hoch zehn: Omega-3-Fettsäuren). Darum versagte sein Lebensmotor erst nach 103 Jahren. Ist doch was. 103. Wie alt wäre er geworden, wenn er sich weniger mit menschlichen Tragödien und mehr mit Komödien beschäftigt hätte?

Also, was Ernst Jünger tat, raten heute auch Herzspezialisten, wie Prof. Dr. A. Schütz, Leiter der Herzchirurgie der Ludwig-Maximilians-Universität München. Der schrieb im

Mai 2003 im Ärztemagazin Phoenix: »Mittlerweile werden viele 30- bis 40-Jährige wegen einer Arteriosklerose am Herz operiert. In Anbetracht der Bedeutung der Arteriosklerose sollte unsere Kost erheblich in Richtung einer mediterranen Ernährung modifiziert werden. Eine gesunde Mischung besteht in einer eiweißbetonten Kost mit Fisch, Fleisch, Obst und Gemüse. Wichtig ist die Zufuhr von ungesättigten Fettsäuren in Form von Omega-3-Fettsäuren. Bei den kohlenhydratreichen Lebensmitteln sollten solche mit niedrigem glykämischem Index bevorzugt werden.«

▶ nachschlag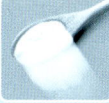

Was der Lipidsenker (nicht) bringt

So lese ich die Werbeseite für ein bekanntes Medikament: Ein Lipidsenker (Sechs-Milliarden-Jahresumsatz) senkt das Herzinfarktrisiko um 36 Prozent. Klingt gut, gell? Einfach eine Pille schlucken – und schon hat man ein viel, viel kleineres Risiko, morgen tot umzufallen.

Nun guck ich mir mal das Kleingedruckte, die zugehörige Ascot-Studie an, und da finde ich folgenden Sachverhalt: 5000 Teilnehmer nehmen 3,3 Jahre lang den Cholesterinsenker. Nur 100 bekommen einen Infarkt. In der anderen Gruppe nehmen 5000 Teilnehmer ein Placebo. Davon bekommen 154 Menschen einen Infarkt. Differenz 36 Prozent. Aber was heißt das denn wirklich: 5000 Menschen nehmen eine Pille, damit 1,1 Prozent (54 Menschen) etwas davon haben.

Der Chef dieser Firma, die diese Pille herstellt, ist übrigens Läufer. Er braucht seine Pille nicht. Der kriegt keinen Infarkt. Frohmedizin.

Kennen Sie Ihren Lebensmotor?

Wenn Sie wissen, was Ihr Herz alles für Sie tut, dann tun Sie auch etwas für Ihr Herz. Dann schlägt es für Sie ein langes Leben lang. Ballen Sie die Faust. Dann wissen Sie, wie groß Ihr Herz ist. Ihr Lebensmotor wiegt 300 Gramm und bringt eine Leistung von 2 628 000 Kilojoule im Laufe von 75 Jahren. Das entspricht dem Energiegehalt von 1460 Litern Bier. Jeden Tag pumpt es 7000 Liter Blut in den Kreislauf, indem es sich zusammenzieht und erschlafft. Es nimmt das aus der Lunge kommende sauerstoffreiche Arterienblut auf, schickt es zu den 70 Billionen Körperzellen. Die holen sich Nährstoffe und Sauerstoff heraus, geben Kohlendioxid und Stoffwechselprodukte ab. Und das Herz transportiert das Venenblut wieder zur Lunge, die es mit Sauerstoff füllt. Das Herz schlägt etwa drei Milliarden Mal im Leben. Setzt es aus, hört man binnen 60 Sekunden auf zu atmen. Ihr Herz vollbringt Höchstleistungen. Es leistet so viel wie 60 Automotoren. Und: Es lebt eine kleine Ewigkeit. Warum nicht 120 Jahre, wenn Sie es warten?

Kennen Sie auch die Zahlen?

Täglich erleiden mehr als 1000 Deutsche einen Herzinfarkt! Und da denken Sie noch ernsthaft über BSE nach? Und mittlerweile werden viele 30- bis 40-Jährige wegen verstopfter Gefäße am Herz operiert. Nein. Sind nicht nur die Alten, die massive Herzprobleme haben. Sind auch die Jungen. Das vergessen wir immer. Wir sprechen immer so schnoddrig über den Herzinfarkt: »Was, noch keinen Herzinfarkt gehabt? Sind wohl nicht ausgelastet, wie?«

Dabei kann man so einfach vorbeugen, sein Blutgefäßsystem, sein Herz, seinen Lebensmotor schützen. Vor dem ersten Infarkt – oder dann wenigstens vor dem zweiten. Durch Bewegung. Und gesundes Essen.

Wie sehen Ihre Blutgefäße aus?

Dass wir so jung oder so alt sind wie unsere Blutgefäße, ist ein ziemlich banaler, seit langem bekannter und wissenschaftlich längst erwiesener Satz. Die Blutgefäße transportieren nämlich Sauerstoff, Nährstoffe und Abwehrzellen zu den Organen. Und wenn Sie Ihr ganzes Leben 100 Prozent davon zu den Organen transportieren, haben Sie eine gute Chance, dass Ihre Organe, solange Sie leben, zu 100 Prozent leistungsfähig bleiben.

Blutgefäße? Wie sehen die denn aus? Nun, eine Vorstellung von Blutgefäßen hat jeder. Ich auch. Aus meinem Ana-

▶ am puls der zeit

Ein bisschen Frohmedizin

Einer meiner Leitsätze: Es gibt keine Probleme, nur Lösungen. Und die liegen in dem Begriff »Frohmedizin«. Der Mensch kann wieder jünger, fröhlicher, aktiver, schlanker und gesünder werden. Und mit ihm sein Herz. Das hat er selbst in der Hand. Und im Grunde ist das ganz einfach. Er muss sich bewegen – ich nenne das Laufen beim richtigen Puls. Vier Wochen lang. Dann muss er nicht mehr. Dann will er. Weil er spürt, wie gut ihm das tut. Und dazu muss er seine Ernährung umstellen. Ebenfalls vier Wochen lang. Dann muss er nicht mehr. Dann will er. Weil er spürt, wie gut ... Und dann muss er noch was zu seiner Entspannung tun. Dann muss er nicht mehr, dann will ...

Und dass das alles ganz einfach ist, nur Minuten Ihrer Zeit beansprucht, werden Sie auch in diesem Kapitel feststellen.

tomieatlas. Ein hellroter, zarter Muskelschlauch, hochelastisch, und in der Mitte ist … nichts. Da muss schließlich das Blut fließen. So sieht jedenfalls die Theorie aus. Tatsächlich aber finden wir bei jeder Operation völlig andere Blutgefäße. Die sehen dann so aus wie auf der Abbildung rechts daneben: Im Inneren der Adern ist etwas, eine hellgelbe Masse, die das Innere praktisch ausfüllt. Sie kennen diese Masse. Fett. Die Gefäße verschließen sich. Ärzte sagen: Arteriosklerose. Verkalkte Arterien. Nur: So kann Ihr Herz nicht arbeiten. Es braucht freie Bahn.

Verstopfte Adern bahnen den Weg zum Infarkt

Fett lagert sich nicht einfach so ab. Die wunderschönen glatten Wände der Blutgefäße werden gereizt – durch Stresshormone, AGEs, LDL-Cholesterin, freie Radikale, Bluthochdruck … Die Gefäßwände entzünden sich. Weiße Blutkörperchen kommen, um die Entzündung zu bekämpfen. Sie bleiben haften, sterben ab. Dort lagert sich dann Fett ein, Cholesterin. Im Laufe der Jahre wächst das Ganze an, lagert Kalk ein. Es bilden sich Plaques. Das Gefäß wird enger und enger. Das heißt dann Arteriosklerose. Löst sich so eine Plaque ab, kann dieser Klumpen Herzkranzgefäße verstopfen. Das drosselt die Blut- und Sauerstoffzufuhr zum Herzen. Gewebe stirbt ab. Infarkt.

Super-GAU Herzinfarkt

Ein Herzinfarkt ist der Verschluss einer Herzarterie durch einen Blutpfropf. Das hinter dem Verschluss liegende Herzmuskelgewebe wird nicht mehr mit Sauerstoff versorgt und hört auf zu arbeiten. Wenn nicht binnen weniger Stunden eine Lösung in den Blutkreislauf gespritzt wird, die den Blutpfropf auflöst (Thrombolyse-Behandlung), stirbt das betroffene Areal des Herzmuskels ab. Wie schwer der Herzinfarkt ist, hängt von der Größe der verstopften Herzkranzarterie ab. So gibt es Infarkte, die sofort zum Tod führen. Und solche, die glimpflich ablaufen: Kommt der Patient rechtzeitig in die Klinik und spricht auf die Behandlung an, so kann das betroffene Gebiet meist gerettet werden. Doch es dauert lange, bis der Patient wieder auf den Beinen ist. Und das Leben ist ganz und gar nicht mehr so, wie es einmal war. Denn nun wird all das plötzlich zum Lebensinhalt, was zuvor verdrängt und vergessen wurde: seinen Körper lieben, etwas für ihn tun, sich bewegen, gesund essen und entspannen.

Frohmedizin: Gehen Sie einfach kein Risiko ein

Sie wollen was für Ihr Herz tun? Es vor einem Infarkt bewahren, es noch ein bisschen länger für Sie schlagen lassen? Das alles mag Ihr Herz nicht leiden:

▶ Übergewicht
▶ Bewegungsmangel
▶ Rauchen
▶ Diabetes
▶ Homozystein
▶ Stress/AGEs
▶ Bluthochdruck
▶ Blutfette: LDL-Cholesterin, Triglyzeride
▶ Lipoprotein(a)
▶ Infarktgene
▶ C-reaktives Protein

Das potenzierte Risiko

Messen Sie mal alle Ihre Risikofaktoren fürs Herz. Die Risiken addieren sich nicht, sondern potenzieren sich. Das sieht dann folgendermaßen aus: Ein hoher LDL-Spiegel verdreifacht das Risiko, einen Herzinfarkt zu erleiden. Wer zusätzlich raucht, hat ein fünffaches Risiko. Gesellt sich ein niedriger HDL-Wert dazu, hat man das 14fache Risiko. Plus Bluthochdruck: Das Risiko ist 22-mal so groß. Wenn man nun noch Homozystein hoch dazu nimmt, Übergewicht oder gar Diabetes, dann liegt dieses Herz mit Sicherheit bald ganz ruhig auf dem Seziertisch des Pathologen.

Das macht klar, wie lächerlich eine Cholesterin-Senkungspille im Sinne von Herzschutz ist.

Mein Tipp an Sie: Ein Risiko dürfen Sie haben. Damit können Sie leben. Nur: Entscheiden Sie sich.

▶ No Risk 1

Verabschieden Sie sich von Ihrem Bauch

Jeder vierte Deutsche entwickelt unter seinem Wohlstandsbauch ein metabolisches Syndrom. Riskiert, irgendwann an der Dialyse zu hängen, Herzinfarkt und Schlaganfall zu bekommen. Und statt Übergewicht abzubauen, werden Tabletten geschluckt. Gegen Diabetes, gegen Bluthochdruck, gegen hohes Cholesterin. Ist natürlich auch ein Weg. Lohnt sich – fragt sich nur, für wen? Für Sie oder für die Pharmaindustrie? Werden Sie lieber fünf bis zehn Kilo los, und gesundes Blut strömt durch Ihre Adern – für mehr Leichtigkeit, mehr Fröhlichkeit und ein längeres Leben.

Wie wird man seinen Bauch los?

Ganz einfach. Man isst nach den Regeln der neuen Esspyramide (siehe Seite 141) und kauft sich sofort ein paar gute Laufschuhe.

▶ No Risk 2

Trainieren Sie Ihren Lebensmuskel

Durch Training kümmern Sie sich nicht nur um Ihren Bizeps, um Ihren Waschbrettbauch, um straffe Problemzonen – Sie kümmern sich vor allem um Ihren Lebensmotor. Das Herz will Ausdauertraining. Das heißt so, weil Sie ausdauernd, nämlich mindestens 20 Minuten, mindestens ein Drittel Ihrer Muskulatur einsetzen.

Das gewinnt ein trainiertes Herz

Das trainierte Herz ist größer und kräftiger. Es arbeitet ökonomischer. Es kann pro Minute mit weniger Schlägen die gleiche Menge Blut in den Kreislauf schicken. Und bei Belastung eine höhere Leistung bringen. Während der Besitzer des untrainierten Herzens auf der zehnten Stufe keucht, ist der mit dem trainierten Herzen im vierten Stock. Ein trainiertes Herz hat mehr Kapillaren (kleinste Verästelungen von Arterien), die das umliegende Gewebe mit Sauerstoff versorgen.

Wie viel Training braucht das Herz?

Um etwa 1000 Kalorien pro Woche sollten Sie den Normalverbrauch erhöhen – mehr Treppen laufen, häufiger die Füße benutzen oder das Rad statt das Auto, auch mal gärtnern. 2500 weitere Kalorien sollten einem gezielten Ausdauertraining zum Opfer fallen. Und 3000 bringen noch mehr. Mehr lesen Sie ab Seite 119.

Der untrainierte Herzmuskel ...

... hat ein um 70 Prozent erhöhtes Risiko, einen Infarkt zu erleiden. Und der nach einem Infarkt trainierte Herzmuskel senkt den möglichen Verdienst eines Bestattungsunternehmers um 27 bis 89 Prozent (je nach Studie).

Per pedes zum Bypass

Jedes Jahr werden in Deutschland an die Hunderttausend Bypässe gelegt. Die Hälfte davon ist binnen zehn Jahren wieder dicht. Frohmedizin heißt etwas anderes. Warum nicht laufen?

Was ist ein Bypass? Ganz einfach: eine Umleitung, ziemlich kompliziert aus einer Beinvene in Ihr Herz eingebracht. Hat man eine oder mehrere verstopfte Herzkranzgefäße, fließt zu wenig Blut durch. Dann tut das Herz weh, vor allem bei Belastung. Fließt kein Blut mehr durch, dann ist das Gefäß dicht und man hat einen Infarkt. Und das verhindert man mit einem Bypass, einer Umgehungsstraße für das Blut.

Das Herz ist ein wunderbares Organ. Es kann sich seine Bypässe selbst basteln. Kleine Umgehungsadern um Verengungen bauen. Und die Herzgefäße weiter machen, sodass keine Verengung auftritt. Man muss nur laufen. Täglich, unter dem Grenzpuls.

▶ am puls der zeit

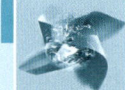

Beweg dich, steht in den Genen

Jahrmillionen war der Mensch täglich 10 bis 12 Stunden in Bewegung. Heute gerade mal 20 bis 30 Minuten. Im Schnitt läuft ein Erwachsener einen Kilometer am Tag. Kinder laufen ganz natürlich 12 Kilometer. Solange man sie nicht still sitzen lässt.

Die beste Ausdauersportart fürs Herz: Wandern. Nein, nicht alle vier Wochen mal. Täglich, wie Luis Trenker. Oder: Laufen, Walken, Nordic-Walken, Radfahren, Schwimmen, Rudern, Skilanglaufen, Aquajogging, Inline-Skating und Trampolinspringen.

Fakt ist: Jeder kann laufen

Der Herzspezialist Prof. Dr. med. Aloys Berg von der Uniklinik Freiburg wurde gefragt, was er Patienten rät, die nur mühsam laufen können, weil ihre Herzleistung zu gering ist: »Das Intervalltraining. Mit kurzen Belastungszeiten. Es gibt Beispiele dafür, dass Patienten, die für eine Herztransplantation anstanden, über ein solches Trainingsprogramm die Wartezeiten deutlich haben verlängern können bzw. im Einzelfall sogar von der OP-Liste heruntergekommen sind.« Toll! Laufen statt Herztransplantation. Was wäre Ihnen lieber?

▶ No Risk 3

Das dauert eine letzte Zigarette ...

Mit dem Rauchen aufhören? Können Sie. Schließlich schaffen es 70 Prozent der Infarktpatienten. Mein Tipp: Warten Sie nicht so lange. Lesen Sie mein Grundrezept ab Seite 284.

▶ No Risk 4

Geben Sie Diabetes keine Chance

Viel Zucker im Blut zerstört die Gefäße. Häufig erfährt man erst beim Schlaganfall oder Herzinfarkt im Krankenhaus: »Sie haben Diabetes.« Und dann hat der Zucker sich schon fleißig zerstörend an die Organe gemacht. Wussten Sie, dass 75 Prozent der Diabetiker an Herzinfarkt sterben? Wer Diabetes vorbeugt, beugt dem Herzinfarkt vor. Und wie Sie Diabetes vorbeugen? Ganz einfach, indem Sie nach der Ernährungspyramide Seite 141 essen – und sich bewegen.

B-Vitamine entschärfen Homozystein

Homozystein klingt gefährlich, gell? Ist aber im Grunde harmlos, weil es im Körper sofort zu Eiweiß abgebaut wird – wenn genügend Folsäure da ist. Das Problem: 92 Prozent der Deutschen leiden unter Folsäuremangel. Warum? Ganz einfach, weil sie höchstens 260 Gramm Obst und Gemüse pro Tag essen. Um ihren Vitaminbedarf zu decken, müssten es aber 800 sein, frisch vom Beet. Tut keiner. Und deswegen haben viele Homozysteinwerte von über zehn Mikromol/Liter Blut. Da sagt der Fachmann Hyperhomozysteinämie dazu. Homozystein bleibt also im Blut und entfaltet seine giftigen Gemeinheiten: Es heizt die Arteriosklerose an. Es stimuliert die Bildung des arteriosklerotischen »Tumors«. Homozystein fördert das Entstehen von Blutgerinnseln. Die verstopfen Herzkranzgefäße. Die Folge kennen Sie: Infarkt. Mit einem Homozysteinwert über zehn Mikromol pro Liter steigt das

► **info** ▮▮▮▮▮▮▮▮▮▮▮▮▮▮▮

Messen und kombinieren

Lassen Sie sich doch einmal Ihren Homozysteinspiegel vom Arzt messen. Kostet etwa 20 Euro. Wenn er hoch ist, dann schützen Sie sich mit Folsäure. Dazu braucht der Körper bei seiner Entgiftungsarbeit auch die Vitamine B6 (Pyridoxin) und B12. Empfehlung: 400 Mikrogramm Folsäure, 10 bis 40 Milligramm Vitamin B6 täglich und 5 bis 15 Mikrogramm Vitamin B12. Leider ist die einzige günstige, hundertprozentig wirksame und gut verträgliche Herztherapie mit Folsäure, B6 und B12 als Pille keine Kassenleistung. Leisten Sie es sich. Bitte.

Herzinfarktrisiko bei Männern um 60 Prozent, bei Frauen um 80 Prozent. Leicht ansteigen tut das Risiko übrigens schon ab fünf Mikromol, so neueste Studien. Deswegen sage ich meinen Patienten: Bitte unter zehn! Wenn Sie mehr wollen, unter fünf Mikromol. Hier nur Gemüse zu verschreiben ist meines Erachtens mörderisch.

▶ No Risk 6

Meditieren Sie den Stress weg

Stress schlägt Kerben in die Adern. Fördert die Bildung von AGEs, der »Milchbonbons« in der Gefäßwand, fördert die Arteriosklerose, den Herzinfarkt. Und das Komische mit Stress ist: Den machen Sie selbst. Durch Ihre Gedanken. Ob Sie ein Kind nun als quengelnden Rabauken oder Musik des Lebens empfinden, hängt ganz einfach nur davon ab, wo bei Ihnen die Stressgrenze ist. Der Punkt, wo Stress umschlägt von der für Sie antreibenden Energie zu der für Sie zerstörenden Energie. Und diesen Punkt können Sie verändern. Nach oben schieben. Ihre persönliche Stressgrenze verändern. Durch:

▶ Laufen
▶ Magnesium
▶ Meditation.

Meditieren senkt das Risiko um 90 Prozent

Meditieren ist ein Ausstieg auf Zeit aus der Tempogesellschaft, ein Rendezvous mit sich selbst. Und: eine Absage an das Wartezimmer des Doktors. Wer meditiert, ist gesünder. Das wiesen amerikanische Wissenschaftler in einer Langzeitstudie nach. Wer meditiert, erkrankt zu fast 90 Prozent seltener an Herz-Kreislauf-Krankheiten. Eine 15-Minuten-Meditationsanleitung finden Sie auf Seite 315.

Runter mit dem Blutdruck!

Zwölf Millionen Deutsche düsen ganz links auf der Autobahn zum Herzinfarkt. Sie haben einen zu hohen Blutdruck. Man spürt ihn nicht. Darum haben sechs Millionen Deutsche keine Ahnung davon, dass sie diese Zeitbombe im Körper tragen. Bluthochdruck ist (in der Wissenschaft) der Risikofaktor Nummer eins für das Herz. Und wenn Sie ihn senken, gewinnen Sie jede Menge Lebenszeit.

Das finde ich normal

Der normale Blutdruck liegt bei maximal 140/80 Millimeter Quecksilbersäule (mmHg). Blutdruck unter »normal« wäre der gesunde 120/70 oder vielleicht noch, wie ich habe, 90/60 (aber das ist nicht immer so angenehm). Blutdruck unter »normal« ist nämlich das Geheimnis der Hundertjährigen.

Ernsthafte Sorgen macht sich der Kardiologe schon bei 140/90 mmHg, zückt den Rezeptblock und verschreibt ein blutdrucksenkendes Medikament. Zum Beispiel einen Betablocker. Wie TV-Moderator Thomas Koschwitz gekriegt hat. Der hat gesagt: »Dieses Medikament machte mich impotent, man kriegt keinen hoch und hat auch keine Lust mehr. Darüber redet keiner, ich weiß. Habe ich damals auch nicht. Ich wollte nur wieder raus aus dieser Chemiefalle. Ich nahm 25 Kilo ab, prüfte regelmäßig den Blutdruck, joggte …« Nur hörte Koschwitz, glaube ich, irgendwann zu prüfen auf …

Wie viele Menschen profitieren eigentlich von einem Betablocker?

Nach einem Herzinfarkt beträgt das Risiko, innerhalb von zwei Jahren zu versterben, bei Patienten im Alter unter 70 Jahren mit Betablocker-Therapie 11 Prozent und ohne Betablocker-Therapie 19 Prozent. Übersetzt heißt das: 13 von 14 Patienten profitieren nicht von der Therapie. Aber fast alle werden sagen, wenn der Arzt mal danach fragen würde: »Die Nebenwirkungen des Medikaments schränken mich ein.«

Bevor Sie einen Blutdrucksenker schlucken, sollten Sie Folgendes probieren:

▶ **Abnehmen:** Pro Kilo Fett weniger sinkt der Blutdruck um 2 mmHg.

▶ **Meditieren:** Studien zeigen, wer täglich diesen Termin mit sich selbst einhält, senkt seinen Blutdruck um 12 mmHg.

▶ **Bewegen:** 30 Minuten Ausdauertraining pro Tag senken den Blutdruck genauso effektiv wie ein Medikament.

▶ **Magnesium:** Wer nur 240 Milligramm Magnesium aufnimmt, schickt den systolischen Blutdruck um etwa 4,3 mmHg in den Keller.

▶ **Kalium:** senkt den Blutdruck, wirkt entspannend. Menschen mit niedrigem Kaliumspiegel haben ein um das 1,5fache erhöhtes Infarktrisiko. Sie brauchen täglich zwei bis vier Gramm. Steckt in Karotten, Bananen, Äpfeln.

Nun rechnen Sie mal. Wo wäre Ihr Blutdruck denn in drei Monaten? Ganz ohne Medikamente, ohne Nebenwirkungen?

▶ **Spicken Sie Ihren Speisezettel mit Lebensmitteln vom Mittelmeer:** Die wundersame Mittelmeerkost mit Fisch, Zitrone, Knoblauch, Gemüse, Olivenöl liefert unzählige Vitalstoffe, die den Blutdruck senken.

▶ **Gehen Sie in die Sauna:** Der Wechsel von Hitze und Abkühlung trainiert das Herz-Kreislauf-System und senkt den Blutdruck.

▶ **Nein zum dritten Glas:** Mehr als 30 Gramm Alkohol kann den Blutdruck dauerhaft erhöhen. Das erste und zweite Glas dürfen Sie auch weglassen.

▶ **Hören Sie mit dem Rauchen auf:** Eine Zigarette verengt Ihre Blutgefäße um 40 Prozent. Nikotin erhöht den Blutdruck, beschleunigt den Herzschlag. Eine Anleitung finden Sie ab Seite 284.

▶ No Risk 8

Senken sie Ihr Cholesterin

Nehmen wir mal die größte medizinische Studie der Welt. Die Framingham-Studie. In der der fettige Kleister in den Adern, das Cholesterin, und die Sterblichkeit der Menschen untersucht wurden. Dort findet sich die Behauptung: Bei

▶ **am puls der zeit**

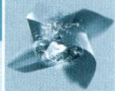

Cholesterinspiegel messen lassen

Nur jeder siebte Deutsche kennt seinen Cholesterinspiegel, und bei drei von vieren ist er zu hoch. 75 Prozent der Deutschen haben einen Gesamtcholesterinspiegel über 200. Keine Angst, Sie sind dann zwar eine potenzielle Zielgruppe für die Pharmaindustrie, aber noch nicht für den Sensenmann. Bis 240 kein Problem, wenn keine anderen Risikofaktoren vorliegen, wie Rauchen, Bluthochdruck, Übergewicht, Diabetes. Den Wert über 240 können Sie senken: erst mal durch Bewegung und Diät. Nur wenn Sie das nicht können, brauchen Sie Medikamente. Lassen Sie auf alle Fälle Ihren Cholesterinspiegel messen – und kontrollieren Sie ihn regelmäßig. Gesamtcholesterin sagt übrigens wenig. Lassen Sie HDL und LDL messen. Der Quotient aus LDL : HDL sollte unter vier liegen.

Cholesterinwerten unter 150 Milligramm pro Deziliter Blut gibt es keinen Herzinfarkt, keinen Schlaganfall.

Diese Beobachtung hat auch Prof. Walter Bortz gemacht. Der ist mit 51 Jahren mal in die Kalahari zu den Buschleuten gereist und brachte unter anderem eine erstaunliche Zahl mit: Die Buschleute haben 88 Milligramm/Deziliter Cholesterin – sie kennen daher keinen Herzinfarkt. Wenn das wahr wäre, wenn man nur das Cholesterin unter 150 drücken müsste, um Herz-Kreislauf-Erkrankungen zu vermeiden, und 80 Prozent der Krankenhausbetten überflüssig machen würde? Wenn dann die Leute plötzlich jung und dynamisch durchs Leben federn würden? Wenn das wahr wäre …?

Fakten rund ums Cholesterin

▶ Jeder Zweite, der einen Herzinfarkt bekommt, hat keinen erhöhten Cholesterinspiegel. Achtung Zahlen: Viele haben aber auch einen hohen LDL-Spiegel, ohne dass er irgendwie schadet. Die haben halt keine anderen Risikofaktoren. Und genug Antioxidanzien im Blut, die das Cholesterin davon abhalten zu oxidieren, gefährlich zu werden.

▶ Cholesterin ist kein Gift. Sie brauchen es für Hormone, für Gallensäuren, für die Nerven. Darum stellt Ihr Körper auch jeden Tag selbst 500 bis 1000 Milligramm her. Und wenn Sie einmal zu viele Eier essen, dann produziert der Körper einfach weniger davon. Hat die Natur gut geregelt. Nur wenn Sie Ihre Leber dauernd mit zu vielen tierischen Fetten bombardieren, kommt sie mit dem Abbau nicht mehr nach – der Cholesterinspiegel steigt.

▶ LDL und HDL. Zwei Eiweißstoffe schleppen Cholesterin durchs Blut. LDL transportiert es zu den Kerben an den Blutgefäßen und lagert sich dort ab, macht Arteriosklerose und Herzinfarkt. Ganz gemein ist LDL, wenn es oxidiert ist (durch Umweltgifte und die geliebte Zigarette). Dann dringt es in die Zellen ein, zerstört sie, macht hässliche »Schaumzellen« daraus, die die Gefäße noch schneller zustopfen. LDL sollte nicht mehr als 150 Milligramm/Deziliter in Ihrem Blut ausmachen. Am besten: Weniger als 100, vor allem, wenn der andere Herzfeind, Lipoprotein(a), erhöht ist.

▶ HDL-Cholesterin ist Ihr Herzfreund. Es schützt die Blutgefäße. Es schleppt überflüssiges Cholesterin aus dem Blut, ja es löst sogar die LDL-Ablagerungen auf und sorgt dafür, dass LDL über Leber und Darm ausgeschieden werden. Und es lagert sich als Schutzschicht an die Wände der Arterien, hindert Fett am Ablagern. HDL sollte man weit über 45 Milligramm/Deziliter Blut haben. Je niedriger Ihr HDL-Wert, desto höher Ihr Herzinfarktrisiko. HDL steigt wodurch? Klar: durch Bewegung.

▶ No Risk 9

Lipoprotein(a) hoch, was nun?

Ein weiterer Stoff, der das Herz tangiert, ist Lipoprotein(a). Die meisten Menschen haben von diesem Fett-Eiweiß-Stoff bis 10 Milligramm/Deziliter im Blut. Das ist normal. Werte über 30 Milligramm/Deziliter aber erhöhen das Herzinfarktrisiko. Kann man nix tun, sagen die Kardiologen. Es gibt keine Medizin. Keine Pille, mit der sich Geld verdienen lässt. Kann man was tun, sage ich. Lysin (Seite 204) nehmen – und schlank machendes L-Carnitin (Seite 209).

Und wie gefährlich leben Sie?

Wenn Sie nun noch zu den 20 Prozent der Deutschen zählen, die den tödlichen Risikofaktor Lipoprotein(a) in sich tragen – ein Fett, das zehnmal gefährlicher und aggressiver ist als Cholesterin –, dann wird für Sie Lysin zum Lebensretter.

Denn Lipoprotein(a) bedeutet: oft mit 40 Jahren Schlaganfall, Herzinfarkt und frühe Demenz.

Lysin hilft Ihnen. Es umkleidet die Gefäßwand wie Teflon. Lässt das Lipoprotein(a) einfach abrutschen. Lysin reißt sogar das angelagerte Lipoprotein(a) wieder von der Gefäßwand. Macht Sie wach und reduziert oder verhindert Angina-pectoris-Anfälle. Das stellte übrigens Linus Pauling schon fest: Er gab Bypass-Patienten, die bei jeder Anstrengung unter schweren Schmerzen in der Brust litten, mehrmals täglich Lysin. Bis zu sechs Gramm. Binnen vier Wochen konnten die Patienten auf ihre Nitroglyzerin-Tabletten verzichten.

▶ No Risk 10

Gegen Gene ist kein Kraut gewachsen

Die Eltern kann man sich nicht aussuchen. Die hat man. Taucht Herzinfarkt in der Familie auf, ist das ein Risikofaktor fürs eigene Herz. Augen zu und durch? Das wäre genau die falsche Haltung. Gegen diesen Risikofaktor können Sie nix tun, also schaffen Sie die anderen ab. Einen Risikofaktor kann (manchmal muss) sich jeder leisten. Wichtig: Lassen Sie dann ab 20 jedes Jahr den Blutdruck checken, die Blutfettwerte, Homozystein und C-reaktives Protein.

▶ No Risk 11

Messen Sie Ihr C-reaktives Protein (hs-CRP)

Hs-CRP, hs steht für high-sensitivity, ist ein Eiweiß, das Ihre Leber bildet. Ein Entzündungsparameter. Zeigt deutlich: In

Ihrem Körper stimmt was nicht. Zeigt: In den Adern stimmt was nicht. Viele neue Studien zeigen: CRP hoch ist ein Risikofaktor für Arteriosklerose. Erhöhtes CRP signalisiert: Herz in Gefahr! In Ihren Gefäßen finden chronische Entzündungsprozesse statt. Die dafür sorgen, dass sich der Müll an den Aderwänden ablegt, die Gefäße zuwachsen, was zu Arteriosklerose führt, zu Herzinfarkt, zu Schlaganfall.

Man kann den CRP-Wert messen. Neue Studien zeigen:

▶ Ein hs-CRP zwischen ein und drei Milligramm/Deziliter bedeutet mittleres Risiko.

▶ Schon ab 2,9 steigt das Risiko für Herzinfarkt stark an.

▶ Ein niedriges Risiko haben alle, die einen hs-CRP von weniger als eins haben.

Wollen Sie 'ne Pille – oder laufen?

Und die Pharmaindustrie bastelt natürlich an einem Medikament, das die Entzündung mindert und auf diesem Weg die

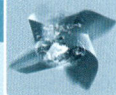

▶ am puls der zeit

Wie die Pfunde Arteriosklerose machen

Übergewicht erhöht die Wahrscheinlichkeit, auch einen hohen CRP zu haben, bei Männern auf das Doppelte, bei Frauen auf das Sechsfache. Das müssen Sie mal wirklich bedenken, denn das kann man ja auch so interpretieren: Übergewicht macht Entzündungen in den Gefäßen. Womit wir wieder bei Punkt eins wären, dem Risikofaktor Nummer eins, sich der Kreis schließt: Bauen Sie Ihr Übergewicht ab. Ist mit Sicherheit angenehmer, als ein Antibiotikum zu nehmen. Verschreiben einige ihren Herzinfarktpatienten mit hohem CRP, damit sie keinen zweiten Infarkt kriegen.

Arteriosklerose verhindert. Noch 'ne Herzschutzpille mehr. Würde mich lieber an den Rat von US-Forschern halten. Die stellten fest, dass man durch regelmäßigen Ausdauersport auch das C-reaktive Protein runterkriegt, seine Entzündungen loswird. Ich sag ja: Laufen Sie. Täglich. 30 Minuten.

Die am Mittelmeer haben halt auch Recht

Das Mysterium »Mittelmeerkost« ist auch gelöst. Was haben die Forscher gestritten, was denn nun von dem, was die Mittelmeeranrainer essen und trinken, genau das Herz schützt, vor dem Herztod bewahrt: das Olivenöl, das Gemüse, der Fisch oder alles zusammen? Weil das Cholesterin gesenkt wird oder der Blutdruck – oder beides?

Ganz einfach! Die Athener Kardiologen untersuchten 2 282 Menschen auf CRP und andere Entzündungsmarker im Blut und fanden heraus: Personen, die die Mittelmeerdiät einhalten, haben weniger Entzündungs- und Gerinnungsmarker im Blut. CRP ist niedriger. Die Mittelmeerdiät hat einen anti-inflammatorischen Effekt. Schlemmen wie die Kreter früher – und man wird seine Entzündung los. Und stirbt nicht an Herzinfarkt. Kennen Sie eigentlich Ihren hs-CRP-Spiegel?

Und noch mehr Herzschutzmittel

Das Herz mag Olivenöl und Nüsse – und es liebt Fisch.

Wer regelmäßig Fisch isst, beugt Herzerkrankungen vor. Weil im Fischöl die Fettsäuren Eicosapentaensäure (EPA) und Docosahexaensäure (DHA) stecken. Kennen Sie als Omega-3-Fettsäuren. Nun haben die Forscher in einer großen Studie (GISSI-Prevenzione) 11 323 Patienten, die einen Infarkt hatten, diese Omega-3-Fettsäuen gegeben und festgestellt: Fischöl verringert das Risiko zu sterben. Senkt das Risiko des plötzlichen Herztodes um 45 Prozent. Das ist schon bemerkenswert. Fischöl rettet jedes zweite Leben. (Ja, auch wenn in der Zeitung steht: Omega-3 hilft nicht …) Und das zeigt sich übrigens bereits nach drei Monaten. Obwohl man am Cholesterinspiegel nix gemacht hat. Fischöl aufnehmen ist wirkungsvoller, als den Cholesterinspiegel zu senken.

Weiß jeder Bauer: Vitamin D macht das Herz gesund

Weiß man schon lange: Hat ein Huhn nicht genug Vitamin D, kriegt es ein schwaches Herz. Darum tut ihm der Bauer Vitamin D ins Futter. Beim Menschen ist es wursch.

Eine US-Studie an 10 000 Frauen stellte fest: Vitamin D senkt das Herzinfarktrisiko um ein Drittel. Warum tut es das? Weil die Adern nicht verkalken. Vitamin D fördert die Kalziumaufnahme in den Knochen, holt also überschüssiges Kalzium aus dem Blut. Das kann sich nicht an der Gefäßwand anlagern.

Wie kommen Sie an Ihr Vitamin D?

Über Licht. Bildet die Haut, wenn Sie täglich 30 Minuten draußen spazieren gehen. Sie können natürlich auch laufen. Und es steckt im Fisch, in Eiern und Pilzen.

Vitamin E gegen ranziges Fett in den Adern

Vitamin E (Tocopherole) ist ein wichtiges Antioxidans. Es arbeitet überall dort in Ihrem Körper, wo Fette sind. Schützt sie vor dem Ranzigwerden. Mangelt es an Vitamin E, oxidieren die Fette in Ihrem Blut – und das macht nun mal Arteriosklerose und Herzinfarkt.

Warum ich eine Vitamin-E-Pille schlucke?

Pflanzenöle liefern viel Vitamin E, viel steckt auch in Nüssen. Das, was Sie brauchen, kriegen Sie aber mit der Nahrung nicht – außer Sie setzen die Ölflasche an und trinken. Ich messe im Blut, was fehlt, gehe zum Apotheker. Täglich 400 Milligramm schützen mein Herz. Natürlich in Kombination mit den anderen Antioxidanzien. Vitamin E allein hilft nicht. Ist nach 40 Minuten verbraucht. Wird im Körper nur durch Vitamin C am Leben erhalten. Nehme ich. Auch wenn in der Zeitung steht: »Antioxidanzien verkürzen das Leben.« Sie müssen die Nahrung nur richtig ergänzen (Seite 180 ff.).

Gourmet-Herzen mögen Tomatensaft

Öffnen, einschenken, genießen, Herz schützen. In der EURAMIC-Studie untersuchte man das Fettgewebe von gesunden Menschen und solchen, die einen Infarkt hatten. Und man fand heraus, dass die Gesunden alle einen höheren Lycopen-Wert haben. Und damit ein um 48 Prozent geringeres Herzinfarktrisiko. Sensationell. Lycopen steckt in der Tomate. Man muss also nur Tomatensaft trinken und Spaghetti Napolitana essen, und schon kann man sein Infarktrisiko um die Hälfte senken. Und beugt auch noch Krebs vor.

Magnesium ist das Herzmineral schlechthin

▶ Es verbessert die Sauerstoffversorgung in den Zellen, vor allem in den Herzmuskelzellen.

▶ Es entspannt die glatte Muskulatur, weitet die Blutgefäße und senkt einen zu hohen Blutdruck.

▶ Es kurbelt die Durchblutung an, beugt Durchblutungsstörungen und ebenso allen in deren Folge auftretenden Beschwerden vor.

▶ Es verdünnt das Blut und sorgt dafür, dass es flüssig bleibt.
▶ Kann wirksam vor Herzinfarkt, Angina pectoris und Schlaganfall schützen.
▶ Es beugt Herzrhythmusstörungen vor.

Die Sterblichkeit an Herzinfarkt nimmt mit steigendem Magnesiumspiegel ab. Je höher also der Magnesiumspiegel, desto geringer das Risiko, an einem Herzinfarkt zu sterben.

Die Gabe von Magnesium bei Herz-Kreislauf-Krankheiten ist heute ganz selbstverständlich. Magnesiuminfusionen nach Herzinfarkten sind medizinischer Standard. Ebenso wie die tägliche 600-Milligramm-Magnesium-Dosis seit Jahren bei Herzrhythmusstörungen und Erkrankungen der Herzkranzgefäße verordnet wird. Nur: Was ist mit vorbeugen? Wie viele Infarkte können verhindert werden, wenn jeder seinen Magnesiumspiegel auf den gesunden, normalen, wichtigen 1,0 Millimol/Liter bringt Und nicht bei üblichen 0,76 Millimol/Liter stehen bleibt?

Kalium für den Rhythmus

Kaliummangel kann genauso wie Magnesiummangel Herzrhythmusstörungen verursachen. Kalium senkt einen hohen Blutdruck. In klinischen Studien mit Hoch-

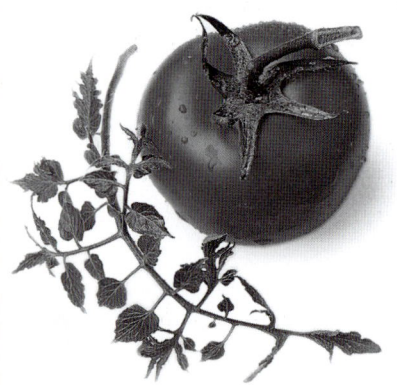

druckpatienten senkten sich mit täglich zwei Gramm Kalium nach vier Monaten die Werte um zehn Prozent. Und das ist doch was. Ohne Nebenwirkungen. Ohne dass Sie unendlich schlapp und müde sind. Kalium steckt viel in Tomaten. Täglich eine Tomate schützt nachweislich vor Herzinfarkt. Auch gute Lieferanten: Bananen und Aprikosen.

Mangan, das Managermineral

Dem Herzmuskel wird rund um die Uhr höchste Leistung abverlangt. Dazu braucht er enorm viel Energie. Die liefern ihm viele, viele Kraftwerke in seinen Zellen, die Mitochondrien. An die 1000 dieser Exemplare ackern in einer einzigen Herzmuskelzelle. Sie sind angewiesen auf die Mithilfe von Mineralien. Unter anderem Mangan, das eine tragende Rolle im Energiestoffwechsel spielt. Genannt das Managermineral. Übrigens begünstigt Manganmangel auch noch Arteriosklerose.

Können Sie vorbeugen: Mit täglich zwei bis fünf Milligramm Mangan. Die Teetasse ist Herzschutzgebiet: Schwarzer Tee enthält viel Mangan (in 100 Gramm stecken 73,4 Milligramm), grüner Tee hat Epicatechine im Blatt. Die schützen, wie kürzlich entdeckt, vor Herzinfarkt.

Auch über Eisen, Selen und Zink lacht das Herz

Niedrige Selenspiegel erhöhen das Risiko für Herz-Kreislauf-Krankheiten. Und hohe Spiegel an Eisen gehen mit weniger Herzinfarkten einher. Wurde übrigens auch lange was anderes behauptet. 1992 gab's eine US-Studie, die warnte: Eisen erhöht den oxidativen Stress im Körper. Erhöht das Herzinfarktrisiko. Hielt sich lange, das Gerücht. Höre ich heute noch von meinen Patienten. Ist wie so häufig eine Dosisfrage. Weiter im Text: Eine regelmäßige und ausreichende Zufuhr von Zink hat eine schützende Wirkung gegen die bei Arteriosklerose auftretenden Gefäßverletzungen. Lässt eben Wunden schneller heilen. Auch die in den Gefäßen. Und was meinen Sie, wie das dem Herz gut tut?

Wie Sie minutenschnell was für Ihr Herz tun können, lesen Sie ab Seite 332.

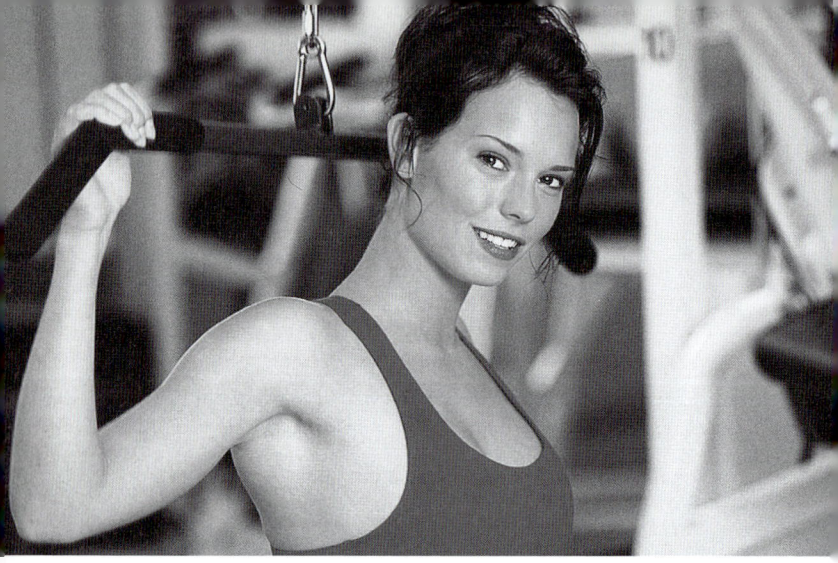

11. Locken Sie Forever-Young-Hormone

Es geht um die wichtigsten Hormone Ihres Körpers. Diejenigen, die bestimmen, wie Sie sich täglich fühlen, ob Sie Antrieb haben, traurig sind, ob Sie dick oder dünn sind. Ob Sie jung oder alt sind. Im Laufe unseres Lebens verändert sich das »Hormonkostüm«. Das wissen wir. Die zwei guten Hormone fallen ab, und die zwei bösen steigen an. Kann man messen.

Die zwei guten Hormone heißen Wachstumshormon (HGH) und Testosteron; die zwei bösen heißen Insulin (siehe Seite 159) und Cortisol (siehe Seite 305).Und die ganze Kunst im Leben besteht darin, die zwei guten hoch und die zwei bösen tief zu halten. Zeit unseres Lebens. Dafür gibt es viele Gebrauchsanweisungen wie Diät, Meditation usw. Und eine ganz besonders treffsichere: Laufen Sie, laufen Sie richtig.

Wachstumshormon –
Ihr persönlicher Jungbrunnen

Das Wachstumshormon ist Ihr eigentlicher Jungbrunnen. Berühmt geworden ist es 1991, als Dr. Daniel Rudman sich getraut hat, dieses Hormon alten Amerikanern (genauer: 60- bis 80-jährigen) zu spritzen. Dreimal die Woche. In seiner Praxis. Nach einem halben Jahr waren die Leute »wieder jung«. 20 bis 30 Jahre jünger! Veröffentlicht im angesehenen Fachblatt New England Journal of Medicine. Rudman zeigte, dass die Muskelmasse zunahm, die Fettmasse abnahm, die inneren Organe größer wurden und die Knochen fester. Außerdem wurde die Haut glatter – wer hätte das in dem Alter nicht gern? Und das Erstaunliche: Die Leute haben keinen Sport getrieben. Eine wahre Sensation.

Aber leider hat die Sache einen Haken, man hat nämlich diese Studie sofort an der Universität wiederholt, mit Freiwilligen. Die gab's zuhauf. Zwölf Monate lang. Der gleiche Erfolg: Die Leute wurden tatsächlich wieder jünger. Wenn sie aber mit der Spritzerei – drei Spritzen pro Wo-

▶ **an puls der zeit**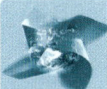

Bewegung lockt Forever-Young-Hormone

Der kanadische Forscher Copland untersuchte den Hormonspiegel von 30 Frauen im Alter von 19 bis 69, nachdem sie 40 Minuten Ausdauer- und 30 bis 40 Minuten Krafttraining gemacht hatten. Er fand heraus: Beides steigert Testosteron-, Östradiol- und Wachstumshormonspiegel. Egal in welchem Alter. Auch DHEA steigt an, aber nur beim Krafttraining.

che – aufhörten, dauerte es keine vier Wochen, und sie waren wieder alt.

Natürlich weiß ich, dass in jeder besseren Internistenpraxis in Los Angeles derzeit dieses Hormon gespritzt wird. Genauso wie in Anti-Aging-Kliniken von München bis Sylt. Verstehe ich. Wenn Sie nachweislich wieder jünger aussehen … Das Ganze limitiert sich am Preis. Laut Rote Liste kostet eine typische Packung dieses Hormons 33 000 Euro. Da wird die AOK leise Bedenken äußern.

HGH sinkt ab im Laufe des Lebens

Dabei ist dieses Hormon gar nichts Besonderes. Das haben wir doch alle im Körper. Wenn wir wachsen wollen, mit 15 Jahren, liegen die Werte im Blut bei 30, 40, ja 50. Doch das lässt nach. Mit 30 Jahren haben Sie schon weniger und mit 60 so gut wie gar nichts mehr. Rudman nahm für seine Untersuchung also 60- bis 80-Jährige. Und spritzte ihnen so viel HGH, dass sie im Blut wieder den HGH-Spiegel von 20-Jährigen erreichten.

Wie viel Hormon darf's denn sein?

Hier kommen wir zu einem wichtigen Punkt: Wenn man Leuten Hormone spritzt, wie viel darf man denn? Darf man gerade so viel spritzen, dass sie einen Hormonspiegel erreichen, der in dem jeweiligen Alter normal ist? Oder darf man so viel geben, wie sie in der Jugend hatten? Eine Frage, die viele Experten beantworten mit: Nur so viel, wie die Natur im jeweiligen Alter erlaubt. Doch eigentlich stellt sich die Frage gar nicht wirklich. Denn wir wissen zum Beispiel, dass Tiere einen gleichmäßig hohen Hormonspiegel haben. Der sinkt im Alter nicht ab. Und wir kennen einzelne Menschen, die mit 90 noch die gleichen Werte haben wie mit 20.

Der Spiegel muss also nicht absinken. Und wir wissen von Prof. Johannes Huber aus Wien, dass die Hirnanhangsdrüse auch im hohen Alter noch genauso viel Wachstumshormon produziert wie in der Jugend. Dass es nur nicht freigesetzt wird. Dass wir die Drüse nicht richtig stimulieren. Dass sie nur deswegen weniger ausschüttet. Folge: Der Körper »schläft ein«, wird alt.

HGH muss man einfach nur stimulieren

Unser sogenannter Alterungsprozess ist also hausgemacht. Wir stimulieren unseren Körper nicht mehr. Wir setzen die Hormone einfach nicht frei. Und werden deswegen alt. Ein faszinierender – völlig neuer! – Gedanke. Denn: Wenn es uns gelingt, ohne Spritzen und Pillen, allein durch richtige Stimulation, wie zum Beispiel durch Bewegung und Ernährung, die Hormonspiegel der Jugend auch im Alter zu erreichen … Dann, ja dann hätten wir gewonnen.

Das ist meine Philosophie. Hinter der jage ich her. Also:

▶ Füllen Sie Ihre leeren Eiweißtanks auf. Dann haben Sie genug von den Aminosäuren, die für die Produktion von Wachstumshormon nötig sind. Wichtig!

▶ Treiben Sie Sport. Wer sich bewegt, hat mehr vom körpereigenen Jungbrunnen.

▶ Verlieren Sie überflüssige Pfunde. Dann gewinnen Sie ein Mehr an Wachstumshormon. Übergewichtige produzieren nämlich weniger. Deutlich weniger!

▶ Locken Sie nicht ständig das Insulin mit kohlenhydratreichen Nahrungsmitteln. Solange der Blutzuckerspiegel hoch ist, bleibt das Wachstumshormon inaktiv.

▶ Alkohol nur in Maßen. Damit sind keine bayerischen Krüge gemeint, eher zwei Gläser pro Woche. Alkohol reduziert die Ausschüttung von HGH um bis zu 70 Prozent.

▶ Achten Sie auf B-Vitamine. Fehlt das Vitamin B6, bilden Sie um 50 Prozent weniger Wachstumshormon. Auch wichtig: Kalzium, Magnesium, Kalium und Zink. Für Forever-Young-Leser liebvertraute Freunde, die Ihr Hausarzt gern regelmäßig in Ihrem Blut nachmisst.

Das alles tut HGH für Sie

▶ Fettabbau und Muskelaufbau
▶ Verbessert Herz-Kreislauf-Funktionen
▶ Stärkung des Immunsystems
▶ Schnellere Wundheilung
▶ Steigerung der Knochendichte
▶ Normalisierung der Cholesterinwerte
▶ Verbesserung der Hautbeschaffenheit
▶ Steigerung von Vitalität und Sexualität
▶ Besseres Gedächtnis
▶ Stimmungsverbesserung
▶ Erhöhte Schlafqualität.

Testosteron – was den Mann zum Mann macht

Testosteron, das männliche Keimdrüsenhormon, ist das Hormon für den inneren Antrieb. Das Hormon der Macht, der Mächtigen. Das Hormon, das Sie (auch Sie als Frau, Sie haben auch Testosteron, nur weniger) hartnäckiger, intensiver und antriebsstärker leben lässt. Das Hormon, das es Ihnen ermöglicht, um 22 Uhr abends am Schreibtisch zu sagen: »Das mach ich jetzt auch noch schnell.« Auch dieses Hormon fällt mit zunehmendem Alter natürlich ab. Schon ab 20, 25 Jahren. Das messen wir täglich. Und mit 60 haben wir deutlich weniger. Auch das misst jedes Labor.

Dass das nicht so sein muss, ist neu. Da muss man erst mal draufkommen. Sie können Ihren Testosteronspiegel nämlich ganz leicht anheben.

Wenn Sie nur eine halbe Stunde beim richtigen Puls laufen, steigt der Testosteronwert um bis zu 50 Prozent. Ist das was? Und ich kenne Messungen an mir, wo ich es verdoppelt habe. Und ich kenne Triathleten, die es verdreifacht haben.

Die individuellen Unterschiede sind nicht gottgegeben, sondern hausgemacht. Wenn Sie Ihrem Körper die richtigen Stoffe – durch Ernährung – zuführen, dann antwortet der Körper auf den gleichen Reiz »Laufen« mit einer höheren Testosteronausschüttung. Ganz banale chemische Zusammenhänge. Sie müssen also zum Laufen gleichzeitig richtig essen. Darüber könnte man sprechen. Wenn Sie aber mit einem Testosteronpflaster nachhelfen, was macht der Körper dann? Er denkt: Ach, da kommt ja genug. Muss ich nicht mehr so viel produzieren. Und schläft ein.

In jeder Sekunde mehr Sauerstoff

Testosteron ist auch der Stoff, der die Menge Ihres roten Blutes, des Hämoglobins, bestimmt. Deswegen wird es ja auch zum Doping verwendet. Heute nicht mehr so oft, weil zu leicht nachweisbar. Aber wenn Sie viel rotes Blut haben wollen, also viel Sauerstoff im Körper kreisen lassen wollen – für die Beine, aber auch für das Gehirn –, sollten Sie auch einen hohen Testosteronspiegel haben. Sollten Sie laufen. Täglich laufen.

Verstehen Sie langsam meine Philosophie? Man denkt leichter. Vielleicht nicht klüger. Aber leichter. Sie machen sich das ganze Leben leichter, wenn Sie mehr Sauerstoff im Gehirn haben. Wenn Sie wacher sind und nicht müde vor sich hin grübeln müssen … Laufen erleichtert Ihr Leben.

Noch mehr Anti-Aging-Hormone

DHEA (Dehydroepiandrosteron), die Mutter aller Sexualhormone. Aus DHEA entstehen unter anderem Testosteron und Östrogen. Mit 30 wird es langsam weniger, mit 50 haben wir nur noch die Hälfte davon. DHEA lässt Pfunde schmelzen und Muskeln wachsen, schärft die Konzentration, kräftigt die Knochen, macht gute Laune und schützt vor Krebs und Herzkrankheiten. Außerdem pusht es das Immunsystem zu Höchstleistungen, schützt Herz und Hirn. Ein Mangel macht dick. DHEA regt nämlich Enzyme im Körper an, die Fett abbauen. Füttert man Mäuse mit DHEA, nehmen sie ab, obwohl sie nicht weniger fressen als Mäuse, die das Modehormon nicht bekommen. Forscher nehmen an, dass DHEA das Sättigungszentrum im Gehirn beeinflusst. Einige

▶ nachschlag

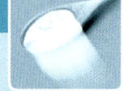

Drei Dinge statt Pillen

DHEA, Melatonin, Wachstumshormon, Testosteron heißen die sprudelnden Euro-Quellen der Anti-Aging-Praxen. Dort sitzen ältere Herren mit grauen Schläfen, müdem Lächeln, Hüftgold um den Bauch und wollen die Lifestyle-Pille, die fit macht, das Altern ausbremst, das Herz schützt, den Bauch wegschmilzt, die Libido wiederbringt. Schlucken Sie keine Pillen! Ich kann Ihnen drei Dinge nennen, die hervorragend erforscht sind und keine üblen Nebenwirkungen haben: Sport, Entspannung und Sex. Laufen Sie täglich 30 Minuten, machen Sie Yoga, nehmen Sie ein heißes Bad. Und geben Sie der Liebe eine Chance. Dann können Sie die Pillen bei der Annahmestelle für Chemiemüll abliefern. Dann produzieren Sie selber Anti-Aging-Hormone.

Forscher vermuten, dass DHEA die Speicherung von Zucker als Fett verhindert. Wichtig für die Nudel-Gläubigen …

DHEA erhöht die Wirksamkeit des Wachstumshormons, und das braucht man, wie Sie wissen, um Muskeln auf- und Fett abzubauen. DHEA müssen Sie nicht schlucken. Können Sie machen. Durch Krafttraining.

Melatonin. Das Anti-Aging-Hormon regelt unseren Schlaf-wach-Rhythmus. Sobald es dunkel wird, kurbelt die Zirbeldrüse die Melatoninproduktion an. Melatonin stärkt das Immunsystem, löst Cholesterinpfropfen von den Gefäßwänden und schützt jede Zelle vor dem Angriff freier Radikale. Wirkt wie Vitamin E und C, nur stärker. Melatonin fördert den Tiefschlaf. Guter Tiefschlaf heißt: viel Wachstumshormon. Und das heißt: schlank im Schlaf. Mit dem Alter produziert die Zirbeldrüse immer weniger Melatonin. Darum nehmen Amerikaner Melatonin wie Bonbons. Empfehle ich nicht. Ist ein Hormon. Im Mäuseversuch erhöht es das Krebsrisiko. Wer es morgens nimmt, ist den ganzen Tag müde.

Machen Sie Ihr Melatonin lieber selber. Aus Tryptophan. Diese Aminosäure wird in Ihrem Körper zu Serotonin und dann zu Melatonin. Allerdings müssen Sie einen hohen Tryptophanspiegel haben. Den haben Sie, wenn Sie antriebsstark sind, souverän und guter Laune. Tja. Lassen Sie den doch mal von Ihrem Arzt messen. Und lassen Sie ihn mit regelmäßigem Eiweiß ansteigen.

Vergessen Sie nicht Ihre Eicosanoide

Eicosanoide sind die Stoffe in Ihrem Körper, die Hormone kontrollieren und damit Ihre Abwehrkräfte, Ihr Herz-Kreislauf-System, die Nerven, die Fortpflanzung, die Atmung und die Leistungsfähigkeit. Kennt kaum ein Arzt. 1982 gab's einen Medizin-Nobelpreis für wissenschaftliche Arbeiten, die zeigten, dass diese Gewebehormone praktisch alle physiologischen Vorgänge des Menschen wesentlich beherrschen.

Eicosanoide helfen beim Jungbleiben. Sie sorgen nämlich dafür, dass andere Hormone ihre Botschaft an der Zelle loswerden. Eicosanoide bestehen aus einer Gruppe verschiedener Substanzen, die jede Ihrer Körperzellen produziert. Sie arbeiten nicht im Blut, sondern zwischen den Zellen. Eicosanoide wirken in winzigsten Mengen und zerstören sich innerhalb von Sekunden. Deswegen kann ich sie – und das ärgert mich – nicht im Körper messen. Kann kaum einer. Geht nur in der Petrischale im Labor. Und man kann sie auch nicht in einer Pille schlucken. Was die Pharmaindustrie ärgert. Sie steckt Milliarden US-Dollar in die Erforschung.

Es gibt gute Eicosanoide und schlechte

Das Verhältnis von guten zu schlechten Eicos bestimmt über jung oder alt, krank oder gesund. Das ganze Geheimnis ist: Sie müssen in Ihrem Körper im Gleichgewicht sein. Ein gesunder Körper produziert mehr gute Eicos. Nur zu viel von den schlechten Eicos wirkt sich negativ auf Gesundheit und Wohlbefinden aus. Mit den Jahren reduziert Ihr Körper die Produktion der guten Eicos: Die Arterien verkalken, die Leistungskraft nimmt ab, chronische Krankheiten nehmen zu, Krebs entsteht. Und jede Zelle altert schneller.

Die gute Nachricht: Das muss nicht sein. Sie können mit der Ernährung mehr gute Eicos produzieren. Gute Eicos verhindern, dass Blutplättchen verklumpen, sie halten die Gefäße schön weit, bremsen Tumorwachstum, kurbeln das Immunsystem an, hemmen Entzündungen, lindern Schmerz. Gute Eicos halten Sie jung, fit und leistungsfähig.

So locken Sie die guten Eicos

▶ **Essen Sie Glyx-niedrig. Meiden Sie Zucker, Kartoffeln und Weißmehl.** Insulin erhöht die Produktion der schlechten Eicosanoide. Je mehr Insulin in Ihrem Körper schwimmt, desto mehr schlechte Eicosanoide erzeugen Ihre Zellen. Und das hat Folgen: Der Blutdruck steigt. Damit ließe sich auch erklären, warum ein erhöhter Insulinspiegel oft auch automatisch mit einem höheren Blutdruck verbunden ist.

▶ **Meiden Sie das Gift Arachidonsäure.** Baustein der schlechten Eicosanoide ist die Arachidonsäure. Aus ihr bildet der Körper Eicos, die Schmerz verbreiten, die Blutgefäße verstopfen, Herzinfarkt auslösen. Sie ist so gefährlich, dass Ka-

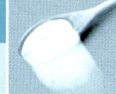

▶ **nachschlag**

Wechseljahrebeschwerden

In Japan gibt es kein Wort für Wechseljahrebeschwerden. Das beweist: Es geht prinzipiell ohne. Japanerinnen in den USA haben Beschwerden. Die tun also was Falsches. Sie wissen, was. Sie essen zu süß, zu fett, bewegen sich nicht.

Hormone sind überflüssig, wenn

▶ Sie täglich joggen
▶ 80 Prozent Obst und Gemüse essen
▶ Soja mit seinen Phytoöstrogenen auf dem Speiseplan stehen haben
▶ Sie sich um Ihre Eicosanoide kümmern.

Dann brauchen Sie keine Hormonersatztherapien, die Brustkrebs fördern.

ninchen, die sie ins Blut gespritzt bekommen, binnen drei Minuten sterben. Arachidonsäure ist eine Fettsäure, die in Innereien steckt und in fettem rotem Fleisch.

▶ **Tierische Fette: Futter für schlechte Eicos.** Auch die gesättigten tierischen Fette aus Milch, Käse, Wurst, Fleisch sollten Sie auf ein Minimum reduzieren. Weil sie das Gleichgewicht im Körper zugunsten der schlechten Eicos verschieben. Das ist ganz einfach: Magere Milchprodukte, Geflügel und Fisch haben nur einen geringen Anteil an gesättigten Fetten.

▶ **Pflanzenöle verlängern durch gute Eicos das Leben.** Einfach ungesättigte Fettsäuren (aus Olivenöl, Rapsöl) plus Nüsse, Samen, Avocados machen mehr gute Eicos.

▶ **Meiden Sie Stress und gehärtete Pflanzenfette.** Stress sowie gehärtete Pflanzenfette (Transfettsäuren, siehe Seite 146 f.) führen zur Bildung der gefährlichen Arachidonsäure und damit zu schlechten Eicos.

▶ **Zu viele Omega-6-Fettsäuren verkürzen durch Eicos das Leben.** Wir brauchen Omega-6-Fettsäuren. Doch wegen industrieller Verarbeitung ist das Verhältnis von Omega-6-Fettsäuren zu Omega-3-Fettsäuren von gesunden 5:1 auf gefährliche 24:1 gestiegen. Wer zu viel Omega-6-Fettsäuren aufnimmt (Mais-, Sonnenblumen-, Weizenkeimöl), raubt den guten Eicos die Regie.

▶ **Setzen Sie auf Omega-3-Fettsäuren: Eskimos kennen keinen Herzinfarkt.** Denn sie essen viel fetten Fisch. Im Körper entstehen gute Eicos, wenn man genügend Omega-3-Fettsäuren aus Seefisch (Hering, Lachs, Thunfisch, Makrele) zu sich nimmt. Studien zeigen: Schon 200 Milligramm dieser Fettsäuren pro Woche senken das Herzinfarktrisiko deutlich. Und sie beugen Depressionen vor, lindern Arthritis, bremsen Krebswachstum, halten Haut, Haare und Nägel gesund und den ganzen Menschen jung.

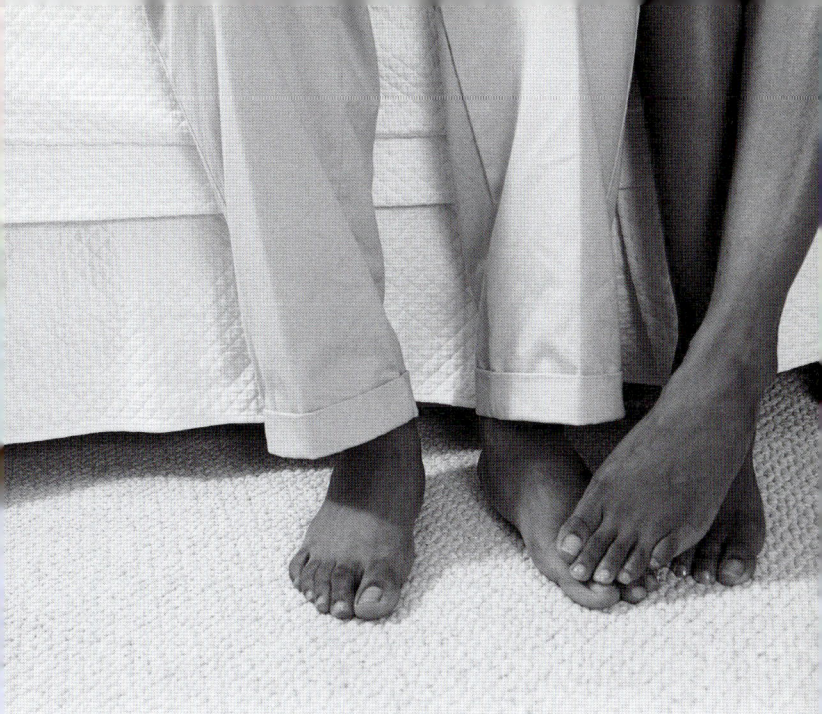

12. Kümmern Sie sich um den kleinen Mann

In meiner Praxis wird über Lustlosigkeit, Libidomangel, Impotenz nicht gelächelt. Da wird eher geweint. Oder sorgenvoll gedruckst. Wenn Sie heute damit keine Probleme haben – warten Sie mal fünf oder zehn Jahre. Müde sind Sie doch schon? Sonst hätten Sie dieses Buch nicht in der Hand. Sie sind sogar felsenfest überzeugt, dass der Mensch nach zwölf Stunden Arbeit müde ist. Da haben Sie Recht. Eine Tatsachenfeststellung. Stimmt für den 18-PS-Menschen. Den Menschen mit Normalwerten im Blut. Mit ganz wenigen Mitochondrien, den Zellkraftwerken, in denen

Energie entsteht. Stimmt aber nicht, wenn Sie 400 PS haben. Der 18-PS-Mensch wird unweigerlich irgendwann mit solchen Schwierigkeiten konfrontiert. Mit 400 PS gibt es das Problem nicht, auch nicht im hohen Alter.

Keiner kann immer

Und schon gar nicht multipel, und erst recht nicht, wenn nicht liebevoll gekuschelt wird. Er ist nun mal keine Hängebrücke, die man beliebig rauf- und runterkurbeln kann. Rein mechanisch gesehen funktioniert er verblüffend einfach. So ähnlich wie ein Wasserbett. Er hat drei Schwellkörper, die sich mit Blut füllen können. Das macht ihn steif. Ringförmige Muskeln übernehmen die Funktion von Schleusen. Sie drücken die Arterien zusammen und verhindern den Blutfluss, solange er schlaff ist. Erregung ist also erst einmal Entspannung. Oh – war dieses Wort wichtig! Entspannung – und die Muskelringe lockern sich. Blut fließt, er steigt. Theoretisch eine leichte Übung für den Körper. In der Praxis aber sehr kompliziert. Denn es müssen Gehirn, Hormone, Geschlechtsorgane und die Psyche zusammenwirken, damit die Erektion gelingt. Tut es bei immer weniger Männern. Acht Millionen leiden in Deutschland unter Impotenz. Und in 20 Jahren, so die Schätzungen, werden es doppelt so viele sein. Zur großen Freude der Pharmaindustrie. Potenzpillen boomen.

Kleine Helferlein

Jede Sekunde werden auf der Welt acht Viagrapillen geschluckt. Und die Libido ist die Hauptlust der Pharmaindustrie. Auf keinem medizinischen Gebiet wird so viel geforscht wie für die Entwicklung neuer Pillen gegen Sexualstörungen.

War schon immer so. Was ist vor Viagra, Levitra, Cialis, den neuen Pillen der Lust, nicht alles Erhebendes versucht worden: Ambra und Zimt, Moschus und Strychnin, Spanische Fliege und Opium, Stierhoden und Taubenblut … Aber heute ist es lukrativer denn je.

Woher kommt die Unlust nur?

Von Müdigkeit, Abgespanntheit, Stress und Nervosität. Oder übermäßigem Alkoholgenuss. Nicht selten verleidet auch

▶ **nfo**

Penispower aus der Schachtel

Seit 1998 sind sie in der Apotheke zu haben: die schnellen Helfer gegen Impotenz. Pillen, die garantiert halten, was sie versprechen: erektile Beweglichkeit bis zu 36 Stunden. Angefangen hat die Ära, die Potenz für alle verspricht, mit Viagra. Mittlerweile konkurrieren mit der blauen Droge Produkte wie Levitra, Cialis, Ixense … Es geht um einen lukrativen Markt. Weltweit leiden 169 Millionen Männer unter mittelschweren bis schweren Erektionsstörungen.

Ist die Power aus der Schachtel ein Segen? Ein ziemlich teurer jedenfalls. Und man muss mit Nebenwirkungen rechnen: Kopfschmerzen, Blutdruckabfall, Farbsehstörungen, Übelkeit und Erbrechen.

Prinzipiell haben Mediziner gegen die Potenzpillen keine Einwände. Dennoch warnen sie vor eigenständiger Therapie mit Tabletten, die man ohne Rezept im Internet kaufen kann. Für kranke ältere Männer kann der Sex per Wunderdroge zum tödlichen Vergnügen werden.

die Psyche den erwünschten Spaß im Bett. Lampenfieber, Schüchternheit, Verklemmtheit, Traumata, die natürliche Scheu beim ersten Mal – das alles kann die Libido hemmen, vor allem, wenn Männer sensibel sind. Doch. Gibt's. Es kann aber auch ganz einfach an den Hormonen liegen. Und die kann man machen. Pornohefte kaufen? Sexfilme zur Anregung gucken? Vielleicht. Es gibt Schöneres.

Eine Frau und ein Mann, die sich zwei Stunden liebevoll streicheln, jedesmal – die haben keine Sex- oder Potenzprobleme. Es geht nicht um höher, schneller, besser, multipler, länger, mehr. Es geht um die Einstellung, um Vertrauen und das Drumherum. Und es geht um den Körper. Um seine Gefäße. Es geht um Sauerstoff.

Sie können, wenn Sie wollen

Ab 35 schwinden nun mal Ihre Energien. Sagt man Ihnen. Die sexuellen auch. Sagt man Ihnen. Und mit ihnen die Lust – was wenigstens wie ein kleines Trostpflaster beruhigt. Das heißt, Sie wollen immer seltener, je älter Sie werden. Und wenn Sie irgendwann nur noch einmal im Monat können – Sie werden kaum darunter leiden. Denken Sie. Sie wollen ja nicht. Also haben Sie auch kein Problem. Sie machen sich nur selbst ein bisschen impotent. Im Grunde wollten Sie nämlich schon, wenn Sie Energie hätten.

Freilich: Potenz hat nichts mit Leistung und Normen zu tun. Nur damit, wie oft und wie lange Sie wollen. Ganz persönlich Sie. Und glauben Sie mir: Sie wollen, wenn alles stimmt, öfter. Das ist natürlich, das ist normal. Das steckt in unseren Genen, da steht nämlich: Mann, vermehre Dich, sonst stirbst Du aus.

Und es gilt das alte Körpergesetz: Use it or loose it. Gebrauch es, oder verliere es.

Potenz ist Gesundheit

Potenz ist in erster Linie wie so vieles eine Frage der Gesundheit. Ist sie weg, ist die Potenz weg. Und Potenz ist eine Frage der Funktion. Potenz bedeutet, dass die Psyche, Ihr Wille und die Organe zusammenspielen. Dass Sie immer können, wenn Sie wollen. Ist der Einklang zwischen Lust und Liebesfähigkeit gestört und entwickelt sich die eine Panne zu einem Dauerproblem – dann sprechen Fachleute von Impotenz. Im Fachdeutsch: erektile Dysfunktion.

Dann ist die Gesundheit weg.

Risikofaktoren für Impotenz

▶ Bluthochdruck
▶ Fettstoffwechselstörungen
▶ Rauchen
▶ Übergewicht
▶ Bewegungsmangel
▶ Diabetes.

Und auch das kann einem die Lust verleiden

▶ Alkohol und Medikamente
▶ Ein zu harter Fahrradsattel
▶ Zu viel Zucker im Essen
▶ Psychische Probleme.

Die erektile Dysfunktion greift um sich

Unter erektiler Dysfunktion versteht der Mediziner, dass seit sechs Monaten die Versteifungsfähigkeit des Gliedes gestört ist und mindestens 70 Prozent der Versuche erfolglos bleiben.

▶ Bei Männern über 40 gehört Impotenz in Deutschland zu den üblichen Beschwerden des Älterwerdens.

▶ Unter den über 50-Jährigen leidet jeder Zehnte darunter.

▶ Bei den 60- bis 69-Jährigen jeder Vierte.

▶ Und ab 70 trifft es fast schon jeden Zweiten.

Schweigen ist Silber, und Reden ist Medizin

Sie sollten Erektionsprobleme vielleicht nicht unbedingt am Stammtisch erörtern. Aber in der Praxis Ihres Hausarztes. Tut nur jeder Zehnte mit diesem Problem. Lassen Sie sich einen Spezialisten empfehlen. Und haben Sie vor allem keine Angst, ein Versager zu sein. Mittlerweile weiß man: Impotenz hat meistens körperliche Ursachen.

▶ Bei 85 Prozent der Patienten liegen mehrere Ursachen vor.

▶ Bei 70 Prozent der Männer löst eine organische Grunderkrankung die Erektionsstörung aus.

Erektionsstörung kann ein Vorbote für andere Krankheiten sein. Schon allein deshalb sollte man auf keinen Fall den

▶ am puls der zeit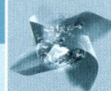

Lauter Sexmuffel

Der Hamburger Sexualwissenschaftler Gunter Schmidt fand heraus, dass die partnerschaftliche Leidenschaft eher gedämpft ausfällt: 41 Prozent der Befragten im Alter von 30 bis 60 schlafen maximal drei Mal im Monat miteinander. In »Psychologie heute« war zu lesen: 48 Prozent der Deutschen sind unzufrieden mit ihrem Geschlechtsleben. Warum? Deutschland ist müde. Nicht mal einer der stärksten Triebe, die wir haben, regt zur Aktion an.

Weg zum Arzt scheuen. Denken Sie an Ihre Partnerin. Sie leidet mit. Meint oft, sie sei schuld.

Frohmedizin kann Berge versetzen

Stress ist Lustkiller Nummer eins. Wenn es im Bett nicht mehr klappen will, steckt häufig dauerhafte psychische und körperliche Überlastung dahinter. Denn um die an ihn gestellten Anforderungen zu bewältigen, schüttet der Körper hohe Mengen von den Stresshormonen Adrenalin und Cortisol aus. Darauf reduziert der Hypothalamus die Produktion von Sexualhormonen. Mit ihnen schwindet die Lust. Studien belegen, dass anhaltender Stress den Testosteronspiegel drastisch senken kann.

Libido = innere Ruhe

Also: Termindruck, Kollegenschelte, Partnerstreitereien führen zu nichts anderem als zum Anstieg der Stresshormone im Körper. Und die drosseln die Produktion der beiden Hormone, die für die Lust zuständig sind: Testosteron und DHEA. Und wie kommt man zur inneren Ruhe, die die Lust wieder ganz natürlich aufkeimen lässt?

▶ Laufen Sie. Das schickt die Stresshormone in die Wüste. Senkt den Cortisolspiegel. DHEA und Testosteron können ihre Libidokraft ungestört entfalten.

▶ Meditieren Sie. So schaffen Sie sich eine der wirkungsvollsten Barrieren gegen Stress. Anleitung ab Seite 315.

▶ Nehmen Sie Magnesium. 600 Milligramm pro Tag. Das Salz der inneren Ruhe ist ein potentes Aphrodisiakum. Es stellt die Gefäße weit. Und macht warm. Magnesiummangel kann übrigens zu Frigidität führen. Das ahnt, wer nach einer Magnesiuminfusion die Wärme spürt, das wohlige Kribbeln.

Libido = Sauerstoff

Was macht die kleine blaue Rhombe namens Viagra? Sie fördert die Durchblutung, macht den Alten wieder jünger. Geht auch anders. Ohne Chemie. Nur mit Sauerstoff. Und mehr Arginin. Arginin ist ein Eiweißbaustein, der in Vollkornprodukten steckt, in Hüttenkäse, Magerjoghurt, Lachsschinken, Hühnerbrust, Hummer, Garnelen, Nüssen, Samen – oder einem guten Eiweißkonzentrat. Wer sich also nach den Regeln der Esspyramide ernährt, hat (in der Regel, messen ist besser) ausreichend Arginin im Körper, und wer dazu läuft, erhöht den Sauerstoff. So macht man sich jeden Tag Viagra, das lange, lange hält.

So kriegt man ihn in die Körpermitte

▶ Durch Bewegung – die auch gleich Fettablagerungen in den Adern wegbrennt.

▶ Gefäßablagerungen vermeiden: Zucker und Weißmehlprodukte minimieren. Verhindern, dass das LDL-Cholesterin oxidiert, mit Vitamin E und Vitamin C.

▶ Körpereigenes NO herstellen – das geht nicht nur mit Viagra. (Siehe Seite 200 f.)

Libido = Hormone

Hormone sind die hausgemachten Stoffe der Leidenschaft, das wirksamste Aphrodisiakum. Wie ihr Name schon sagt: Griechisch »hormao« bedeutet »antreiben, anregen«. Fehlt eigentlich nur noch: »anheben«.

▶ **Oxytocin, das Bindungshormon.** Das brauchen Frauen, um ihre sexuelle Erregung aufrechtzuerhalten – und das Vertrauen, die Liebe zu dem Mann. Es entsteht durch Streicheln und Küssen.

▶ **Dopamin, Ihr Glückshormon.** Sie können es mit zärtlichen Gedanken an Ihren Partner locken, mit dem Liebesspiel selbst. Natürlich kurbelt Sport die Dopaminbildung an – und das richtige Essen.

▶ **Prolactin.** Es schießt nach dem Orgasmus ins Blut, entspannt. Sorgt für wohliges Zufriedensein.

▶ **Testosteron.** Alles Begehren entsteht im Kopf. Genauer im Hypothalamus. Dort wird die Produktion von Testosteron im Hoden reguliert. Das erregte Gehirn schickt über das Rückenmark den Befehl in die Hose: Aufrichten, Muskeln entspannen! Blut strömt ein, das Glied wächst.

Übrigens ...

Hormone sind besser als Viagra. Viagra kann im Kopf nämlich gar nichts machen. Weder Begehren noch Lust auslösen. Aber Testosteron kann das. Fördert die Libido. Macht selbstbewusst, agil, stark, dynamisch. Macht zum Jäger. Übrigens: Auch Frauen haben Testosteron im Blut. Nur ein Zehntel der Menge des Mannes. Aber auch dieses wenige Testosteron macht aus ihr die Jägerin, aus ihr die Frau, die einen Raum betritt – und alle drehen sich um.

Testosteron machen Sie sich aus: Zink und Eiweiß. Und Muskelkraft. Übungen finden Sie ab Seite 124.

Auf Seite 344 lesen Sie die Minutenrezepte für die Liebe.

▶ **nachschlag**

Zink macht Spermien flink

Klappt's mit der Fortpflanzung nicht: abnehmen, Sport treiben, Zink nehmen. Zink fördert die Bildung von Testosteron (nachweislich!). Und Zink macht mehr Samenflüssigkeit und fittere Samen. Steckt in Fleisch, Geflügel, Eier, Käse, Milch – und einem guten Zinkpräparat aus der Apotheke (Zink-Histidin wird gut vom Körper aufgenommen).

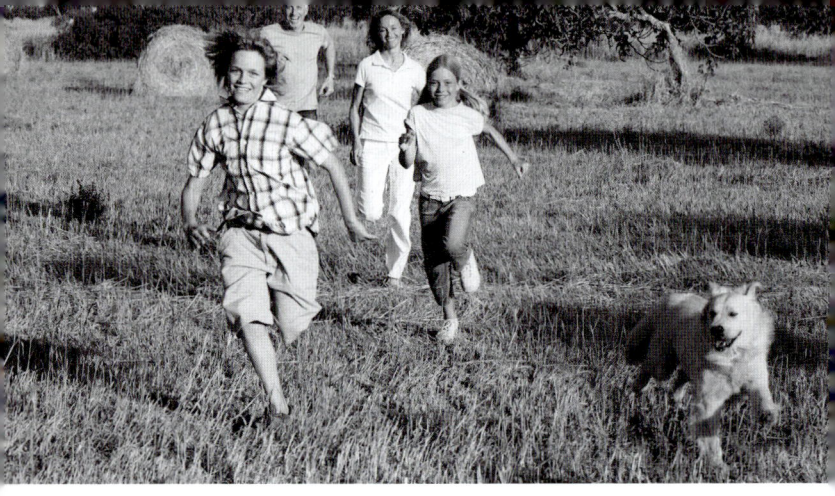

13. Schärfen Sie Ihr Immunsystem

SARS, Vogelgrippe, Schweinegrippe … habe ich nie verstanden. Die Krankheit an sich schon. Aber nicht die hysterische Hilflosigkeit und die Bewertung dieses doch völlig normalen Vorganges. Da gibt es ein Virus, das ist lebensgefährlich. Aber Viren gibt es doch wie Sand am Meer. Auch die sogenannte normale Grippe tötet schließlich jährlich in Deutschland etwa 14 000 Menschen. Wie viele unserer Mitbürger sind an SARS, Vogelgrippe, Schweinegrippe gestorben?

Das Gute wird mit dem Bösen fertig

Es geht wieder einmal nicht um das Böse von außen, sondern um das Gute von innen. Bitte denken Sie um. Es geht eben nicht um Drohmedizin, sondern um Frohmedizin. Um Ihr Immunsystem. Das dazu da ist, Viren zu überwinden, Bakterien zu vernichten, Krebszellen aufzufressen. Ein gutes Immunsystem wird mit diesen täglichen Anfeindungen spielend fertig. Auch mit Vogelgrippe. Wie gesagt, ein gutes, ein kompetentes Immunsystem.

Das wissen Sie natürlich. Deshalb besuchen ja so viele von Ihnen den Heilpraktiker, der sich diesem Thema in erster Linie widmet. Der versucht, Ihr Immunsystem zu stärken, oft auf abenteuerliche Weise, mit Schröpfen, mit Eigenblutbehandlung, mit … Und damit schafft er es meistens auch. Warum? Weil so manches wirklich hilft und weil Sie daran glauben. Leider gehen Sie immer erst dann zum Heilpraktiker, wenn Sie schon krank sind. Sie könnten auch vorher was tun. Ihre Gesundheit festhalten. Wie wäre es denn mit: Selbst ist die Frau! Selbst ist der Mann! Sie kennen ja meine Lebensphilosophie.

Haben Sie ein Bild von Ihrem Immunsystem?

Um Ihr Immunsystem buchstäblich selbst in die Hand zu nehmen, brauchen Sie ein Bild. Wenn Sie zu diesem Thema Bücher aufschlagen und nachlesen, etwas lesen über zelluläre und humorale Faktoren und ein Durcheinander von Abwehr-Fress-Killerzellen usw., dann werden Sie bestimmt noch verwirrter.

Ich gebe Ihnen ein Bild, ein einfaches Bild. Einfach ist wichtig. Denn nur wenn Sie eine möglichst einfache Vorstellung haben, können Sie auch etwas ändern. Können Sie dieses Bild ändern.

Das funktioniert so wie mit Ihrer Firma. Wenn Sie die auf Trab bringen wollen, verändern, verbessern wollen, brauchen Sie ein Bild. Brauchen Sie eine Bestandsanalyse. Müssen erst präzise wissen, wo Sie stehen, was genau Ihre Einnahmen, Ausgaben, Steuern etc. sind. Nur wenn Sie von Ihrer Firma ein übersichtliches Bild haben, können Sie Veränderungen einleiten. Das Bild, mein Bild zum Immunsystem besteht aus fünf Begriffen.

1. Eiweiß, 1,5 Kilogramm

Ihr Immunsystem besteht aus 1,5 Kilogramm Eiweiß. Die Konsequenz ist klar. Wenn Ihr Körpereiweiß, Ihr im Blut messbares Gesamteiweiß tief ist, haben Sie ein kleines Immunsystem. Vielleicht nur ein Kilogramm. Und wenn Sie ein hohes Gesamteiweiß, messbar im Blut, mit sich herumtragen, haben Sie ein großes Immunsystem. Vielleicht zwei Kilogramm. Und dann sind Sie gewappnet gegen die Feinde von außen. Da denke ich immer lächelnd an den Sportler Jürgen Zäck, Vizeweltmeister beim Triathlon Hawaii. Der, wie Leistungssportler das so an sich haben, Jahr für Jahr immer wieder krank wurde. Grippekrank. Und nach Anheben seines Eiweißspiegels nie mehr krank wurde.

2. Sauerstoff

Aktiviert Ihr Immunsystem. Der stärkste Reiz für vermehrte Sauerstoffzufuhr ist Bewegung. Bis zu zehnmal mehr Sauerstoff durchflutet den bewegten Körper und macht Ihre Immunzellen um den Faktor fünf bis sechs wirkungsvoller, aktiver, aggressiver gegenüber den Feinden wie SARS. Das berichtet der deutsche Immunbiologe Prof. Uhlenbruck. Der formuliert tatsächlich: »Dem Krebs können Sie buchstäblich davonlaufen.« Jetzt verstehen Sie, warum Jim Howley, der aidskranke Ironman, immer noch lebt. Der läuft täglich.

3. Vitamine

Vitalstoffe wie Vitamine, Mineralien, Spurenelemente, früher einfach nur Obst genannt, sind entscheidend für ein kompetentes, ein funktionierendes Immunsystem. Nicht umsonst finden Sie in den auf Krebskranke spezialisierten Kliniken als Hauptnahrungsmittel Obst. Ich habe das selbst an meinen Kindern überzeugend erlebt. Nach täglicher Vitamingabe kaum mehr Infekte. Für Kinder eigentlich undenkbar. Und noch immer essen 96 Prozent Ihrer Mitbürger – Sie natürlich machen's richtig – nicht ausreichend Obst. Das gilt auch für Gemüse.

4. Impfung

Stimuliert Ihr Immunsystem. Sie kennen das Prinzip: Bringen Sie Ihren Körper in Kontakt mit dem Feind, zum Beispiel dem Pockenvirus, abgeschwächt, dann kämpft er dagegen, wird mit dem Eindringling fertig, entwickelt Abwehrstoffe. Und Sie werden immun. Das Prinzip ist genial. Leider kennen Sie nicht alle Feinde, die in Zukunft auf Sie zukommen werden. Sie können sich nicht gegen alles impfen lassen. Deshalb sterben in Deutschland ja auch Geimpfte an Grippe – weil sich eben ein unbekanntes Grippevirus eingeschlichen hat. Der Ausweg heißt Breitbandimpfung. Ständig, jeden Tag. Tun Kinder. Essen im Sandkasten Schmutz direkt aus der Hand. Auch mal Würmer. Und darum trinke ich beim Joggen aus jeder Schmutzpfütze. Täglich vom Kanalwasser. Sie würde es grausen. Ach Sie! Tut doch jedes Reh, jeder Hund. Wann hatte Ihr Hund jemals Lungenentzündung? Drum konnte ich in Ägypten Nilwasser trinken, ganz bewusst, ohne Probleme. Oder in Mexiko Obst essen, ungewaschen. Eigentlich eine Todsünde – nur nicht für den breitbandgeimpften Jogger. Also machen Sie es erst einmal nicht.

5. Geborgenheit

Ist das Wichtigste. Wer Angst hat, sich verfolgt fühlt, unter Druck steht, hohe Cortisolspiegel hat, wird krank. Das Gegenteil aber ist auch wahr. Drum ist meine Oma in die Abendmesse gegangen. Hat all die Sorgen des Tages bedacht und dann … abgegeben. Über die Schulter geworfen. Kümmere Du Dich darum. Und ist sorgenfrei ins Bett gestiegen. Und Sie Grübeln und wälzen die Sorgen die ganze Nacht und wundern sich …

Wenn Ihnen der Begriff »Abendmesse« nichts sagt, dann lernen Sie eben meditieren. Hat die gleiche Wirkung. Oder was glauben Sie, was Gregorianische Gesänge sind? Meditation pur. Anleitung Seite 315.

Treiben Sie die Gifte aus

Kennen Sie die Geschichte mit dem Huhn und dem Nickel – oder warum Sie Umweltgifte einfach nicht mehr interessieren müssen? Also da gab es Forscher, die haben zwei Hühnergruppen getestet. Die eine Gruppe bekam Superfutter, die andere Billigware. Nährstoffarm (Hühner-Fastfood). Und dann haben die Forscher beiden Gruppen in das Futter Nickel getan. Kennen Sie, macht Allergien an den Ohren, am Bauch. Ist ziemlich giftig. Nach ein paar Wochen wurden die Hühner geschlachtet und im Labor untersucht: Im Fleisch der mit Superfutter ernährten Hühner war kein Nickel nachweisbar. Nur ganz geringe Spuren in den Entgiftungsorganen Leber und Niere. Die Gruppe mit dem Hühner-Fastfood hatte Nickel im Fleisch, und Leber und Niere waren mit Nickel vergiftet.

Diesen Versuch machen Sie, liebe Leser, gerade mit. Zu welcher Gruppe von Hühnern zählen Sie? Zu der, die optimal mit Nährstoffen versorgt ist? Der Umweltgifte nichts anhaben können, weil das körpereigene Entgiftungssystem funktioniert, weil die Schadstoffe ausgeschieden werden. Oder zählen Sie zu der anderen Gruppe?

Lauter Zeitbomben – aus dem Zahn und von der Angel

Das Quecksilber aus der Amalgamplombe. Viele Schwermetalle aus dem Fisch. Obst und Gemüse enthalten Insektenschutzmittel, die wiederum Schwermetalle enthalten. Trinkwasser ist nicht immer frei davon. Wir atmen Schwermetalle über die Autoabgase ein. Und Greenpeace fand heraus, dass über 60 Prozent der untersuchten Obst- und Gemüsesorten zum Teil mit Mischungen aus 52 Giften belastet waren.

Sie speichern Gifte in Ihrem Körper. Im Gehirn, in den Nerven, in den Organen, im Bindegewebe. Im Fettgewebe. Formaldehyd, Nickel, PCP, Dioxin, DDT (auch heute!), Blei, Kadmium und das Gift der Gifte namens Quecksilber.

Und was machen diese Gifte?

Wenn Sie einen Umweltmediziner fragen, was diese Gifte im Körper alles machen, legen Sie sich hin und sterben lieber gleich: multiple Sklerose, amyotrophische Lateralsklerose, Alzheimer, Parkinson, Gedächtnisstörungen schon bei jungen Leuten, Depressionen, Nierenerkrankungen, Leukämie, Tumoren, chronische Gelenkerkrankungen, Schlaflosigkeit, Muskelschmerzen, Pilzerkrankungen im Darm, Autoimmunerkrankungen, Allergien, Arthritis, Morbus Crohn, Migräne, Schilddrüsenprobleme …

So kriegt man den Körper clean

Ich habe im Internet einen faszinierenden Vortrag von Dr. Dietrich Klinghard gelesen. Und der arbeitet mit der Alge Chlorella Pyrenoidosa, die Gifte wie ein Schwamm absorbiert. Kann man messen. Im Stuhl. Warum tut die Alge das? Weil sie schwefelhaltige Aminosäuren enthält. Eiweiß! Sag ich doch immer: Brauchen Sie, um Gifte loszuwerden. Ein hoher Eiweißspiegel sagt: Entgiftung funktioniert. Um Gifte wie Quecksilber aus dem Gehirn zu entfernen, verschreibt er eine Korianderkrauttinktur. Sein Tipp: »Man bestellt sich im Gemüsegroßmarkt Korianderkraut, wäscht es gut mit gutem Wasser, tut es in den Mixer mit ein bisschen Olivenöl und Salz und macht ein Pesto daraus, eine cremige Soße. Von dieser cremigen Soße nimmt man ein bis zwei Esslöffel dreimal am Tag. Immer nach einer Woche sollte man zwei Tage Pause machen, um das System nicht zu überlasten.« Sensationell. Ein Pesto entgiftet.

Kräuter und Spurenelemente helfen beim täglichen Entgiften

Klinghard arbeitet mit Korianderkraut, leitet die Gifte aus mit Bärlauch (bis der Körper riecht) und gibt hohe Gaben von Vitamin C und Kalzium. Er guckt, ob genug Zink in den weißen Blutkörperchen ist, und forscht nach, ob genug Kupfer in den roten ist. Nur wenn es an Zink fehlt und an Kupfer nicht mangelt, füllt er hoch dosiert auf. Wenn man nämlich zu viel Zink gibt, wird Kupfer ausgeschieden. Das ist häufig bei Frauen, die zu Anämie neigen. Fehlt Kupfer, geht das Immunsystem kaputt und Eisen kann nicht aufgenommen werden. Man muss also als Arzt auch immer den Kupfergehalt anschauen und wenn nötig Kupfer geben. Ein Arzt schaut dann auch gleich, ob genug Selen da ist – und wenn es fehlt, dann füllt er es auf. Selen bindet Schwermetalle und holt sie aus dem Körper. Der Arzt guckt nach, ob auch Mangan in den roten Blutkörperchen und genug Magnesium in den weißen Blutkörperchen ist. Alles potente Entgifter. Und was fehlt, wird hoch dosiert ersetzt.

Eine Entgiftung dauert übrigens zwei Jahre. Und die sollten Sie bei einem erfahrenen Arzt machen. Besser ist, Sie entgiften täglich.

Was hilft Ihnen dabei, mit Umweltgiften fertig zu werden?

▶ Aminosäuren. Halten Sie Ihren Eiweißspiegel hoch.

▶ Kräuter wie Koriander, Bärlauch oder Knoblauch. Würzen Sie Ihr Essen mit den Heilkräften der Natur.

▶ Ein gutes Immunsystem – und das braucht Vitamin C.

▶ Die Spurenelemente Zink, Kupfer, Selen und Mangan.

▶ nachschlag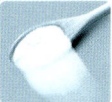

Es gibt keine Krankheit – nur eine Gesundheit

Das hat mir eine Leserin geschrieben: »Sehr geehrter Herr Dr. Strunz, seitdem ich denken kann, litt ich an einer starken Allergie gegen Gräserpollen, Birke, Haselnuss und Hausstaub. Von klein auf habe ich Mengen an Antiallergika und Sprays nehmen müssen, um den Sommer halbwegs erleben zu können. Meine Augen waren geschwollen und juckten schrecklich. Dazu kam permanentes Niesen. Zudem hatte ich mit vielen Nebenwirkungen der Medikamente, wie Müdigkeit, Konzentrationsschwäche und anderem, zu kämpfen. Im Jahre 2002 (nach 21 Jahren Allergie) entdeckte ich die Strunz-Methode. Ich nahm ab Januar 2003 (drei Monate, bevor die Allergie bei mir früher begann) Eiweiß, Kalzium, Zink, Eisen, Vitamin C und Magnesium zu mir, füllte so meinen leeren Speicher auf und konnte es im März kaum glauben, dass ich keinerlei Erscheinungen bei mir spürte. Selbst im Hochsommer, als alles blühte, hatte ich keinerlei Beschwerden. In diesem Sommer habe ich zum ersten Mal in meinem Leben den Duft einer Birke gerochen, um die ich bis zu diesem Zeitpunkt immer einen großen Bogen gemacht hatte. Ich konnte den Sommer ohne Beschwerden genießen und mich im Gras in die Sonne legen, was noch vor einem Jahr für mich unvorstellbar war. Ich habe ein neues Lebensgefühl . Vielen, vielen Dank! Cornelia Weber.«
Wissen Sie, was mich an solchen Briefen freut?
Nicht die Wirkung von Vitalstoffen an sich. Das ist mir selbstverständlich. Schließlich bin ich Naturwissenschaftler. Nein, meine Seele strahlt bei so Sätzen wie »habe ich zum ersten Mal in meinem Leben den Duft einer Birke gerochen«.

Die Lymphe.
Alles im Fluss?

Sie haben ein Organ im Körper, das lange, lange Zeit einfach vergessen wurde: das Bindegewebe. Das ist nicht nur das, was Frauen immer bemängeln, wenn sie auf ihre Schenkel gucken und »Zellulitis« sagen. Und es ist nicht nur das, was Männer beweinen, wenn sie in den Spiegel gucken, auf die Tränensäcke, die bis zum Mund hängen.

Die festen Elemente des Bindegewebes durchziehen wie ein Netz den ganzen Körper. In der Bindegewebsflüssigkeit ist jede einzelne Zelle eingebettet. Sie steht im ständigen Fließgleichgewicht mit der Blut-, der Gehirn- und der Rückenmarksflüssigkeit. Das Bindegewebe ist ein Sieb, ein Filter, ein Transportweg für Nährstoffe und Schadstoffe und hormonelle und chemische Informationen. Jeder Nährstoff, der vom Blut in die Zelle gelangt, passiert erst einmal das Bindegewebe. Und was die Zelle entsorgt, muss durchs Bindegewebe.

Die Lymphe sollten Sie kennen

Ein Teil des Bindegewebes ist die Lymphe. Das Lymphsystem ist ein Netzwerk von Gefäßen und Knoten. Die kennen Sie, wenn sie anschwellen und wehtun. Dann, wenn Sie krank sind. Die Lymphknoten filtern Krankheitserreger, Tumorzellen und Fremdkörper aus der Lymphe. (Die Lymphknoten, die in der Nähe eines Tumors liegen, müssen oft auch mit beseitigt werden, da sie kleine Tochtergeschwülste enthalten.) Lymphknoten sind aber auch eine potenzielle Quelle für Abwehrkräfte. Sie produzieren T-Killerzellen und Antikörper. Das Lymphsystem durchzieht den ganzen Körper und filtert Krankheitserreger, Eiweiße, überschüssiges Wasser und Stoffwechsel-Abbauprodukte aus dem Körper und transportiert sie weg. Die Lymphe umfließt die Körperzellen, sammelt sich dann in dünnen Gefäßen und mündet in dicken Ästen. Die Lymphflüssigkeit fließt mit all den Giften und Schadstoffen und Stoffwechselprodukten und überflüssigem Gewebewasser über die Knoten zum Blutkreislauf und wird über das venöse System zu den Ausscheidungsorganen Leber, Niere, Darm transportiert.

Fließt die Lymphe nicht, wird der Mensch krank

Das Lymphsystem ist ein Kernstück unseres Immunsystems.

▶ Fließt die Lymphe zu langsam, bleiben die Schadstoffe zu lange im Körper. Sie wirken wie Gifte, fördern Entzündungen.

▶ Neuerdings weiß man auch, dass schlechter Lymphfluss den Cholesterinspiegel steigen lässt, die Arteriosklerose fördert und so mitverantwortlich ist für Herzinfarkt und Schlaganfall.

▶ Wenn die Lympe nicht schön fließt, dann sammelt sich Wasser im Bindegewebe an. Das kennen Sie als Ödeme. 4,5 Millionen Menschen in Deutschland leiden unter Lymphödemen. Und bleiben die länger bestehen, geht das Bindegewebe kaputt.

Und was bringt die Lymphe zum Fließen? Bewegung.

▶ info

Das, was Sie essen, macht Ihr Bindegewebe aus

Wenn Sie zu viel, zu süß und zu fett essen, dann schaden Sie auch Ihrem Bindegewebe. Und: Elektrolytmangel (zum Beispiel von Magnesium, Kalium, Natrium, Kalzium) blockiert das Bindegewebe. Die Information, der Nährstofffluss zwischen den Zellen ist nicht mehr gewährleistet. Und das macht den ganzen Menschen krank.

Jede Zelle, jedes Organ ist abhängig von einem gesunden Bindegewebe

Das Bindegewebe inklusive Lymphsystem ist nötig dafür, dass Organe miteinander kommunizieren, Hormone ihre Botschaften loswerden, jede einzelne Zelle ihr Futter bekommt und ihren Müll loswird. Es puffert zudem die Schadstoffe, die von außen kommen, und auch die aus dem Zellstoffwechsel ab. Haben Sie ein gesundes Bindegewebe, dann schluckt es UV-Strahlen, Schwermetalle, Stress, Krankheitserreger und speichert den ganzen Müll. Muss es allerdings zu oft zu viel schlucken, wird das Bindegewebe geschädigt. Erst kommt es zu Entzündungen, dann zu chronischen Krankheiten.

Die Sache mit der Übersäuerung

Die, die mit dem Begriff »Übersäuerung« operieren, werden von der seriösen Wissenschaft (dazu sollten Sie mal Einstein-Kommentare hören!) immer noch Scharlatane genannt. Ich bleibe da neutral. Ich weiß, dass man den pH-Wert messen kann. Nicht im arteriellen Blut, weil da ein gut funktionierender Puffer zu viel Säure neutralisiert. Aber im venösen Blut, mit der sogenannten Jörgensen-Methode. Saures Bindegewebe kann man messen.

Falsche Ernährung, zu wenig Bewegung führt ganz langsam zu einer Bindegewebs-Azidose. Zu einem sauren Bindegewebe. Hat Dr. F. X. Mayr jahrelang erforscht und mit Diät in den Griff gekriegt. Und nach ihm viele andere Ärzte, die nicht nur schulmedizinisch, sondern ganzheitlich denken.

Und so wird Ihr Körper sauer

Im Inneren Ihrer 70 Billionen Körperzellen werden Proteine, Fette, Kohlenhydrate und Sauerstoff verstoffwechselt. Daraus wird Baumaterial für den Körper und Energie gewonnen. Die Arbeit machen die Enzyme. Und die bestehen aus Mikronährstoffen. Als Zwischenprodukte entstehen in der Zelle sogenannte Stoffwechselmetaboliten, und die sind meist sauer.

Muss der Stoffwechsel Höchstleisung bringen, weil Sie gerade einen Marathon laufen, fiebern, krank sind oder unter Stress stehen, und sind nicht genug Mikronährstoffe für die vermehrte Enzymarbeit da, entstehen mehr Stoffwechselsäuren. Da die Zelle daran sterben würde, schickt sie die einfach ins Bindegewebe.

Die Stoffwechselsäuren würden nicht entstehen, wenn Sie statt Schweinebraten eine große Schüssel Gemüse oder Obstsalat essen. Dann hätten die Enyzme nämlich genug Elektrolytnachschub für ihre Leistung.

Das Bindegewebe ist gutmütig ...

Es schluckt und schluckt und schluckt und gibt dem Blut immer dann was rüber zum Abtransport, wenn das Blut gerade mal ein Plätzchen frei hat für abgepufferten Säuretransport. Wie viel sauren Stoffwechselmüll das Bindegewebe ans Blut abgeben kann, hängt auch ab von alkalischen Nährstoffen, die den sauren Müll neutralisieren, zum Beispiel von Magnesium, Kalium, Natrium, Kalzium. Ist genug da, kann das saure Zeug neutralisiert werden, das Blut nimmt's auf, bringt's zur Niere, die das alles entsorgt.

Saures Bindegewebe schlägt auf Magen und Seele

Irgendwann kann das Bindegewebe nicht mehr. Es versulzt. Wird starrer. Dann funktioniert der Nährstofftransport zur Zelle nicht mehr richtig, die Körperzelle produziert mangels Elektrolyte noch mehr Schlacken. Und das legt dann das Organsystem lahm. So beginnt eine Reihe chronischer Krankheiten, die da heißen: Erkrankungen von Magen, Darm und Leber, Herz-Kreislauf-Erkrankungen, Asthma, Arteriosklerose, Durchblutungsstörungen, Diabetes, Migräne, Osteoporose, Weichteilrheumatismus, Immunstörungen, Nierenerkrankungen, Allergien, Hauterkrankungen, psychische Leiden.

Es fehlen ein paar Mineralstoffe, ein paar Spurenelemente, und man wird krank. Sicher, das dauert. Aber wie lange fehlen diese Stoffe denn schon? Wenn Sie Industriemüll essen, wahrscheinlich schon sehr, sehr lange.

Frohmedizin für Ihr Bindegewebe

▶ Essen Sie täglich fünf Portionen Obst und Gemüse, die Hälfte roh.

▶ Wählen Sie Vollkorn, das stockt Ihren Ballaststoffhaushalt auf. Ballaststoffe entlasten mit ihrer Entgiftungsarbeit das Bindegewebe.

▶ Trinken Sie täglich drei Liter. Am besten Wasser mit Zitrone.

▶ Achten Sie auf ausreichend Eiweiß (siehe auch Seite 192 ff.) – es stärkt Ihr Bindegewebe.

▶ Unterstützen Sie Ihr Bindegewebe mit den Mineralien Magnesium, Kalzium, Kalium.

▶ Helfen Sie dem Bindegewebe bei seiner Entgiftungsarbeit mit Vitamin C, Selen, Zink und Mangan.

▶ Schützen Sie Ihr Bindegewebe mit Antioxidanzien.

▶ Steigen Sie aufs Trampolin. Drei Minuten schon regen den Lymphfluss an – und putzen das Bindegewebe durch.

▶ Laufen Sie. Täglich, nüchtern. Das macht Ihr Bindegewebe jeden Tag jünger und gesünder – und mit dem Bindegewebe Sie.

Ja, ja, liebe Damen, damit tun Sie auch gleich was gegen Zellulitis.

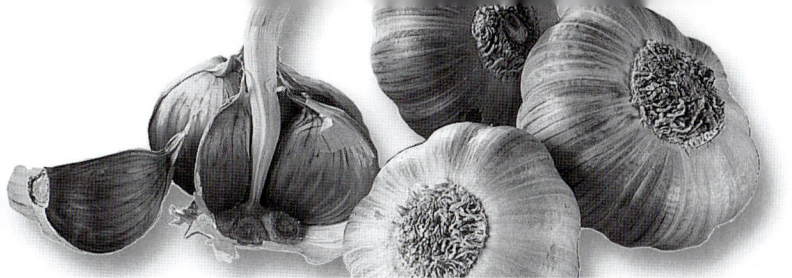

14. Lernen Sie den Darm lieben

Der Darm – ein ganz wunderbares Organ. Er ist der Sitz des Immunsystems, des Glücks, der Lebensenergie, des Wohlbefindens, der Seele. Weiß der Arzt. Und was denken Sie? Ist nix anderes als eine körpereigene Wurstfabrik.

Der Mensch verbringt 3 466 Stunden seines Lebens auf dem Klo, das entspricht 144 Tagen, aber nur selten locker und lächelnd, meistens verkrampft – und geizig. Der Mitteleuropäer produziert im Schnitt nur 100 bis 250 Gramm Kot. Afrikaner das Dreifache. Einen 750-Gramm-Haufen. Und der wird täglich kontrolliert. Weil er was über den eigenen Körper und eventuelle Krankheiten aussagen kann. Verschwindet nur bei uns im »water closet«.

Uiii, was redet er wieder, der Strunz? Weiß mal wieder nicht, was sich gehört. Doch, weiß ich. Bin Gastroenterologe. Der Darm ist eines der faszinierendsten und wichtigsten Organe in Ihrem Körper. Der Darm verarbeitet im Laufe eines Lebens 30 Tonnen Nahrung und 50 000 Liter Flüssigkeit. Die Schleimhäute des Darms messen ausgebreitet fast 400 Quadratmeter. Viel Platz für das Immunsystem, viel Platz für das Glück. Der Darm produziert 95 Prozent unseres Stimmungshormons Serotonin. Nachweisbar agieren dort auch drogenähnliche Substanzen wie Dopamin, Opiate und Benzodiazepine. Machen Ihnen die wunderbaren Schmetterlinge im Bauch, wenn Sie frisch verliebt sind.

Der Darm fungiert als Immunsystem

70 Prozent der Abwehrzellen befinden sich im Darm. Er ist unser größtes Immunsystem – birgt Abwehrkräfte, die an vorderster Front arbeiten. Mit dem Essen nehmen wir nämlich auch Krankheitserreger auf. Und beides, also Nahrung und Erreger, enthalten körperfremdes Eiweiß. Der Darm muss schnell erkennen, was uns gut tut und was uns schadet. Und diese Botschaft gibt er an die Abwehrzellen im Blut weiter.

Die Schleimhaut des Dünndarms fungiert als Giftschranke. Sie blockiert die Aufnahme schädlicher Stoffe: zum Beispiel Chemikalien, bakterielle Gifte, große Moleküle, die nicht vollständig zerlegt, also verdaut wurden. Immunzellen der Schleimhaut erkennen Fremdkörper, identifizieren sie, locken Abwehrzellen, die die Eindringlinge zerstören.

Wird die Schleimhaut durch falsche Ernährung oder Medikamente geschädigt, dringen unerwünschte Substanzen

Der Darm ist der Ort der Gefühle

Wut im Bauch? Oder Schmetterlinge. Oder ist das Herz runtergerutscht? Kein anderes Organ reagiert derart stark auf psychische Belastungen und lässt sich so schnell aus dem Gleichgewicht bringen wie der Magen-Darm-Trakt. Kein Wunder, viele Botenstoffe werden nicht nur im Gehirn, sondern auch im Darm produziert. Das Glückshormon Serotonin entsteht zu 90 Prozent in speziellen Zellen der Darmschleimhaut. Deswegen wirken Antidepressiva nicht nur stimmungsaufhellend im Kopf, sondern können auch im Darm Durchfall oder Verstopfung auslösen. Oder anders herum: Medikamente mit einem Serotonin-Wirkprinzip helfen auch gegen Reizdarm.

vom Darm in die Blutbahn. Also statt in die Kanalisation in den Organismus. Das Immunsystem schließt die Schadstoffe in Immunkomplexe ein. Diese werden an verschiedenen Stellen im Körper abgelagert, zum Beispiel in den Gelenken. So kann ein defektes Verdauungssystem zu Arthritis führen, zu Allergien, Migräne oder chronischer Müdigkeit.

Ein gigantisches Biotop und sehr sensibel ...

Ein ganzes Kilo Bakterien siedeln in Ihrem Dickdarm und spalten für Sie unverdauliche Nahrungsstoffe, lösen dabei Biostoffe aus Pflanzen heraus, produzieren K- und B-Vitamine. Diese Bewohner nennt man »probiotisch«, was übersetzt »lebensfreundlich« bedeutet. Und deswegen sollte man sie sehr, sehr lieb haben. Auch wenn sie ein paar Düftchen produzieren.

Der Darm ist sehr sensibel: Stimmungsschwankungen, Fressanfälle, Infekte wirken sich sofort auf sein Innenleben aus. Bringen das friedliche Miteinander der Bakterien durcheinander – mit enormen Folgen. Hormonhaushalt, Immunsystem und Psyche spielen verrückt, fremde Stoffe dringen in den Körper ein, fremde Keime breiten sich im Organismus aus. Der Mensch wird krank.

Darmprobleme müssen nicht sein

Jeder dritte Deutsche hat ein Problem mit seinem wichtigsten Organ.

▶ 16 Millionen Deutsche leiden dauerhaft unter Verstopfung. Jeder vierte davon ruiniert seine Gesundheit zusätzlich durch chronischen Missbrauch von Abführmitteln. Versteh ich nicht. Man muss sich doch nur bewegen. Und schon kommt alles in Schwung.

▶ 12 Millionen Deutsche haben häufig schlimme Bauchschmerzen und Durchfälle, verursacht durch einen Reizdarm. Der tut sehr weh. Und der Arzt sagt: Sie haben nix. Denn organisch sind keine Schäden auszumachen, die Ursache der Beschwerden ist unklar. Immerhin stärken Studien den Verdacht, dass vor allem der Botenstoff Serotonin beteiligt ist. Serotonin lässt die Darmmuskulatur überreagieren und beeinflusst die Schmerzwahrnehmung. Selbst normale Darmbewegungen können als extrem schmerzhaft empfunden werden.

▶ Früh entdeckt kann man 90 Prozent aller Darmkrebspatienten heilen. All die, die regelmäßig zur Darmspiegelung gehen. Es dauert nämlich sieben bis zehn Jahre, ehe sich aus einer kleinen, gutartigen Wucherung (Polyp) ein bösartiger Tumor entwickelt.

Wann sollte man zum Arzt?

Verschwinden Durchfall oder Verstopfung nicht nach ein paar Tagen, sollte man zum Gastroenterologen. Starke Schmerzen im Ober- oder Unterbauch (rechte Druckschmerzen), eventuell mit Erbrechen, können eine Blinddarmentzündung anzeigen. Auch bei Blut im Stuhl sollte man auf jeden Fall zum Arzt gehen. Schuld daran könnte ein Magengeschwür oder ein Darmpolyp sein. Es kann sich aber auch um Darmkrebs oder eine Erkrankung der Darmschleimhaut handeln. Auch eine plötzliche Gewichtsabnahme ohne erkennbaren Grund ist Anlass zur Besorgnis. Fehlen Gluckergeräusche, besteht die Möglichkeit eines Darmverschlusses.

Und natürlich sollten Sie regelmäßig zur Darmkrebsvorsorge. Sprechen Sie mit Ihrem Arzt.

Wie Sie Ihren Darm fit halten

▶ **Was ihm schmeckt und was nicht:** Räucherware, Grillfleisch, Schimmelpilze (zum Beispiel auf Pistazien oder in Gewürzen), Alkohol und Nikotin tun dem Darm nicht gut. Acrylamid (entsteht beim Erhitzen von Stärke, vor allem in Pommes frites, Knäckebrot und Kartoffelchips) steht in Verdacht, Darmkrebs zu erregen.

Zu viel tierisches Fett steigert das Risiko, an Darmkrebs zu erkranken. Stark kohlensäurehaltige Getränke fördern Sodbrennen und Blähungen.

Steigen Sie um auf ballaststoffreiche Ernährung (Getreide, Gemüse, Obst). Essen Sie weniger Fleisch, und würzen Sie mit Krebsrisikosenkern Kurkuma und Ingwer. Bringen Sie gesunde Bakterien in Ihren Darm. Sogenannte Probiotika. Sie stecken zum Beispiel in Artischocken, Lauch, Knoblauch, Kiwis, Kohl, Möhren, Zwiebeln, Hirse und Chicorée. Essen Sie täglich Joghurt, oder trinken Sie Kombucha oder Brottrunk. Da stecken gesunde Milchsäurebakterien drin, die im Darm Krankheitserregern das Überleben erschweren. Trinken Sie Sauerkrautsaft, wenn Sie unter Verstopfung leiden.

▶ **Trinken Sie viel:** vor allem, wenn Ballaststoffe zu Ihrem neuen Leben gehören. Was glauben Sie, wie dann alles plötzlich besser flutscht.

▶ **Bewegen Sie sich:** Joggen Sie, gehen Sie spazieren, steigen Sie Treppen. Stehen Sie auf, wann immer es geht. Sitzen macht den Darmmuskel schlaff. Macht chronische Verstopfung. Wer täglich eine halbe Stunde läuft, kennt keine Sitzungsprobleme auf dem Klo.

▶ **Bleiben Sie locker:** Der Bauch ist das zentrale Organ unseres Gefühlslebens und reagiert sensibel auf körperliche und seelische Anspannung. Selbst gegen so alltägliche Symptome wie Blähungen, Verstopfungen oder Hämorrhoiden sind autogenes Training, Atemübungen oder Meditation hilfreich.

▶ **Ersparen Sie dem Darm, was er überhaupt nicht mag:** Antibiotika, Schmerz- und Fiebermittel wie Aspirin oder Ibuprofen. Zu viel davon schädigen die Darmschleimhaut. Narkotika, Opiate und blutdrucksenkende Mittel verstopfen. Und Abführmittel lähmen auf Dauer die Beweglichkeit der Darmmuskulatur.

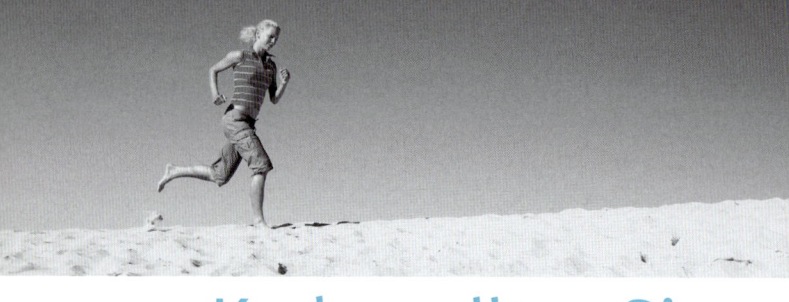

15. Krebs sollten Sie einfach nicht kriegen

Krebs gibt's schon immer. Krebs fanden Forscher sogar bei den Entenschnabeldinosauriern. Der Pflanzenfresser lebte vor siebzig Millionen Jahren. Krebs ist halt eine schlechte Laune der Natur. Ist normalerweise aber sehr, sehr selten. Normalerweise, denn die Natur hat viele Schutzrezepte dagegen. Diese stecken zum Beispiel in Obst und Gemüse. Und man findet sie auch am Himmel. Stellen Sie sich vor: Sonnenlicht schützt vor Krebs!

Die Sonne schützt vor Krebs

Nun warnen die Experten aber seit Jahren, in die Sonne zu gehen. Wer mehr Sonne tankt, erkrankt zum Beispiel seltener an Dickdarm- und Prostatakrebs, an Brustkrebs und Krebs an den Eierstöcken. Forscher vermuten, dass jede vierte Brustkrebserkrankung durch einen Mangel an Sonnenlicht verursacht wird. Jede vierte! Könnte man verhindern.

Das Geheimnis der Sonnentherapie: Vitamin D

Vitamin D hemmt das Wachstum von Krebszellen. Und Vitamin D wird in der Haut gebildet, wenn Sie raus an die frische Luft in die Sonne gehen und keine UV-Blocker auf der Haut haben. Fazit: Intensives Sonnenbaden über lange Zeit hinweg erhöht das Risiko für Hautkrebs. Wer sich aber zu wenig der Sonne aussetzt (oder im Winter keine bekommt, weil er nicht rausgeht), der erhöht sein Risiko für andere Krebsarten. Im Verhältnis 27 : 3.

Was lernen wir? Sonne ist lebenswichtig

Täglicher Sonnengenuss von 30 Minuten verhindert Krebs. Das ist das Kreuz mit diesen Spezialisten. Die sehen in der Regel nur einen Teil des Menschen. Der Hautprofessor sieht Ihre Haut. Und wenn Sie da den Krebs vermeiden wollen, sollten Sie Sonne meiden. Da hat er Recht. Nur steckt in der Haut meistens auch noch ein Mensch. Und dann stimmt's nicht mehr. Dann brauchen Sie Sonne. Täglich 30 Minuten. Der kluge Mensch denkt kurz nach, badet sich täglich in der Sonne, aber verbrennt sich nicht. Dann macht er alles richtig und schlägt zwei Fliegen mit einer Klappe.

Krebs trifft mich doch nicht

Jedes Jahr erkranken in Deutschland 436 500 Menschen an Krebs. Jedes Jahr sterben 200 000 Deutsche an Krebs. Viele müssten nicht sterben. Die Angst vor Krebs lässt immer noch 82 Prozent der Männer und 60 Prozent der Frauen den Kopf in den Sand stecken. Um dem Thema nur nicht zu begegnen, sorgen sie nicht vor und gehen auch nicht zur Vorsorgeuntersuchung. Der Krieg, den entartete Zellen gegen den eigenen Körper führen, ist die zweithäufigste Todesursache nach Herz-Kreislauf-Erkrankungen und wird bald an erster Stelle stehen. Aus dem einfachen Grund, weil immer noch zu viele Menschen denken: Trifft mich nicht. Und wenn's mich trifft, muss es der Arzt halt richten.

Wie schrecklich ist Krebs?

Diese schwarze Krankheit verliert nur ihren Schrecken, wenn wir sie auf den Sockel der Realität stellen.

► Krebs ist eine Krankheit, nicht schlimmer als Herzinfarkt, meist weniger schrecklich, als Jahre an der Dialyse zu hängen.

► Krebs kann man in 80 Prozent der Fälle vorbeugen – nicht rauchen, gesund essen, sich mehr bewegen, vernünftig Sonne tanken. Allerdings ist der Krebs nicht immer hausgemacht. Auch wer gesund lebt, kann durch erbliche Disposition daran erkranken. Aber auch dieses Risiko kann man oft minimieren.

► Krebs ist nichts Neues. Der Entenschnabeldinosaurier hatte ihn vor vielen Millionen Jahren. Nur: Da wir immer älter werden, nimmt auch die Zahl der Betroffenen zu.

► Krebs kann jeden treffen. Experten schätzen: Ein Drittel der Menschen in den Industrieländern wird einmal im Leben an Krebs erkranken.

► An Krebs muss man nicht sterben. Seit 100 Jahren wird intensiv geforscht, mit Erfolg. Heute wissen wir: Krebs ist keine prinzipiell unheilbare Krankheit. Und schon gar nicht, wenn man ihn früh erkennt.

Was löst Krebs aus? Die üblichen Verdächtigen

Es gibt nicht die eine Krebsursache, genauso wenig, wie es den einen Krebs gibt. Drei Dinge sind es, die bei der Entstehung von Krebs im Körper eine Rolle spielen:

► Krebsgene
► Krebsantreiber (Promoter) aus der Umgebung der Zelle
► Immundefizite.

Studien kommen auf folgende Zahlen

► 40 Prozent aller Krebsfälle gehen auf das Konto falscher Ernährung
► Rauchen: 30 Prozent
► Viren, Infektionskrankheiten: 10 Prozent
► Falsche Gene: 5 Prozent
► Schadstoffe am Arbeitsplatz: 4 Prozent

▶ Alkohol: 3 Prozent
▶ Natürliche radioaktive Strahlen, UV-Licht: 3 Prozent
▶ Umweltverschmutzung: 2 Prozent
▶ Lebensmittelzusätze: 1 Prozent
▶ Therapien (Strahlen, Medikamente): 1 Prozent.

Wer also keinen Krebs haben will (also jeder), kann diese krebsfördernden Faktoren meiden. Und sein Immunsystem stärken, so dass es Krebszellen auch vertilgt.

Ein gutes Immunsystem schützt

Das Immunsystem repariert die Gendefekte einfach wieder. Solange es kann. Länger, wenn man es unterstützt mit Substanzen gegen den oxidativen Stress, mit bestimmten Vitaminen und Mineralien. Haben Sie gelesen – auf Seite 85. Noch mal kurz zum Einprägen: Vitamin C und E, Karotinoide, Bioflavonoide, Zink und Selen schützen Sie vor Krebs.

Frohmedizin: Krebs ist (meist) überflüssig

Es gibt ein paar einfache Dinge, die können Ihnen helfen, diese Krankheit einfach nicht zu bekommen. Sie müssen nur Ihr Immunsystem ganz stark machen. Eines dieser ganz einfachen Dinge heißt Sport, ein anderes Selen. Ein drittes Geborgenheit. Das freilich ist schwierig zu übersetzen …

Strampeln Sie gegen den Krebs an – trainieren Sie Ihr Immunsystem

Bewegungsmangel rangiert in der Sterbestatistik noch vor dem Rauchen. Dabei kann Sport das Krebsrisiko um bis zu 70 Prozent reduzieren. Und zwar deshalb, weil sich Bewegung günstig auswirkt auf Immunsystem, Stoffwechsel und Hormone.

Für die Deutschen rechnet Prof. Hans-Georg Predel von der Sporthochschule Köln aus: 40 Prozent der Darmkrebserkrankungen können vermieden werden, wenn man Sport treibt.

Wie Sport auf das Immunsystem wirkt

▶ Regt die Tumorvernichtungszellen des Immunsystems an.

▶ Schleust krebserregende Substanzen aus dem Darm.

▶ Schützt durch Normalisierung des Hormonhaushaltes vor hormonabhängigen Tumoren, wie Brustkrebs oder Prostatakrebs.

▶ Senkt Übergewicht, das an und für sich ein Risikofaktor für Krebs ist.

▶ Weckt die somatische Intelligenz. Die körpereigene Intelligenz, die sagt: Das tut mir gut, das schlecht. Wer Sport treibt, hat weniger Lust auf tierische Fette und zu viel Süßes.

▶ Macht fröhlich. Und ein fröhlicher Mensch hat ein besseres Immunsystem.

▶ Macht stressresistent. Wer nicht gestresst ist, raucht nicht so viel und greift seltener zum Frustsnack.

Die Antikrebsdiät

Zwei Regeln: Nutzen Sie die wertvollen Biostoffe, die Sie vor Krebs schützen. Sie heißen: Isoflavone und Lignane, Vitamin C und E, Karotinoide und Bioflavonoide, Zink und Selen, Folsäure und Vitamin B12 und D, Omega-3-Fettsäuren und Phytosterine – und Eiweiß. Und meiden Sie die kleinen gefährlichen Dinge im Essen, die Krebs machen. Beginnen wir mit den Letzteren:

Die Risikofaktoren auf dem Teller

▶ **Künstliche Farbstoffe:** bunte Limonaden, giftig grüne Wackelpuddings, kleine farbige Bonbons, himbeerrote Joghurts.

Einfach einen Blick aufs Etikett werfen und alles mit »künstliche Farbstoffe« aussortieren.

▶ **Krebserregendes Benzypren:** entsteht beim Grillen, dann wenn Fett verbrennt. Kann man vermeiden: mageres Fleisch wählen, Schwarzes wegkratzen und Gegrilltes halt nicht so häufig essen.

▶ **Transfettsäuren:** stecken in Keksen, Eis, Pfannengemüse und allem, was gehärtetes Fett enthält und haltbar sein soll. (Lesen Sie Seite 146 ff.)

▶ **Krebserregendes Acrylamid:** steckt in stark erhitzten kohlenhydratreichen Lebensmitteln, in Chips, Pommes, manchen Knäckebroten, Backwaren aus der Fabrik, Cornflakes, Keksen, aber auch in der röschen Bratkartoffel.

▶ **Nitrosamine:** entstehen aus Nitrit, wenn nicht genug Vitamin C da ist. Nitrit steckt in Ihrer geliebten Wurst, in Gepökeltem. Und in Spinat und anderem Gemüse, das mit viel Nitrat gedüngt wird.

▶ **Lithocholsäure:** Der Körper produziert für die Unmengen an Fett Gallensäuren, die das Fett im Darm ummanteln und so in den Stoffwechsel einschleusen. Nun wandeln im Darm Enzyme die Gallensäuren in sekundäre Gallensäuren um. Und die Gallensäure Lithochol landet im Dickdarm – und wirkt wie ein Gift, wenn sie sich anreichert.

▶ **Schimmelpilze:** sogenannte Aflatoxine, gelten als krebsfördernd.

▶ **Alkohol:** Alkohol kostet Vitamine. Fehlen Vitamine, fehlt es auch an Zellschutz.

▶ **Viel Zucker und Stärke, ein hoher Glyx:** Man nimmt an, dass Insulin, welches Kohlenhydrate aus Zucker und Stärke locken, Sexualhormone und den Insulin-like-Growth-Factor (kurz: IGF) erhöht. Ein Zuviel an Östrogen oder Testosteron löst Krebs an den Geschlechtsorganen aus. IGF gilt als Wachstumsfaktor für Krebszellen.

Die Schutzfaktoren auf dem Teller

▶ **Viel Obst und Gemüse und Vollkornprodukte:** senken das Krebsrisiko um 28 Prozent, zeigt eine Auswertung von Studien, die die Deutsche Gesellschaft für Ernährung durchführte. Darin stecken Biopflanzenstoffe, Vitamine und Mineralien, die das Immunsystem stärken.

▶ **Zaubermittel Ballaststoffe:** Die EPIC-Studie zeigt, wer täglich mindestens 30 Gramm Ballaststoffe aufnimmt, senkt sein Dickdarmkrebsrisiko um 40 Prozent. Die unverdaulichen Fasern binden krebsfördernde Substanzen und schleusen sie raus.

▶ **Vollkorn:** Getreide liefert Antikrebsstoffe. Phytinsäure zum Beispiel – die bindet Krebszellen und macht sie unschädlich.

▶ **Fetter Fisch** (besonders Lachs, Makrele, Thunfisch): Omega-3-Fettsäuren hemmen das Wachstum der Krebszellen. Können Krebszellen zum Selbstmord zwingen. Omega-3-Fettsäuren kriegen Sie auch aus Walnussöl, Leinöl und Nüssen.

▶ **Olivenöl:** Das »Gold« der Kreter schützt insbesondere vor Brustkrebs. Auch gut: Rapsöl. Und der tägliche Löffel Leinöl.

▶ **Brokkoli:** Er enthält die meisten Phytochemikalien, die Gemüsen Farbe geben, mehr als doppelt so viel Vitamin C wie die gleiche Menge Zitronen, Ballaststoffe, Beta-Karotin und die Antikrebssubstanz Sulforophan. Sie macht krebsbildende Substanzen im Körper unschädlich. Überhaupt ist Kohl ein potentes Antikrebsmittel. Egal ob rot, weiß oder grün. Versorgt auch mit Glukosinolaten, die ebenfalls vor Krebs schützen.

▶ **Blattgemüse:** Salate, Spinat, Mangold. Je grüner, desto mehr Karotinoide stecken drin, die freie Radikale fangen. Liefern auch Folsäure und Vitamin C.

▶ **Fruchtgemüse:** Je bunter, desto besser, denn Pflanzenfarbstoffe (Karotinoide, Lycopen) aus Tomate, Paprika, Zucchini und Auberginen schützen vor Krebs.

▶ **Knollenschutz:** Möhren, Rote Bete, Sellerie liefern viele Biostoffe, die den ganzen Menschen in Richtung gesund trimmen. Eignen sich hervorragend als Saft. Möhrensaft senkt zum Beispiel mit seinen Karotinoiden das Risiko für Lungen-, Speiseröhren-, Brust- und Magenkrebs.

▶ **Hülsenfrüchte:** liefern Ballaststoffe satt und Phytosterine und Phytoöstrogen. Schutzmaßnahme gegen Darm-, Prostata- und Brustkrebs. Vor allem die Isoflavone der Sojabohne sind eine Geheimwaffe gegen Krebs. Allerdings können sie einen Krebs, der schon da ist, einen hormonabhängigen regelrecht mästen.

▶ **Kräuter:** Wunderbare Radikalefänger enthalten Salbei, Thymian und Rosmarin. Petersilie schützt nicht nur mit Vitamin C, sondern auch mit Apigenin. Der Stoff hemmt Krebszellen bei der Wanderung und Teilung im Körper. Liefern auch Krebsschutzstoffe: Gewürze, Ingwer, Knoblauch.

▶ **Beeren, Stein- und Kernobst:** Eine Handvoll Brombeeren pro Tag schützt Ratten vor Krebs. Sie auch! Beeren liefern jede Menge Polyphenole. Wie der Apfel. Und der enthält noch viele Pektine, die gut für den Darm sind. In Aprikosen und Pfirsichen stecken besonders viel Karotinoide drin. Und auch Exoten (Mango, Papaya, Kiwi, Ananas) liefern jede Menge Biostoffe gegen den Krebs.

▶ **Zitrusfrüchte plus:** Orangen, Grapefruits und Co. sollten Sie täglich und immer mit ein bisschen weißer Haut genießen. Denn da stecken die Flavonoide drin, die die Wirkung von Vitamin C verdreißigfachen.

▶ **Nüsse:** liefern Vitamin E und ungesättigte Fettsäuren und jede Menge Mineralien.

▶ **Fermentierte Milchprodukte:** Joghurt, Kefir, Dickmilch sorgen im Darm – Ihr größtes Immunsystem – für ein gutes Klima. Auch fermentiertes Gemüse, zum Beispiel Sauerkraut, liefert dem Darm gesunde Milchsäurebakterien. Allerdings nur ungekocht.

Und tunen Sie Ihre Nahrung klug ...

▶ **... mit Selen:** Selen aktiviert Enzyme, die freie Radikale entschärfen und so das Erbgut schützen. Und: Selen löst in der Krebszelle ein Selbstmordprogramm aus, die Apoptose. Leider ist es in Deutschland normal, einen Selenspiegel zu haben, der nicht Krebs vorbeugt. Deutsche Normalwerte bewegen sich zwischen 53 und 105. Und was predige ich seit Jahren? Ich fordere wie die WHO: 150 bis 200. Und werde angezweifelt. Von »Fachleuten«, die die Fakten nicht kennen. Anders Prof. Detlev Thilo-Körner aus Gießen, der misst auch. Der Onkologe sagt, dass die Hälfte von mehr als 500 untersuchten Patienten weniger als 75 Mikrogramm Selen haben. Er hält 150 Mikrogramm für wünschenswert.

Die WHO erzählt mir, dass man in den USA im Mittel 160, in Kanada im Mittel 190 und in Guatemala 240 hätte. Ich nehme so was ernst. Und weiß seither: 150 bis 200 ist in Zukunft mein Bereich. Wir haben im Mittel 74. Deswegen sterben wir halt häufiger an Krebs. Übrigens: Mit Selen behandelte Krebskranke leben deutlich länger.

▶ **... mit Folsäure:** Folsäure schützt unser Erbmaterial vor Entartung, schützt vor Krebs. In Kombination mit einer Multivitamintablette und wenn man seine Nahrung über 15 Jahre damit ergänzt, so Studien. Das heißt übersetzt: Wenn man lange genug seine Folsäure nimmt, dann kriegt man den zweithäufigsten Krebs zu 75 Prozent nicht. Man hätte also den Darmkrebs so gut wie besiegt. Das wären 22 500 Darmkrebstote weniger im Jahr.

▶ **... mit Vitamin A:** Mussten leider mal wieder Mäuse ihre Haut hinhalten. Ervin Epstein von der Universität San Francisco hat Mäuse mit einer Vitamin-A-Creme eingeschmiert und unter die UV-Lampe gesetzt. Die eingeschmierten Mäuse erkrankten um 85 Prozent seltener an Basaliomen. Mach ich anders, mich jucken die Hautcremes, und ich mag auch keinen Lichtschutzfaktor, der unfruchtbar macht: Ich esse mein Vitamin A in Form von Karotinoiden. In Form von Obst. Viel Obst. Nicht Sonne macht Hautkrebs, sondern mehr Karotinoide und mehr Obst verhindern Hautkrebs. Sicher. Zu 85 Prozent.

▶ ... mit Vitamin C: Viele Studien zeigen, dass mit hoch dosiertem Vitamin C Krebs vorgebeugt werden kann (funktioniert allerdings nicht mit niedrig dosiertem und funktioniert schlechter ohne Vitamin E). Ein Gramm Vitamin C täglich entschärft freie Radikale und Schwermetalle im Körper, und es verhindert die Bildung von krebserregenden Nitrosaminen aus Nitraten. Nitrate haben Sie sicher auf dem Teller, wegen der Pflanzen von stark gedüngten Feldern.

▶ ... mit Beta-Karotin: Wer raucht und trinkt und gleichzeitig Beta-Karotin nimmt, hat ein höheres Risiko für Darmkrebs. Nur: Wer nicht raucht und nicht trinkt, verringert mit dem Nahrungsergänzungsmittel das Darmkrebsrisiko um 44 Prozent.

▶ nachschlag

Vorsorge = Lifestyle

Für alle Krebsformen gilt: Früherkennung lohnt sich wirklich. Und das kann man in geretteten Leben ausdrücken: Über 90 Prozent der Brustkrebspatientinnen könnten geheilt werden, wenn der Tumor früh erkannt wird, also kleiner als ein Zentimeter ist. In den USA wird in 20 Prozent der Fälle Brustkrebs früh entdeckt, bei uns nur in fünf Prozent der Fälle. Neun von zehn Darmkrebsfällen könnten Vorsorgemaßnahmen verhindern. In 95 Prozent ist nicht der Tumor tödlich, sondern die Metastasen, die er streut.

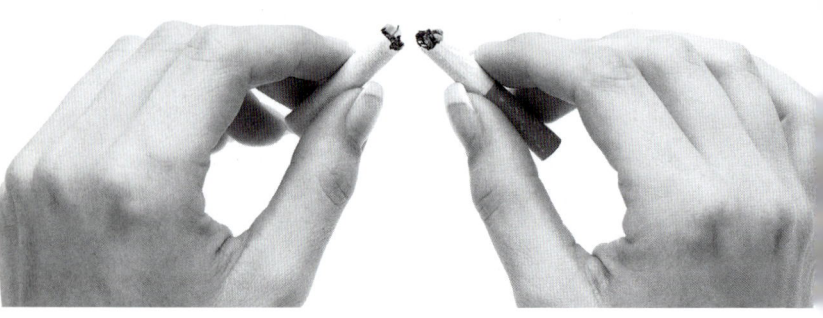

16. Rauchen Sie die letzte Zigarette

Sie kennen doch »Dallas«. Da gab's den Fiesling J. R. und seinen Gegenspieler, den trotteligen Anwalt Cliff Barnes. Mit bürgerlichem Namen Ken Kercheval. Von dem gibt's ein goldiges Interview 2008:

Frage: Ihnen wurden 1993 Teile der Lunge entfernt. Lungenkrebs. Trotzdem rauchen Sie wie ein Schlot …

Antwort: Drei Schachteln pro Tag. Ich habe nie behauptet, dass ich alle Tassen im Schrank habe.

Frage: Selbst der militante Nichtraucher Larry Hagman (der Fiesling) konnte Sie nicht bekehren?

Antwort: Nein! Ich habe ja auch nichts gesagt, wenn er pro Tag seine Kiste Champagner getrunken hat.

Das ist die reale Welt. Und da versucht nun jeder frisch gebackene Arzt, intellektuell, mit Vernunftgründen, mit der Drohmedizin seinen Patienten vom Rauchen und Saufen abzubringen. Ach Du meine Güte!

Im Lauf der Jahre wird jeder Arzt demütig. Bescheidener. Akzeptiert das Wort Sucht. Die Bedeutung von »Droge«. Weltweites Phänomen.

Muss nicht sein! Wenn Sie dem Menschen etwas Besseres anbieten, ihm eine stärkere, aber gesunde Droge offerieren, könnten Sie als Arzt Erfolg haben. Genau das nennt man Frohmedizin.

In meinen Worten: Wenn Sie etwas Wichtiges wollen im Leben, zielen Sie bitte nicht ins Schwarze, zielen Sie daneben, und es fällt Ihnen in den Schoß. Wenn Sie also den Patienten vom Rauchen abbringen wollen, reden Sie bitte nicht übers Rauchen. Sinnlos. Reden Sie über das unbeschreibliche Glück, nach 42 Kilometern über die Ziellinie zu taumeln ... Leben Sie's vor. Nehmen Sie ihn mit und ... Sie haben eine Sucht durch eine glückhafte andere ersetzt.

Einfach aufhören!

Eine Pille schlucken, im Sessel sitzen und die Letzte rauchen? Vergessen Sie Ihre frommen Wünsche. Tun Sie etwas anderes. Geniales. Unerwartetes. Überraschen Sie Ihr Suchtzentrum im Gehirn: Laufen Sie! Und Sie wollen gar nicht mehr rauchen. Das ist DIE Lösung. Ein Läufer hört von allein mit dem Rauchen auf – ohne darüber nachzudenken. Das ist das ganze Geheimnis. Oder haben Sie schon mal einen Marathonläufer mit Kippe im Gesicht gesehen?

Darf ich's noch mal versuchen? Durch welches Türchen schlüpf ich denn in Ihr Unterbewusstsein? Also los: Laufen, täglich laufen ist nämlich nachweislich eine Sucht. Mit Entzugserscheinungen, wenn Sie pausieren. Laufen heißt nichts anderes, als eine (schädliche) Sucht, nämlich Rauchen, zu ersetzen durch eine (hochgesunde) Sucht. Finden Sie die Idee nicht auch raffiniert?

Verlangen hat einen Namen: Dopamin

Jede Zigarette erhöht den Dopaminspiegel im Gehirn. Ein geheimnisvoller Botenstoff, der Sie hellwach stimmt, glücklich stimmt, wie ein Filter wirkt für das Graue im Leben. Grau nicht durchlässt. Sie das Leben fröhlicher erleben lässt, die Denkschärfe erhöht, Sie wacher, fitter, dynamischer macht. Dopamin ist das Verlangen. Das Wollen. Der Neurotransmitter, der Lust macht auf mehr, mehr Sport, mehr Aktion, mehr Arbeit, mehr Sex. Viel Dopamin heißt schlank. Sie essen nicht, Sie arbeiten lieber. Weiß jeder Raucher direkt nach der Zigarette …

Und wenn man das Rauchen einstellt, wird man »normal«. Fehlt dieser Antrieb, diese Dynamik, diese Denkschärfe. Man sitzt da und … Sie ahnen es: Holt sich seine Genüsse peroral.

Dopamin heißt also der Zauberstoff. Der den Raucher schlank hält. Und voller Antrieb – und abhängig. Meine Güte! Da weiß ich was Besseres: Dopamin, das mach ich mir selbst! Ohne Zigarette. Hab ich ständig im Gehirn. Oh! Wie denn? Dopamin wird gemacht aus einer Aminosäure, dann, wenn ein paar Helferlein da sind. Wird gemacht aus Phenylalanin, dann wenn Methionin, Vitamin C, Magnesium da sind. Die Helferlein. Können Sie alle essen. Gibt es in Gottes freier Natur.

Schnell mehr Dopamin – ohne Nikotin

Sie brauchen reines Eiweiß, möglichst fettfrei, damit es schnell und ohne Verzögerung ins Blut kommt, damit die Bausteine Phenylalanin und Methionin für die Bildung von Dopamin zur Verfügung stehen. Dazu tüchtig Obst und zusätzlich Vitamin C (glauben Sie bitte nicht an die »heimische« Kiwi) – und der Magnesiumspiegel im Blut muss stimmen. Haben Sie alles nicht so ohne Weiteres. Eiweiß haben Sie in aller Regel zu wenig im Blut. Haben Sie nur nicht gewusst. Die essenzielle Aminosäure Phenylalanin haben über 15 Prozent von Ihnen zu wenig im Blut. Und Methionin haben 40 Prozent von uns nicht genug. Kann man ja messen. Täglich. Vitamin C haben Sie mit Sicherheit zu wenig. Auch Magnesium. Steckt im Essen nicht mehr drin. Müssen Sie zusätzlich nachtanken. Aus der Apotheke. Die Apotheke ist ein Freund.

Hilft uns. Macht unsere Fehler gut. Unsere Düngungsfehler am Boden, unsere Saure-Regen-Fehler, unsere Obst-im-Keller-liegen-lassen-Fehler …

Eiweiß, Magnesium, Vitamin C …

… und Dopamin steigt an, und Sie werden oder bleiben schlank. Wie Ihnen fast jeder Raucher beweist. Und Sie schlagen gleich zwei Elefanten mit einer Klappe, denn Dopamin heißt auch der Grund, warum wir zum Stück Schokolade greifen.

Der Weg zum Nichtraucher

▶ Beschließen Sie: An dem Tag X rauche ich die letzte Zigarette. Decken Sie sich dann für den nächsten Tag mit Äpfeln ein – das ersetzt den oralen Genuss. Ein Vitamin-B-Präparat hilft gegen Entzugserscheinungen.

▶ Machen Sie sich Ihr Dopamin selbst. Mit täglich vier Eiweißshakes, viel Obst, drei Gramm Vitamin C und 600 Milligramm Magnesium.

▶ Machen Sie sich bewusst, wie stark ihr Wille ist. Machen Sie einmal eine Liste, was Sie kraft Ihres Willens im Leben schon erreicht haben. Wird eine Menge sein. Und dann setzen Sie diesen starken Willen gegen die lästige Gewohnheit ein. Wir können kraft unserer Gedanken Muskeln wachsen lassen, die Selbstheilungskräfte anregen und die Zigarette so hassen, dass wir sie nicht mehr brauchen, nicht mehr wollen.

▶ Dann laufen Sie los. Bewegen Sie sich jeden Tag eine Stunde. Fühlen Sie, wie sich Ihr Körper in dieser Stunde mit Sauerstoff vollpumpt. Sie mit Vitalität und Wachheit ausstattet. Ein schönes Gefühl. Das Ihnen jede Zigarette raubt.

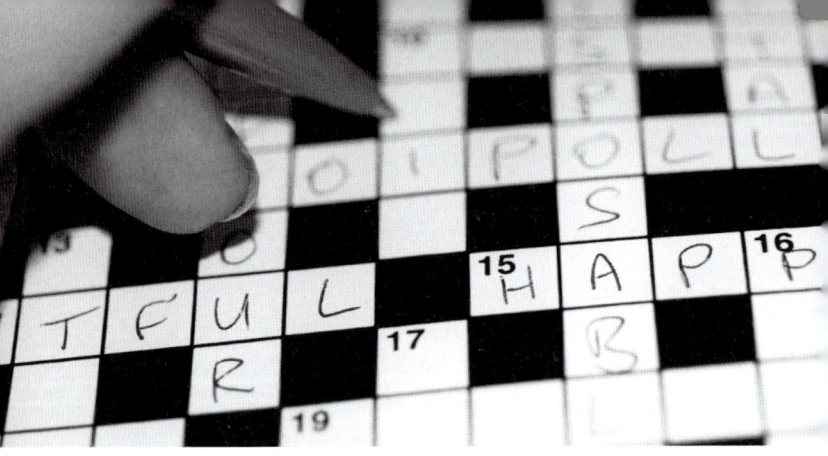

17. Pflegen und benutzen Sie Ihr Gehirn – nicht nur zu fünf Prozent

Für die kleinen Gemeinheiten in Deutschland ist der SPIEGEL zuständig. In der Ausgabe zum Jahresende 52/2008 finden wir auf Seite 115 eine elegante Aussage über Essverhalten und Gehirn. Nämlich: »Bei regelmäßigen Fressattacken geht es dem Denkorgan aus bisher noch ungeklärten Gründen sogar an die Substanz. Das jedenfalls lässt eine Kernspin-Untersuchung von Übergewichtigen fürchten: Je mehr die Probanden auf die Waage brachten, desto weniger wog ihr Gehirn.«

Dumm aber auch. Ein Faktum? Glaubhaft? Zum Glück fallen einem beruhigende Gegenbeispiele ein, wie zum Beispiel der momentane Umweltminister Gabriel. Der im Bundestag am Rednerpult ganz offiziell den Satz »lieber dick als dumm« geprägt hat. Und er ist schließlich Fachmann.

Ja, wie ist denn das mit dem Gehirngewicht? Sie wissen alle, dass die Gehirnzellen selbst etwa 500 Gramm wiegen.

Nur … die sind für sich wertneutral. Zu nichts nütze. Entscheidend sind die Verknüpfungen, die Verbindungen der Gehirnzellen. Die Neuronen. Unser Datenspeicher. Unser Gedächtnis. Und das wiegt immerhin ein Kilogramm.

Laut SPIEGEL bei Übergewichtigen eher nicht. Eine in unserer Gesellschaft politisch unkorrekte Aussage. Selbst wenn im Kernspin bewiesen. Erinnert so an Professor Kern, Uni Lübeck, der bei Übergewichtigen weniger für das Ge-

Info

Reinste Nervennahrung: Vitamine

Alzheimerforscher wissen längst: Länger während der Vitaminmangel trägt entscheidend zu Alzheimer bei. Wer sich von Fertigprodukten ernährt, Obst nur aus Dosen isst, von Junkfood, Tütensuppen oder Wurstbroten lebt, dem fehlen die Vitamine A, C und E. Genau diese Vitamine fehlen Alzheimerpatienten. Und gibt man diese Vitamine, sinkt das Alzheimerrisiko. Warum ist das so? Sie wissen bereits: Das Gehirn besteht zu 60 Prozent aus Fett. Aus gesundem Fett, zum Beispiel aus Omega-3-Fettsäuren, nicht aus Griebenschmalz. Und die müssen geschützt werden, damit sie nicht ranzig werden. Und das tun diese Vitamine. Sie wirken als Antioxidantien. Schützen das Gehirn vorm Ranzigwerden, vor Demenz, vor Alzheimer. Auch bei Morbus Parkinson oder Depressionen oder multipler Sklerose haben die Forscher Vitaminmängel festgestellt. MS-Kranken fehlt es zum Beispiel an Vitamin D. Deswegen trifft man im dunklen Norden mehr MS-Kranke als im sonnigen Süden. Vitamin D kann der Körper nämlich selbst herstellen. Er braucht nur Licht.

dächtnis entscheidende Insulinrezeptoren im Gehirn nachweisen konnte. Und der daraufhin den Satz prägte: »Je dicker, desto schlechter das Denkvermögen.«

So darf man in Deutschland nicht forschen. Denn, bleiben wir fair: Neben der Masse des neuronalen Netzes gibt es ja wohl auch noch Qualität. Inhalt.

Und Qualität misst das Kernspin nicht. Also kann Minister Gabriel sehr wohl Recht haben. Kann.

Na, ja, ich würde vielleicht doch erst mal abnehmen, mit gehirngerechtem Essen – und Benutzen der Beine …

Müsli zum Frühstück?

… ist unabdingbar für die geistige Leistung Ihrer Kinder. In der Schule. Für Ihre Leistung im Büro. Und für den Bauarbeiter, für schwere körperliche Arbeit. Das geht ja noch weiter: Frühstücke wie ein König, heißt es. Bedeutet: Hau rein! Kohlenhydrate sind also am Morgen unerlässlich.

So hat man Sie erzogen. Und so sieht Deutschland aus. Das fetteste Land Europas.

Prof. Andrews von der Universität Melbourne hat da eine ganz andere Sicht. Ist halt ein Wissenschaftler. Der hat nämlich bewiesen, dass »Zucker und andere Kohlenhydrate die Zellen zur Appetitkontrolle im Gehirn schneller sterben lassen. Die Folgen sind mehr Hunger und Übergewicht«.

Er erklärt uns recht anschaulich, dass bei leerem Magen das Hormon Ghrelin dem Gehirn Hunger signalisiert. Wenn dann genügend in den Magen gefüllt wurde, kommen Nervenzellen, Gehirnzellen mit dem Namen POMC ins Spiel. Sie signalisieren dann dem Körper das Sättigungsgefühl. Und genau diese Stoppzellen im Gehirn werden – auf dem Umweg über freie Radikale – von Zucker und Kohlenhydraten zerstört. So Prof. Andrews. Ein Wissenschaftler.

Wir in Deutschland haben dagegen Ernährungsexperten.

Dipl. oec. troph. Die uns seit über 50 Jahren mit so lustigen, wenn auch leider folgenschweren Märchen vom gehaltvollen, kohlenhydratreichen Frühstück unterhalten.

Liebe Freunde: Aufwachen!

Legales Doping fürs Gehirn: Eiweiß

Besser denken, mehr merken, kein Problem mit Neurotransmittern. Wozu braucht das Gehirn Neurotransmitter? Damit die Nervenzellen im Gehirn Impulse untereinander weitergeben können. Diese Impulse übertragen Informationen von Nervenzelle zu Nervenzelle. Die Neurotransmitter sind so wichtig wie das Öl für einen Benzinmotor. Stehen sie dem Gehirn nicht mehr ausreichend zur Verfügung, kann es Daten nicht mehr so gut verarbeiten. Man wird langsam vergesslich.

Merken Sie sich die fünf Aminosäuren fürs Gehirn

Was baut das Gehirn auf, regt es an, entspannt es? Eiweißstoffe der Nahrung, die Aminosäuren. Ohne sie keine Botenstoffe, keine gute Laune, keine Konzentrationsfähigkeit. Diese fünf sollten Sie sich merken:

1. Lysin. Bewährt sich bei Antriebslosigkeit, Konzentrationsstörungen und Gedächtnisschwäche. 1500 Milligramm erhöhen in Studien die Lernfähigkeit von Studenten.

2. Phenylalanin. Hilft gegen Depressionen, schenkt Selbstvertrauen, kurbelt die Motivation und die geistige Leistungsfähigkeit an.

3. Tryptophan. Entspannt und fördert den Schlaf. Aus Tryptophan bastelt sich der Körper Serotonin, den Botenstoff der süßen Träume, der guten Laune und der perfekten Erinnerung. Auch Depressionen und Ängste werden mit Tryptophan behandelt.

4. Tyrosin. Daraus stellt der Körper die Neurotransmitter Dopamin und Noradrenalin her – die machen wach und aufmerksam.

5. Serin. Auch diese Aminosäure spielt eine Rolle bei der Energieversorgung und ist ganz wichtig für das Gehirn und das Nervengewebe. Serin kurbelt die Produktion von Acetylcholin an, dem Botenstoff für ein waches Gehirn, ein besseres Gedächtnis und leichteres Lernen.

Und woher bekommen Sie diese fünf Aminosäuren? Indem Sie täglich Eiweißlieferanten essen, die auf der Esspyramide (Seite 141) auf der zweiten Stufe stehen. Und wenn Sie keine Zeit zum Kochen haben, dann mixen Sie sich einen Eiweißshake. Aus einem guten Pulver, das Ihnen all die essenziellen Aminosäuren liefert.

▶ **nachschlag**

Die intelligente Sache mit Vitamin B1

Kürzlich mussten zwei Babys in Israel sterben, damit die Menschen in Deutschland endlich glauben, dass ein Vitamin lebenswichtig ist. In diesem Fall das Vitamin B1, das in der Sojamilch nicht drin war. Ein sehr wichtiges Gehirnvitamin.

Wenn's im Kopf nicht mehr so richtig läuft, gibt man hoch dosiert Vitamin B1 (Thiamin). Das gibt man dem Dementen, dem Alkoholiker, dem Depressiven ... Warum eigentlich dann, wenn's zu spät ist? Kann man doch umkehren. Vorher geben, damit es gar nicht erst so weit kommt.

45 Prozent unserer Männer leiden unter B1-Mangel – und 61 Prozent der Frauen. Und was passiert da? Man ist halt müde, antriebslos, ohne Freude, ja sogar aggressiv. Ganz einfach, weil Vitamin B1 im Energiestoffwechsel nötig ist (macht aus Kohlenhydraten Glukosemolekülchen, die das Gehirn zum Denken braucht).

Zucker macht das Hirn kaputt ...

Das Gehirn lebt von Zucker. Wenn Sie nun aber ständig Zucker essen, führt das zur Insulinresistenz, zu Diabetes. Das Insulinsystem stimmt im ganzen Körper nicht mehr – auch im Gehirn. Und das ist fatal. Dann können die Nervenzellen nämlich keinen Zucker mehr aufnehmen. Und wissen Sie, was dann passiert? Logisch. Dann stellt das Gehirn seine Tätigkeit ein. Ohne Zucker keine Gedanken.

Dann verwundert auch folgender Fakt nicht: Wer als Erwachsener einen Diabetes entwickelt, hat ein um 66 bis 127 Prozent erhöhtes Risiko, an einer Demenz oder Alzheimer zu erkranken.

... Fettmangel macht dumm

Zu hoher Fettkonsum erhöht das Demenzrisiko auf etwas mehr als das Doppelte. Jetzt sollten Sie nicht sagen: »Aha! Schon geahnt.« und weiterblättern … Das gilt nämlich nur für das ungesunde Fett. Das »bad fat« aus Fertigprodukten, das aus der Industrie, das aus dem Braten und der Wurst. Für Fit-Fette ist das Gegenteil der Fall.

Da haben sie was angerichtet, unsere Ernährungsexperten, mit ihrem Rat: Zählt Fettaugen, spart Fett. Weil die Menschen ihr Herz schützen wollten, handelten sie sich halt Gehirnleistungsstörungen, Depression oder Alzheimer ein. Das Gehirn braucht Fett, Omega-3-Fette aus Fisch und bestimmten pflanzlichen Ölen. Diese stecken zum Beispiel in Avocado, Oliven-, Raps- und Leinöl und Nüssen. Auch in Walnüssen – kann man sich gut merken, weil die wie kleine Gehirne aussehen.

B-Vitamine gegen die Vergesslichkeit

Lässt sich Demenz mit Hilfe von B-Vitaminen verhindern? Darüber beginnen die Forscher gerade zu diskutieren. Ich

Was Kinder brauchen

▶ Schwangere müssen ihren Nachwuchs mit ausreichend Omega-3-Fettsäuren versorgen. Man weiß heute, dass der Mensch 70 Prozent seiner gesamten Hundert-Milliarden-Neuronen-Gehirnmasse im Mutterleib bildet. Umso alarmierender ist die US-Studie, nach der sich die meisten Frauen nur 18 Prozent der Menge an Omega-3-Fettsäuren zuführen, die für Schwangere empfohlen werden. Mit Fisch den Omega-3-Bedarf zu decken ist schwierig während der Schwangerschaft. Steckt leider auch Quecksilber drin. Darum empfehle ich dann Omega-3-Fettsäuren als Nahrungsergänzung.

▶ Nur jedes zehnte Kind wird ein halbes Jahr lang gestillt. Die Folge: Der IQ sinkt um zehn Prozent. Die Natur kann es nämlich besser als der Babynahrungsproduzent.

▶ Im bunten Gläschen fehlen manchmal Eisen, Vitamine und Fett. Alles wichtig für den Hirnaufbau.

▶ Ohne Eisen (Fleisch, grünes Gemüse) können Schulkinder nicht denken. Es kommt zu wenig Sauerstoff ins Gehirn. Der IQ fällt in den Keller, und die Leistung sinkt um mindestens eine Schulnote. Eisen kann man messen.

▶ Ohne Zink weniger Nervenverknüpfungen, weniger Synapsen. Dumm. Viele Kinder leiden unter Zinkmangel. Kann man messen. Schuld ist Fastfood.

▶ Zucker (vom beliebten Schokonusscreme-Brot über den Schokoriegel bis zum Softdrink) raubt den Kleinen Geisteskraft. Sie schneiden bei IQ-Tests schlechter ab, haben schlechtere Noten und schlechtere Laune.

▶ Halten Sie Ihre Kinder von Süßstoffen fern. Die Blut-Hirn-Schranke ist noch nicht so gut ausgebildet. Gewisse Süßstoffe stehen in Verdacht, Hirnschäden auszulösen.

diskutiere nicht mit, sondern sage Ihnen: Das ist die billigste und effektivste Möglichkeit, Demenz vorzubeugen. Es geht um Homozystein. Hat man dieses Gefäß- und Nervengift im Blut, leidet auch der Kopf. Aktuelle Studien zeigen: Homozystein macht Demenz. Guckt man die Daten aus der bekannten Framingham-Studie an, steigt das Demenzrisiko um 40 Prozent an, wenn Homozystein über fünf ansteigt. Darum empfehle ich meinen Forever-Young-Lesern seit Jahren: Homozystein unter zehn halten, besser unter fünf.

Ein Wort zur Folsäure ...

Folsäure haben Sie bestimmt nicht genug. Sie haben genug, wenn Sie viel lächeln, kreativ sind, so richtig viel Lust auf alles haben. Sie haben nicht genug, wenn Sie eher unlustig sind. Müde. Mürrisch gucken. Folsäure arbeitet nämlich an der Produktion der Nervenbotenstoffe im Gehirn mit, die Sie antreiben, glücklich machen: Serotonin, Noradrenalin und Dopamin.

Nun haben die Deutschen so gut wie keine Folsäure. Nur ein Prozent nimmt täglich die minimale Menge von 400 Mikrogramm zu sich. Weil die Folsäure nämlich aus dem Essen verschwindet, wenn es verarbeitet wird. In den USA tut man deswegen per Gesetz die Folsäure ins Brot, in die Nudeln. Und unsere liebe Deutsche Gesellschaft für Ernährung sagt immer noch: Sie brauchen keine Vitaminpillen, steckt alles im Essen. Ja, in 3,5 Kilo rohem Brokkoli, in 1,5 Kilo Weizenvollkornbrot, in einem Kilo Kopfsalat – frisch vom Feld.

... ein weiteres zu Vitamin B6

53 Prozent der Männer und 76 Prozent der Frauen sind unterversorgt. Merkt man eigentlich. Man kann sich schlecht konzentrieren, hat miese Laune, null Antrieb. Also ich kenn da viele, denen es so geht. Ältere Menschen leiden häufig un-

ter schwerem Mangel: Das Immunsystem bricht zusammen, und der Geist verwirrt. B6 steckt übrigens in Fisch, Geflügel, Vollkornprodukten und Gemüse.

... und eines zu B12

Studien zeigen: Fehlt es an Vitamin B12, begünstigt das die Entstehung von Demenz. Vitamin B12 kommt fast nur in tierischen Lebensmitteln vor (Fleisch, Milch, Eier, Käse). Aus diesem Eiweißverband muss es im Magen gelöst werden. Die Magenschleimhaut produziert ein Transportschiffchen für B12, den Intrinsic Factor. Mit ihm kommt das Vitamin B12 dann vom Dünndarm ins Blut. Nun gibt es Menschen, bei denen klappt das nicht so recht. 30 Prozent der über 60-Jährigen haben eine chronische Gastritis, ohne dass sie es merken. Und denen fehlt dann B12, das nennen die Ärzte funktionellen B12-Mangel, und der macht dann mit der Zeit blöd. Denn ohne B12 wird das Gefäßgift Homozystein nicht entsorgt. Und das wiederum sorgt dafür, dass das Gehirn nicht mehr richtig durchblutet wird. Dumm. Und besonders dumm ist: Man müsste ja nur etwas tun, was nicht weh tut. Eine Vitaminpille schlucken mit Folsäure, Vitamin B6 und B12, und schon kriegt man keine Demenz.

Klug nenne ich meine Frau

Und kann Ihnen heute sogar eine wissenschaftliche Begründung liefern.

Da gibt es im MIT (Massachusetts Institute of Technology), also in der weltweit wohl führenden Denkfabrik einen Professor Dr. R. Wurtmann. Ein Pharmakologe. Der drei Nahrungsinhaltsstoffe ausfindig gemacht hat, die wie Dünger auf das Gehirn wirken, wenn man sie zusammen verzehrt. Nämlich Uridin-Monophosphat (also Phosphor!), typisch in Rüben enthalten, Cholin aus dem Eigelb und Omega-3 aus Fischöl.

Wenn man Mäuse drei Wochen lang damit verköstigt, bilden sich 30 bis 40 Prozent mehr Synapsen, also genau die Strukturen, die z. B. bei Alzheimerpatienten zuerst verloren gehen. Und damit das Gedächtnis. Ist das nicht sensationell?

Was mich so elektrisiert, ist, dass meine kluge Frau jeden Tag mit drei hart gekochten Eiern beginnt. Also mit Cholin. Und jeden Tag sechs Gramm Omega-3-Fettsäuren zu sich nimmt. Sechs Gramm. Das tun Sie nicht. Die DGE empfiehlt ein Gramm. Der Deutsche nimmt im Durchschnitt 0,1 Gramm zu sich. Meine Frau sechs Gramm. Und zusätzlich ernährt sie sich betont von Nüssen, also phosphatreicher Nahrung.

Klugheit scheint essbar.
Ist das nicht aufregend?

PS: Weshalb sechs Gramm Omega-3? Meine Frau hat einen Ehemann, der die richtige Dosis im Blut bestimmt. Wenn Sie jetzt lächeln: Meine Frau hat schon als Zehnjährige ver-

▶ **nachschlag**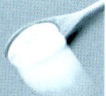

Was Ärzte nicht messen

Was Ärzte leider nicht immer wissen: Kommt der Patient mit beginnender Vergesslichkeit, dann untersucht der Arzt bestimmt kein Vitamin B12. Steht nämlich nicht im großen Blutbild. Falls er aber dann doch B12 misst, dann das Billigste, den Gesamt-B12-Gehalt. Der zeigt aber gar nichts. Man muss das Holotranscobalamin II messen. Machen nur große Blutlabors in Deutschland. Nur das sagt über den tatsächlichen Zustand etwas aus. Also eine der wichtigsten Methoden gegen Verblödung: Sobald man seinen Schlüssel vergisst, seine Brille verlegt, B12-Haushalt checken lassen! Und Vitamin B12 nehmen.

kündet, dass sie dermaleinst einen Arzt heiraten würde. Klug schon damals!

Unverzichtbar im Pflegeset für den Kopf: Mineralien

Zink bringt die grauen Zellen auf Trab

Zink mischt bei vielen biochemischen und physiologischen Prozessen im Gehirn mit, als Bestandteil von Nervenzellen, beim Weiterleiten von Nervenreizen. Zink ist noch über eine andere Schiene an der Förderung der Hirnleistung beteiligt. Über Testosteron. Das Powerhormon sorgt für inneren Antrieb, Durchsetzungsvermögen, Konzentration und geistige Frische. Was der Körper unter anderem dringend braucht, um Testosteron zu bilden, ist Zink.

Ein Zinkmangel kann die mentale Fitness, besonders Erinnerungsvermögen und Konzentrationsfähigkeit, deutlich mindern. Dem beugen Sie vor: Mit täglich 25 bis 50 Milligramm vom Denkerstoff. Holen Sie sich Zink aus der Apotheke.

Selen nicht vergessen

Selen ist ein potentes Antioxidans, fängt freie Radikale ab und schützt uns so vor den Schäden durch oxidativen Stress. Davon profitieren die Hirnzellen: Antioxidanzien können vor dem Verlust der grauen Zellen schützen und die geistige Leistungsfähigkeit länger erhalten. Selen hilft auch, Schwermetalle wie Blei und Quecksilber aus unserem Körper zu leiten. Beides Stoffe, die Intellekt und Gedächtnis beeinträchtigen und zu Lernschwäche bei Kindern führen können. Selen pusht die geistige Kondition und die Laune. Sie brauchen 200 Mikrogramm pro Tag.

Eisen bringt frischen Wind ins Gehirn

Eisen liefert nicht nur den Muskelzellen ein Plus an Sauerstoff, sondern auch den Hirnzellen. Schon ein klitzekleiner Eisenmangel kann die Leistungskraft des Gehirns vermindern, Konzentration und Lernfähigkeit herabsetzen. Besonders bei Kindern. Studien zeigen: Eisenmangel in der Kindheit drosselt die Entwicklung der Intelligenz. Gibt man leistungsschwachen Kindern Eisen in der Schule, wachen sie plötzlich auf. Tun auch Erwachsene.

Lassen Sie mal Ihren Eisengehalt messen. Frauen brauchen täglich 15, Männer zehn Milligramm. Oft mehr. Messen!

Mangan für die Konzentration

85 Prozent der von mir untersuchten 20 000 Manager hatten deutlich zu wenig Mangan im Blut. Die Folgen: Kon-

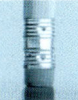

Kluge Menschen brauchen alles ...

Das gilt für den Menschen: Essen heißt, alle essenziellen Nährstoffe aufnehmen, alle 47. Das gilt auch für sein Gehirn. Es macht keinen Sinn, Eisen zu nehmen, um endlich wieder mal aufzuwachen. Sie brauchen Eisen und Eiweiß. Dann kriegen Sie mehr Hämoglobin, das Ihr Gehirn mit mehr Sauerstoff versorgt. Das Sie fixer denken, besser merken lässt. Dazu brauchen Sie alle B-Vitamine, Sie brauchen alle Antioxidanzien. Ist der Kopf nicht leistungsfähig, dann messen Sie mal im Blut. Füllen Sie auf, und plötzlich sprudeln die Ideen – und auch die Demenz klopft ziemlich wahrscheinlich nicht an.

zentrationsmangel und wenig Energie. Denn bei zu wenig Mangan sinkt der Blutzuckerspiegel im Gehirn: Das Spurenelement dirigiert den Umbau der gespeicherten Kohlenhydrate in Glukose, die Hirnnahrung Nummer eins. Wie steht es um Ihren Manganspiegel? Mangan steckt in schwarzem Tee, Vollkorn oder Hülsenfrüchten. Sie brauchen fünf Milligramm am Tag.

Chrom für mehr Gehirnfitness

Was gestressten Schreibtischtätern ebenfalls meist fehlt, ist Chrom. Wer sich viel konzentrieren muss, sein Gehirn benutzt, verbraucht auch viel Chrom. Denn Chrom mischt mit im Energiestoffwechsel des Gehirns, befördert Zucker direkt in die Nervenzellen. Die leer geräumten Chromspeicher müssen wieder aufgefüllt werden, sonst bleiben Aufnahmefähigkeit und Konzentrationsvermögen auf der Strecke. Mit Tee, Vollkorngetreide und Naturreis, Nüssen und Samen, Fleisch und Pilzen stocken Sie Ihr Chromreservoir auf.

Laufen Sie der Demenz doch einfach davon

Wir befinden uns im Bereich der Hirnforschung, an der vordersten Front der Medizin. Täglich kommen aus Hunderten von Fachzeitschriften neue Erkenntnisse hinzu. Wir wissen inzwischen, dass sogar die Anzahl der Hirnzellen wieder zunehmen kann. Bisher waren wir der Meinung, dass Gehirnzellen sich nicht teilen, nicht vermehren, höchstens absterben. Heute ist klar: Alles Unfug! Das gilt vielleicht für den sitzenden Menschen. Beim laufenden Menschen bilden sich sogar neue Gehirnzellen und mehr Verknüpfungen. Das Gehirn wird größer.

Und noch mehr passiert: Die Blutversorgung des Gehirns verbessert sich, weil die Anzahl der Blutgefäße im Gehirn zunimmt. Das heißt im Klartext: In jeder Minute fließen mehr Sauerstoff und Nährstoffe zu den Gehirnzellen. Das Gehirn wird besser versorgt, wird wieder wach. Der Mensch wacht auf.

Dummen Mäusen macht man Beine

Dass man seine Gehirnleistung im Alter nicht nur halten, sondern sogar verbessern kann, beweist ein Experiment mit alten Käfigmäusen. Da wurden die Mäusegreise in eine Art Mäuse-Fantasyland mit Brücken, Treppen und Labyrinthen umgesiedelt. Sie freuten sich und rannten viel herum. Schon nach wenigen Monaten erschienen die Probanden wie verjüngt. Ihre Bewegungskoordination nahm zu, sie konnten besser Aufgaben lösen. Sie waren sogar fitter als ihre jüngeren Artgenossen, die im Käfig gehalten wurden. Schließlich wurden ihre Gehirne wissenschaftlich untersucht. Da zeigte sich, dass die Anzahl der Synapsen und Verästelungen im Gehirn trotz des Alters zugenommen hatte.

Darum glauben Sie mir: Die jüngsten Gehirne haben die Menschen, die ihre Beine benutzen. Die laufen.

Läufer werden wache Menschen

Sie haben also mehr Blutgefäße im Gehirn, mehr Gehirnzellen, ein sich stärker verzweigendes neuronales Netz. Wir haben eben in der Forschung, ja, in der Medizin immer nur mit sitzenden Menschen zu tun gehabt. Der laufende Mensch kennt diesen Gehirnalterungsprozess nicht. Im Gegenteil: Seine Gehirnleistung nimmt ständig zu. Und das finden Sie auch in der Natur. Tiere werden im Laufe ihrer Lebensspanne nicht dümmer, sondern gescheiter. Meine Dressurpferde merken sich ihre Lektionen bis ins Alter von 25 Jahren, das heißt bei Pferden uralt. Sie sind wach und präsent und freuen sich ihres Lebens. Undenkbar für einen 110-, 90-, ja sogar die meisten 80-jährigen Menschen. Außer, er läuft.

Die Geschichte mit den gescheiten Ratten

Forscher der Ruhr-Universität Bochum setzten kranke Ratten, mit abgestorbenen Gehirnzellen und körperlich behindert, in ein Gehege. Den Futternapf konnten sie nur durch Klettern oder Balancieren erreichen. Und was passierte? Nach einem halben Jahr übernahmen intakte Gehirnzellen die Aufgabe von den kaputten, die Ratten wurden wieder beweglich und jung. Die Forscher ziehen daraus den Schluss: Verletzungen des Gehirns, Ausfall von Zellen, Folgen von Schlaganfällen lassen sich auch im hohen Alter noch reparieren. Ganz einfach, indem man die Beine bewegt.

Die Moleküle der Gefühle

Kennen Sie die Twinkie-Snack-Geschichte? Ein Krimi! Im November 1978 erschoss der Expolizist Dan White den Bürgermeister von San Francisco und einen Stadtrat. Er bekam sieben Jahre plus acht Monate. Warum nur? Der Gutachter argumentierte, er sei nicht bei Verstand gewesen. White habe zu viele Twinkie-Snacks und andere Süßigkeiten gegessen, was seine depressive Grundstimmung verstärkte, zu dem Doppelmord führte. Nicht bei Verstand – Mord durch Süßigkeiten. Aha. Wir vergessen immer, wie stark Ernährung, Gefühle und Verhalten zusammenhängen.

Der Charakter ist Chemie

Persönlichkeit hat ihre chemische Entsprechung im Gehirn. Für Biochemiker ist Ihre Seele eine individuelle Mischung aus Neurochemikalien. Es gibt etwa 10 000 an der Zahl. Diese Chemie in Ihrem Gehirn macht Ihre Gefühle, ob Sie lieben oder hassen, ob Sie wütend zuschlagen oder vor Freude tanzen, ob Sie träumen, wünschen oder tief betrübt sind.

All das, was Sie erfahren, was Sie erleben, was Sie fühlen, übersetzt Ihr Körper in chemische Formeln. Und diese machen es Ihnen möglich, Emotionen zu empfinden oder sich an etwas zu erinnern, zu reagieren, zu agieren. Und in Ihre Hirnchemie kann man eingreifen. Mit Chemie. Mit Medikamenten – oder Drogen.

Und Ihre Hirnchemie können Sie beeinflussen mit dem, was Sie essen. Fehlen nämlich bestimmte Nahrungsbestandteile, wichtige Aminosäuren, wichtige Fette, kann Ihr Gehirn keine Chemie produzieren, kein Wachsein, kein Merken, kein Glück.

Kennen Sie diese Moleküle der Gefühle?

▶ Acetylcholin lässt Sie lernen, denken und merken.

▶ Adrenalin und Kortison machen wach.

▶ Dopamin sorgt für wohliges Zufriedensein, kontrolliert die Bewegung, macht kreativ.

▶ Endorphine stillen den Schmerz, tauchen uns in einen Glücksrausch.

▶ Endovalium entspannt, löst Angst.

▶ Serotonin macht ausgeglichen und ruhig.

▶ Testosteron sorgt für inneren Antrieb, Dynamik sowie Aggressivität.

▶ Östrogen hellt die Stimmung auf.

Stimmt irgendetwas nicht mit den kleinen Molekülen der Gefühle, leidet der ganze Mensch. Und an diese Moleküle der Gefühle kommen Sie ganz einfach: Indem Sie genetisch korrekt essen, sich viel bewegen und den Stress ganz einfach abperlen lassen.

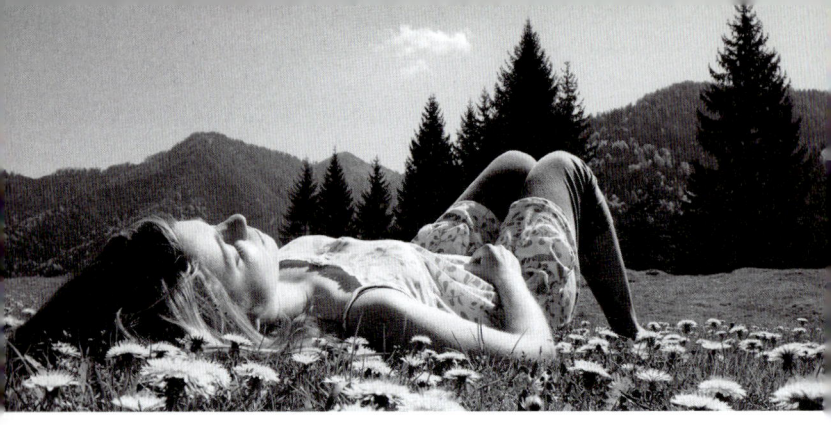

18. Lassen Sie den Stress einfach abperlen

Die Weltgesundheitsorganisation (WHO) erklärte Stress zu einer der größten Gesundheitsgefahren des 21. Jahrhunderts. 70 Prozent aller Krankheiten seien auch stressbedingt. Wir leben in einer Tempogesellschaft, im »Adrenalinzeitalter«, wie es Prof. Lothar Seiwert, Europas führender Zeitmanager, nennt: »Wir leben unter der Diktatur des Adrenalins. Hasten atemlos durchs Tempoland. Wir glauben, alles erreichen zu können, wenn wir nur beschleunigen. Zum Beschleunigen brauchen wir das Adrenalin. Es ist das Hormon der High-Speed-Gesellschaft, unserer Non-Stop-Kultur.« Na ja, und dann tauchen wir noch mit ab in eine weltweite Krise.

Stress hat viel auf der Kerbe: Erst kann man nicht schlafen, dann schmerzt der Magen, der Nacken ist verspannt, es folgen Depressionen, Herzrasen. Und irgendwann Herzinfarkt, Schlaganfall und Krebs.

Aha. Klingelt's da bei Ihnen? Erst hat man einen Schlaganfall. Und dann wird man klug. Dann legt man auch mal ein Päuschen ein. Immer noch falsch: Nötig wäre eine Pause!

Cortisol – das Hauptstresshormon

Cortisol ist unser Hauptstresshormon. Ein Hormon, das unter Dauerstress ansteigt. Und den haben wir leider in unserem ganzen Leben. Daher findet man bei uns sehr selten Cortisolwerte unter 100, sondern meistens bei 180 (typischer Manager) oder über 200. Ab 250 (Morgenwert) wird es gefährlich. Da wird der Mensch katabol, das heißt Eiweiß abbauend. Er baut nicht nur Muskelgewebe ab, sondern auch sein Immunsystem. Darum werden Menschen unter Dauerstress mit Sicherheit krank. Die richten ihr Immunsystem zugrunde. Die werden infektanfällig. Und dann auch krebsanfällig. Uralte, schon immer bekannte Zusammenhänge. Starker, anhaltender Stress kann zu allen möglichen Infektionskrankheiten, zu Krebs führen.

Cortisol ist das, was Sie in der Apotheke als Kortison bekommen. Vor dem Sie zu Recht Angst haben. Das man zum Beispiel nach Herzverpflanzungen brauchte, um das körpereigene Immunsystem zu unterdrücken. Mit viel Kortison. Damit es das fremde Herz nicht abstößt. Und die Leute wurden katabol. Der Erste mit einem fremden Herz wurde – wie Sie wissen – immer kleiner. Von Monat zu Monat ist er geschrumpft. Der hat durch die hohen Kortisondosen das Eiweißgerüst seiner Knochen abgebaut, bekam hochgradige Osteoporose und schrumpfte um 30, um 40 Zentimeter.

So sterben Lachse. Nach dem Laichen produzieren deren Nebennieren maximale Mengen Cortisol. Folge: Sie werden katabol, bauen ihr Immunsystem ab und sterben innerhalb der nächsten Tage.

Laufen baut Cortisol ab

Und dieses Hauptstresshormon steigt nun mit wachsendem Alter an. Mit wachsendem Stress natürlich. Mit wachsender Anspannung. Aber: Es kann gesenkt werden, durchs Laufen. Wer Ausdauer läuft – eine halbe Stunde oder auch mehr beim richtigen, entspannten Puls –, baut nachweislich Cortisol ab. Wird also wieder anabol. Eiweiß aufbauend. Wird wieder jugendlich. Verbessert sein Immunsystem. Und kann so wirksamer vorgehen gegen Bakterien, Viren und Krebszellen. Ein niedriger Cortisolspiegel hält Sie gesund. Wichtig: Wenn Sie bei einem zu hohen Puls laufen, wenn Sie zu lange, zum Beispiel einen Marathon, laufen, dann steigt das Cortisol. Hat man nachgewiesen bei älteren, um die 60-jährigen Marathonläufern, die wöchentlich 120 bis 150 Kilometer trainiert haben. Die hatten alle erhöhte Cortisolspiegel und wurden katabol. Solches Laufen meine ich hier natürlich nicht. Bei mir geht es um den täglichen halbstündigen, entspannten Dauerlauf beim richtigen Puls.

Stress macht alt

Age heißt altern. Und AGE's ist die Abkürzung für Advanced Glycation Protein Endproducts. Ins Deutsche übertragen

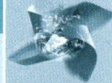

▶ am puls der zeit

Stressverpappte Gefäße

Forever-Young-Leser wissen: Stress schlägt Kerben in die Adern. Und dort lagert sich's ab. Haben Wissenschaftler der Charité in Berlin bestätigt. Wer mit Herzinfarkt auf der Intensivstation aufwacht und vermutet, der viele Stress war's, hat Recht. Stress schüttet Adhäsionsmoleküle (so was wie Klebstoff) und Interleukin aus. Interleukin lockt Immunkörper aus dem Blut an die Zellwände, und der Klebstoff pappt sie schön fest. So dass die Gefäße langsam enger und enger werden.

heißt das so viel wie Milchkaramell-Bonbons in den Adern. Dies ist jetzt wichtig, und das sollten Sie sich merken: Die AGE's entstehen in Ihrem Körper, wenn Sie unter Stress stehen. Weil dann der Blutzucker mit Eiweiß reagiert. Und diese klebrigen Bonbons heften sich an die glatten Innenwände Ihrer Gefäße. Sie verbinden sich mit den Endothelzellen, den Zellen der Gefäßwand. Und was tun sie da? Sie schädigen das Gewebe. Machen Ihre Gefäße kaputt, machen sie eng, fördern die Bildung von noch mehr aggressivem Sauerstoff und lassen Zellen altern. AGE's heißt alt werden. Und krank werden. Sie machen zum Beispiel Diabetes mellitus, Niereninsuffizienz, Arteriosklerose mit ihren Folgen: Demenz, Impotenz, Schlaganfall, Herzinfarkt. Und was ist die Ursache für die gefährlichen AGE's? Stress – und zu viel Kohlenhydrate, zu viel Zucker im Blut.

Was Stress in Ihrem Körper macht

▶ Das Gedächtnis funktioniert um ein Drittel schlechter, so Untersuchungen der Universität Zürich.

▶ Dauerstress macht dauernd erhöhte Cortisolwerte. Das Stresshormon zerstört das Immunsystem, begünstigt Diabetes und Übergewicht.

▶ Stress lässt den Blutdruck und die Blutfettwerte ansteigen.

▶ Cortisol zerstört bestimmte Gehirnareale, das führt erst zu Konzentrationsschwäche und dann zu frühzeitiger Demenz.

▶ Manche Menschen schütten dauergestresst auch plötzlich weniger Cortisol aus. Die Folgen: Man ist stressempfindlicher und schmerzempfindlicher, man erkrankt an Angst, Burn-out-Syndrom und Depression.

Stress kann man messen

Zum Beispiel in Ihrem Speichel in Form von Cortisol. Der Cortisolspiegel ist übrigens schon morgens in Ihrem Speichel erhöht. Eine halbe Stunde nach dem Aufstehen. Aber nur an Arbeitstagen. Am Wochenende nicht. Das zeigt: Allein der Gedanke an die Arbeit stresst viele Menschen.

»Krisen« Sie nicht mit: Optimisten leben länger

In unseren Genen steckt eine Lebensversicherung. Die heißt: Fight or Flight. Kampf oder Flucht. Hätten wir diese Lebensversicherung nicht, würden wir in den auf der Autobahn ausscherenden LKW einfach reinfahren. Würden nicht reagieren. Tun wir aber. Denn der Hypothalamus setzt CRH (Corticotropin Releasing Hormone) frei. Dieses setzt hundert biochemische Prozesse in Gang, schickt eine Flut von Hormonen in den Körper. Noradrenalin und Adrenalin mobilisieren sekundenschnell Energie. Die Nebenniere produziert Kortisol. Das Herz schlägt schneller, Blut schießt in die Muskeln, in das Gehirn. Aufwachen! Lenkrad drehen, bremsen … den Stinkefinger zeigen. Noch mal gut gegangen. Entspannt zurücklehnen. Lächeln. Nun wäre es gut, am nächsten Parkplatz anzuhalten. Auszusteigen. Und die Stresshormone abzubauen. Drei Kilometer laufen. Tut keiner. So kreisen die Hormone noch in den Adern, schrappen ein bisschen an den feinen glatten Gefäßwänden rum. Geht schief auf die Dauer.

Wir brauchen Stress. Jeden Tag. Um flexibel zu sein, Neues zu lernen, Aufgaben zu bewältigen. Ein bisschen Stress weckt den Geist, aktiviert den Körper, lädt uns mit Energie auf. Kleiner Stress ist pure Herausforderung. Nach der wir uns glücklich und entspannt zurücklehnen. Nur zu viel davon macht uns krank. Und zu viel machen Sie sich selbst. Mit Ihren Gedanken.

Lauter kleine Cortisolspritzchen

Es kommt nur auf Sie an, darauf, wie Sie Stress erleben. Kalifornische Forscher fanden an 700 Managern heraus: Wer

Stress als Herausforderung sieht, ist gesünder und biologisch jünger als Pessimisten. Als Menschen, die sich über alles ständig negative Gedanken machen: Ist mir zu viel. Kann ich nicht. Schaff ich nicht. Will ich nicht. Ertrag ich nicht. Der mag mich nicht. Aus dieser Krise komm ich nicht. All diese Nicht-Gedanken sind lauter kleine Cortisolspritzchen, die den Körper unter Dauerstress setzen. Und der macht krank.

Der Ich-kenne-keinen-Stress-Typ

Er hat keine Stressgene. Zu 30 Prozent ist einem Stressresistenz in die Wiege gelegt. In seiner Kindheit hat man ihn ab und zu ins kalte Wasser geschmissen, an kleinen Herausforderungen wachsen lassen – und ihm nicht nur den guten Nikolaus, sondern auch den Krampus gezeigt. Er kennt keine Feindseligkeit, keine Wut, kein Misstrauen, keinen Neid. Diese negativen Charaktereigenschaften lassen einen das ganze Leben lang in Stress baden, und dann wird es kurz: Das Herzinfarktrisiko ist um 250 Prozent erhöht. Der Mir-doch-wurscht-Typ lacht viel über sich selbst. Ein Mensch mit Humor bewältigt Stress viel besser. Er agiert sehr selbstständig. Je mehr man den Entscheidungen anderer ausgeliefert

▶ nachschlag

Magnesium killt Stress

Es ist so einfach, sich gegen den Stress zu wappnen: Nehmen Sie täglich Magnesium. 600 Milligramm aus der Apotheke. Das Max-Planck-Institut München fand kürzlich heraus: Magnesium macht schlank, sorgt für guten Schlaf und entschärft Stress. Wer regelmäßig Magnesium nimmt, hat 40 Prozent weniger Stresshormone im Blut und schläft um 80 Prozent besser.

ist, desto niedriger ist die Stressresistenz. Er hat viele Freunde – seine Beziehungen puffern ihn gegen Stress. Natürlich kennt er eine Entspannungsmethode, macht Tai Chi, Yoga oder meditiert. Und er glaubt. Der Glaube an eine höhere Macht, die das Schicksal immer zum Guten wendet, ist der stärkste Stresskiller, den es gibt. Halt. Nein. Gibt noch einen Stärkeren: Bewegung. Läufer kennen keinen Stress.

Entspannung – vom Scheitel bis zum Zeh

So kontert Ihr Körper mit Entspannung gegen Stress.

Gehirn: Das EEG zeigt mehr Alpha- und Thetawellen, also langsame, ruhige Wellen; die stehen für innere Ruhe. Im Gehirn tummeln sich mehr Serotonin-Moleküle, die Botenstoffe der guten Laune. Entspannung lindert Depressionen, baut Angst ab, puffert Aggressivität. Man schläft besser, nimmt Schmerzen weniger wahr.

Lunge: Man atmet tiefer und weniger hektisch. Das Atemminutenvolumen nimmt zu, der Körper bekommt mehr Sauerstoff – die Organe verbrauchen aber um bis zu 1/5 weniger Sauerstoff. Die Natur addiert nicht – sie potenziert. Wer das am Schreibtisch, beim Marathon umsetzen kann, gewinnt souverän.

Immunsystem: Es wacht auf. Fress- und Killerzellen machen sich auf den Weg. Futtern auch die Arteriosklerose aus den Blutgefäßen. Meditierer haben um 25 Prozent mehr Antikörper im Blut.

Herz, Kreislauf: Der Blutdruck sinkt, das Herz schlägt ruhiger. Für ein längeres Leben!

Magen, Darm: Das vegetative Nervensystem schaltet auf Beruhigung. Wirkt sich positiv aus auf Durchfall, Verstopfung, gereizten Darm oder Magen.

Muskeln: Der »Weichspülgang« für die Seele wirkt direkt auf Verspannungen der Muskulatur. Rücken- und Nackenschmerzen schwinden.

Stresshormone: Der Körper drosselt die Produktion von Adrenalin und Kortison.

Geschlechtshormone: Stress bringt den Hormonhaushalt durcheinander. Entspannungstechniken verhelfen nicht selten zum so lange erwünschten Kind.

Haut: Probleme mit Neurodermitis und Schuppenflechte kriegt man mit Hilfe von Entspannungstechniken leichter in den Griff. Den Juckreiz zum Beispiel.

Laune: Der linke präfrontale Kortex, ein kleiner Teil der Gehirnrinde, ist bei Menschen, die meditieren, aktiver. Nicht nur während der Meditation. Dieser linke Frontallappen sorgt nämlich für positive Gefühle, Enthusiasmus, gute Laune. Der rechte präfrontale Kortex ist Sitz der negativen Emotionen, der Ängste, der schlechten Laune.

Zu viel um die Ohren?

Er kommt plötzlich. Man hört auf einmal das Klingeln des Telefons, das Lachen der Kollegen auf einem Ohr schlechter. Als ob man Watte drin hätte. Diagnose: Hörsturz. Jedes Jahr verlieren 15 000 Deutsche plötzlich das Hörvermögen. Meist auf einem Ohr. Oft begleitet von einem unangenehmen Geräusch, einem Ohrensausen namens Tinnitus. Und dieser kann auch allein auftreten. In Deutschland leiden etwa drei Millionen Menschen unter Tinnitus. Sie kennen keine Stille mehr. Das ständige Geräusch im Ohr macht sie depressiv. Vincent van Gogh soll sich aus diesem Grund sein rechtes Ohr abgeschnitten haben.

Was tun bei Hörsturz?

Sofort zum Arzt. Keine Stunde warten. Schon gar nicht auf den nächsten freien Tag. Zwar kommt in 65 Prozent der Fälle das Gehör von selbst zurück. Doch wenn man nicht sofort behandelt, droht dauerhafte Schwerhörigkeit. Jedes dumpfe Gefühl auf dem Ohr, jeder Hörverlust, jedes Ohrgeräusch muss möglichst schnell abgeklärt und behandelt werden. Medikamente nehmen Einfluss auf die Hörzellen. Und der Arzt verbessert die Durchblutung mit Infusionen. Meist kommt es binnen acht bis zehn Tagen zur Besserung, manchmal dauert es aber auch ein halbes Jahr.

Tinnitus – das ewige Klingeln

Tinnitus kommt plötzlich. Jedes Jahr bei 270 000 Deutschen. Ohne Vorwarnung. In unterschiedlichsten Varianten, wie Pfeifen, Brummen, Summen, Fiepen, Dröhnen oder Rauschen, in allen Lautstärken. Es ist nicht das Radio, auch kein vorbeifahrendes Auto – das Geräusch ist nur in Ihren Ohren oder Ihrem Gehirn. Es kann sein, dass es in wenigen Sekunden oder Minuten wieder verschwindet. Es kann aber auch sein, dass es Ihnen 24 Stunden am Tag den Schlaf raubt, die Konzentration stört, Sie reizbar und depressiv macht, Angstzustände auslöst. Sie zum privaten Radiosender mutieren lässt, den man nicht abschalten kann. Lautstärke voll aufgedreht oder leiser, aber beständig da – das ist Tinnitus. Weil die Geräusche nicht messbar sind, spricht man auch von »subjektiven Ohrgeräuschen«.

Der Begriff »Tinnitus« kommt aus dem Lateinischen und bedeutet: Klingeln. Mittlerweile eine weit verbreitete Volkskrankheit.

Tinnitus, was tun?

▶ Erste Hilfe: Rechtzeitig (innerhalb 48 Stunden) zum Arzt gehen! Der gibt Ihnen eine Infusion, um die Blutgefäße zu erweitern, oder führt eine Überdruck-Sauerstoffbehandlung durch. Dabei soll die Durchblutung im Ohr angeregt

Ich hab das Klingeln hinter mir

Ja, auch Ärzte arbeiten mitunter zu viel. Es hieß, das Pfeifen im Ohr sei stressbedingt. Blutgefäße im Innenohr ziehen sich zusammen, verkrampfen sich, dann fängt es an zu klingeln und zu pfeifen. Und dann hört man gar nichts mehr.

Was auch immer die auslösende Ursache sei, Sie können es verhindern. Durch eine ausreichende Menge Magnesium im Blut. Nicht im Mund, im Blut. Magnesium entkrampft die Blutgefäße, stellt sie weit, das merken Sie auch an den Fingerspitzen. Und ein weit gestelltes Blutgefäß im Innenohr kennt keinen Tinnitus und schlussendlich Hörsturz.

Wenn es aber schon so weit ist? In den ersten Wochen ist Tinnitus reversibel durch Magnesiuminfusionen, hohe Magnesiumgaben vor dem Schlafengehen. Jedenfalls soll der Blutwert über 1,0 Millimol/Liter liegen. Dann sind Sie geschützt.

Besteht Tinnitus schon Monate oder Jahre, wird es schwierig. Dann sind die hauchfeinen Haarzellen im Innenohr wahrscheinlich schon geschädigt. Oder das Geräusch hat sich tief in das Gehirn eingegraben und agiert dort selbstständig – ganz ohne Ohr. Aber auch dann hilft etwas – zusätzlich zum Magnesium. Wenn Sie verzweifelt sind, gilt hier genau wie bei chronischen Schmerzen: Lenke Deine Aufmerksamkeit auf etwas anderes. Und das einfachste, durchschlagendste Rezept ist das Laufen, das tägliche Laufen, das Marathonlaufen. Schon Millionen Menschen haben sich auf diese Weise von chronischen Kreuzschmerzen oder vom Tinnitus abgelenkt.

werden. Das macht zum Beispiel auch das Magnesium. Es stellt die Blutgefäße weit. Je nach Auslöser kann auch eine Kortisonspritze notwendig sein.

Wer zu spät kommt, der gewöhnt sein Gehirn an das Rauschen, es speichert die falschen Reize als Normalzustand und spult permanent dieses Programm ab.

▶ Ein Tinnitusmasker (Hörgerät) lindert in etwa 55 Prozent der Fälle die Beschwerden, indem er das individuelle Tinnitusgeräusch perfekt imitiert und überdeckt.

▶ Tübinger Forscher können Ohrgeräusche mittels Gehirnstimulation behandeln. Sie blockieren dafür Nervenzellen in einer bestimmten Hirnregion mit einem Magnetfeld. Dies funktioniert dann, wenn der Tinnitus im Gehirn entsteht und nicht im Ohr selbst.

▶ Oft hilft Meditation, autogenes Training, Taekwondo oder Tai-Chi. Oder eine Psychotherapie.

Warum Meditieren den Doktor arm macht

Heute gibt es eine ganze Reihe guter Nachrichten über die positiven Auswirkungen der Meditation auf die Gesundheit. Wer regelmäßig meditiert, beugt neurologischen Leiden, Erkältungen, schweren Infektionen und sogar Krebs vor. Meditieren senkt gefährlichen Bluthochdruck deutlich, kann verengte Gefäße wieder von Ablagerungen befreien und normalisiert Cholesterinwerte. Man kann also durch die Entspannungstechnik sogar Pfunde verlieren, Migräne lindern, Blutzucker senken. Außerdem schärft der kurze Ausstieg aus dem Alltag die Intelligenz und wirkt als Wunderwaffe gegen Lampenfieber, Panik, Liebeskummer, Wut, Verlustängste oder Selbstzweifel. Mittlerweile fußt Meditation auf seriösem medizinischem Fundament. Es gibt also gute Gründe, dass Sie sofort damit beginnen.

Natürlich kann man die Wirkung messen

Der Körper versetzt nämlich die Gehirnwellen in den Alpha-(Ruhe) oder Theta-(Entspannung)Zustand. Der Hirnrhythmus wird langsamer, der Körper setzt Endorphine frei, die Schmerzen lindern. Herzschlag und Atmung beruhigen sich, der Blutdruck sinkt. Meditation hilft nicht nur Gesunden, sondern auch Kranken. Sie wollen Zahlen? Forscher der Universität Massachusetts fanden heraus: Ein Acht-Wochen-Kurs befreite 25 Prozent der Teilnehmer von chronischen Schmerzen. Psychische Symptome wie Angst und Depression bildeten sich bei 32 Prozent zurück.

Die 15-Minuten-Übung: Meditation

Meditieren lernt man genau wie Laufen: Man tut es einfach, täglich! Die Gebrauchsanleitung ist denkbar einfach:

SITZE STILL

SCHLIESSE DIE AUGEN

WIEDERHOLE

WEISE AB

»Sitze still« muss ich Ihnen nicht erklären. Der eine sitzt auf einem Stuhl, der andere im Sessel. »Schließe die Augen« ist auch keine Kunst. »Wiederhole« heißt irgendetwas. Sie können Melodien wiederholen, Sätze wiederholen, Worte oder auch Silben. Nur eben ständig und ohne Unterbrechung. Das können Sie nicht. Das muss man erst lernen. Sie schweifen nämlich ab. Nach spätestens zehn Sekunden denken Sie an etwas anderes. Daher »Weise ab«. Heißt: Weise die störenden Gedanken ab, komm wieder zurück. Konzentriere Dich. Auf das Wiederholen.

Das Geheimnis ist die Wiederholung

Wenn Sie ein Ihnen vertrautes Wort wiederholen, werden Sie schnell abschweifen. Werden Sie darüber nachdenken. Assoziieren – aber nicht meditieren. Darum empfehle ich ein Unsinnswort. Etwas, was Ihr Gehirn leer lässt. Zum Beispiel »Iamon«. Ein Wort, unter dem Sie sich nichts vorstellen können. Das ist der Trick. Wiederholen Sie: Iamon. Unablässig. Verschleifen Sie es wie eine Schlange, die sich in den Schwanz beißt. Und sehen Sie es gleichzeitig auf einer Schiefertafel vor sich aufgemalt: Lesen Sie in Gedanken das Wort, während Sie es murmeln. IamonIamonIamonIamon …

Üben Sie täglich

Genau wie das Laufen werden Sie das Murmeln üben. Täglich! Bevorzugt vor dem Einschlafen. Da verlieren Sie keine Zeit. Murmeln Sie sich in den Schlaf. Und nach wenigen Wochen haben Sie die neue Fähigkeit erworben, bei einem Gedanken, bei einem Wort zu bleiben ohne abzuschweifen. Den Geist zu reinigen.

Den inneren Dialog zu stoppen. Das Geschwätz, das ständig in Ihrem Kopf stattfindet. Das Affengeschnatter, wie die Inder es nennen. Dieses Stoppen des inneren Dialogs – das ist Meditation.

Überall und immer Tiefenentspannung

Was dann passiert? Lassen Sie sich überraschen. Ihr Körper fällt in den Tiefschlaf. Tiefschlaf ist maximale, optimale Entspannung. Etwas, was Ihnen nachts – hoffentlich – ab und zu geschenkt wird, können Sie jetzt willentlich machen. Können sich tiefenentspannen, wann und wo auch immer Sie wollen. Zum Bespiel auf dem Rastplatz an der Autobahn. Zum Beispiel fünf Minuten am Schreibtisch. Sie werden ein neuer, ein entspannter, souveräner Mensch.

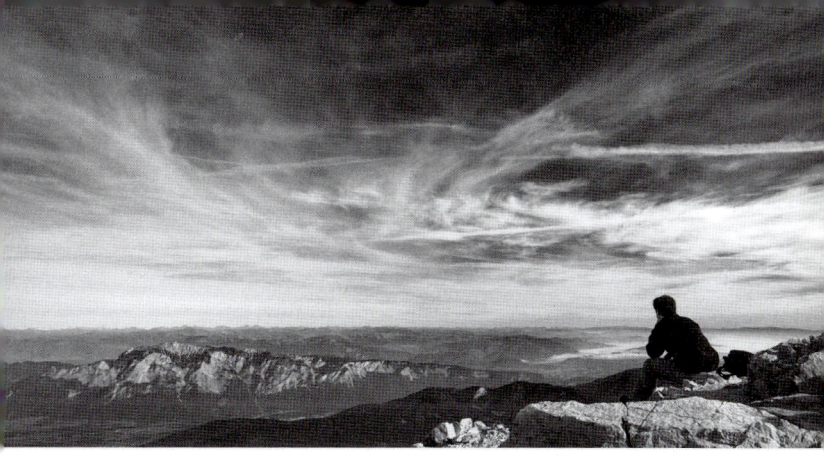

19. Glauben Sie – dann gibt es wirklich Wunder

Sicher haben Sie sie gelesen, diese unglaublichen Geschichten von Menschen, die Unglaubliches vollbracht haben. Von dem indischen Yogi, der seit sieben Jahren steht. Dessen Beine schwarzblau sind. Er steht weiter. Will stehen, bis er einen Tempel gebaut bekommt. Von dem Amerikaner Jim Howley, der am 22. August 1988 die Diagnose Aids gestellt bekam, und sein Todesurteil: Sie haben noch 18 Monate. Sieben Jahre später machte er seinen ersten Triathlon in Hawaii, wurde Ironman. Oder die Geschichte von dem kleinen krebskranken Jungen, den alle abgeschrieben hatten. Der mit einer Visionstechnik kleine Kampfflugzeuge gegen Krebszellen ansetzte – und der Tumor verschwand. Von dem Mädchen, das mit Leukämie nach Lourdes kam – und gesund nach Hause.

Es gibt viele dieser Geschichten. Manche Ärzte sagen dazu »Spontanremission«. Ein neues Wort für Wunder. Man könnte auch sagen: Glaube heilt. Die Kraft, auch die Heilkraft unseres Geistes ist nämlich viel, viel größer, als man denkt.

Alles Humbug? Fauler Zauber?

Bloße Einbildung? Nein sagen nicht nur die vielen Betroffenen. Und mit ihnen Medizinmänner, Schamanen und Geistliche aus aller Welt – egal ob christlicher, jüdischer, muslimischer, buddhistischer oder hinduistischer Glaubenszugehörigkeit. Nein sagen auch gestandene Schulmediziner. Leute wie der ehemalige Transplantationschirurg am Lübecker Universitätsklinikum, Jochen Hoyer, der heute tatsächlich als Geistheiler arbeitet. Sein Argument für den Jobwechsel ist verblüffend simpel: »Viele Menschen sind zu uns in die Chirurgie gekommen, und wir haben ihnen die Gallenblase, ein Stück Magen, Lunge oder Darm weggenommen. Aber wir haben sie mit ihren Problemen, die sie krank gemacht haben, wieder entlassen. Und sie sind wieder gekommen.«

Sprich: Was nützt die tollste Hightech-Operation, wenn man das Übel einer Krankheit nicht an den Wurzeln packt? Was nützt dem gestressten Bürosklaven die Magenoperation, wenn er sich Tage später wieder dem Job, dem Chef oder dem Ehepartner aussetzt, der ihn krank gemacht hat? Klar – rein gar nichts.

▶ am puls der zeit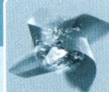

Wer glaubt, lebt länger

Wissenschaftler des Population Research Center an der Universität von Texas in Austin, USA untersuchten einen möglichen Zusammenhang zwischen gelebter Religiosität und Sterblichkeit. Ergebnis: Wer glaubt, lebt im Schnitt um sieben Jahre länger. Bei schwarzen Amerikanern können es sogar 14 Jahre sein. Also ich finde, das ist eine frohe Botschaft.

Die Mind-Body-Medizin

Kennen Sie Mind-Body-Medizin? Dafür gibt es Kliniken. Kopf-Körper-Medizin. Kranke kümmern sich selbst um ihre Gesundheit, nutzen die Heilkraft der Gedanken, der Seele. Sie legen nicht die Hände in den Schoß und schlucken Medikamente. Sie tun etwas für ihre Gesundheit. Sie lernen einen neuen Lebensstil. Sie lernen laufen, Sie lernen essen, Sie lernen ihren Körper lieben. Dort sind Menschen mit chronischen Schmerzen, Migräne, Rheuma, Herzerkrankungen, Asthma, chronischen Darmentzündungen und Krebs. Menschen, die eine Ärzteodyssee hinter sich haben und schon seit sieben bis zehn Jahren leiden.

Die Schulmedizin braucht Unterstützung

Was passiert da? Grundlage ist die Psychoneuroimmunologie (PNI), die Forschung, die die Kommunikation zwischen Leib und Seele untersucht. Nämlich, wie Denken und Fühlen das Verhalten, Hormone, Nervensystem und das Immunsystem verändern. In einer Mind-Body-Klinik ergänzt man die Schulmedizin mit den Körper-Seele-Therapien, mit Anleitung für gesundes Essen, Sport und Bewegungsübungen, Antistresskursen, Massagen, Meditation, Atemtechnik, Verhaltenstherapie, Naturheilverfahren, Tanz, Musik, Malen. Die Botschaft: Kortison allein ist nicht der Weg zur Genesung von einer chronischen Darmentzündung. Wer auf seine Ernährung achtet, Entspannung in den Tag integriert, den Stress beherrscht, dem reichen irgendwann auch Naturheilmittel.

Sicher. Weiß ich seit 35 Jahren. Schulmedizin hilft. Aber nicht alleine. Zu seiner (verlorenen) Gesundheit hat man (haben Sie!) auf Dauer nur einen Zugang: Durch ausreichend

Bewegung, die gute Ernährung und die richtigen Gedanken! Das ist normal.

Vertrauen Sie dem inneren Arzt

Den Begriff hat der berühmte Arzt Albert Schweitzer geprägt. Er meinte damit die Selbstheilungskräfte, die jeder Mensch besitzt. Das Wunder, das der Körper zustande bringt, wenn er gebrochene Knochen zusammenwachsen lässt. Oder wenn er dafür sorgt, dass sich an offenen Wunden die Blutgefäße verengen, damit das Blut gerinnt.

Wie der Körper das schafft? Mit Hilfe einer körpereigenen Apotheke, die nichts kostet und ohne Risiken und Nebenwirkungen heilt. Im Idealfall. Wenn das Zusammenspiel zwischen Körper und Geist klappt. Heilung funktioniert nämlich ähnlich wie ein gelungenes Fußballspiel. Tore machen, Tore abwehren. Hängt alles davon ab, wie gut das Team auf dem Feld kooperiert.

Kümmern Sie sich um den Chef – den Kopf

Im menschlichen Körper müssen Kopf, Nerven und Organe zusammenspielen. Das Hirn ist die Schaltzentrale. Der Boss. Der innere Chefarzt, der mit jedem Organ und jeder Zelle in Verbindung steht. Er registriert die Krankheiten im Körper. Und leitet Maßnahmen ein, um die Panne zu beheben. Ganz von allein macht er das. Kriegen Sie nur nicht mit. Und das ist das Fatale daran. Sie glauben nämlich nicht an Ihren Chefarzt, unterstützen ihn nicht. Sie nehmen lieber die Chemiekeulen aus der Apotheke. Doktern am Körper herum. Statt mal dem Chefarzt zu vertrauen. Sie kümmern sich um jedes einzelne Wehwehchen oder Organ – den Chef, den Kopf, die Seele vernachlässigen Sie.

Warum Sie das in Zukunft nicht mehr tun sollten? Der innere Arzt hilft Ihnen, viele Krankheiten, ja sogar Krebs zu besiegen.

Wunderheiler Hoffnung

Die Sache mit Mr. Wright

Und nun meine Lieblingsgeschichte über Glaube und Heilung: Ereignet hat sie sich angeblich in den 50er-Jahren in den USA. Da litt ein Mann namens Wright an einer schweren Krebserkrankung. Verzweifelt nach Rettung suchend, erfuhr er von einem neuen Medikament, in das die Fachwelt große Hoffnung setzte. Das Mittel war damals noch nicht auf dem Markt, es wurde im Labor erforscht. Also bat Mr. Wright seinen Arzt, er möge ihm die Wunderpille besorgen. Was der auch tat. Prompt ging es dem Patienten von Tag zu Tag besser. Nach kurzer Zeit verschwanden seine Tumoren, und er galt als geheilt. Allerdings nur so lange, bis die Zei-

> **▶ am puls der zeit**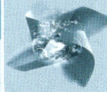
>
> ### Die Sache mit der inneren Haltung
>
> Thema Rückenschmerz. Jeder Dritte leidet darunter. Da wird massiert und operiert. Und die Seele oft vergessen. Warum eigentlich? Die innere Einstellung drückt sich darin aus, wie der Mensch sich »hält«, wie er »auftritt«, wie er »dasteht«. Hat er Rückgrat oder keines. Darum behandelt eine Klinik in Duisburg Menschen mit Rückenschmerzen mit einer psychologischen Verhaltenstherapie, die Haltung und Verhalten aufarbeitet. Mit Erfolg.

tungen meldeten, das angebliche Supermedikament sei ein totaler Flop. Völlig wirkungslos. Alles andere als ein Krebsmedikament. Da erlitt der Patient plötzlich einen schweren Rückfall. Er wurde wieder krank. Ende der Geschichte? Von wegen.

Der Patient wurde ein zweites Mal therapiert. Wieder durch ein Wundermittel. Eines, das ganz bestimmt helfen würde, versprach der behandelnde Arzt. In Wirklichkeit injizierte er dem Patienten Kochsalzlösung. Wieder eine wirkungslose Substanz, wenn auch diesmal bewusst verabreicht. Hauptsache, der Patient fiel wieder darauf rein. Tatsächlich überwand er seine Krankheit ein zweites Mal. Bis er den neuen Schwindel aufdeckte und wenige Tage später verstarb.

▶ am puls der zeit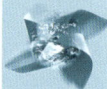

Placeboforschung

▶ Schwedische Forscher vom Karolinska-Institut in Stockholm untersuchten die Wirksamkeit von Placebos, indem sie die Gehirnaktivität von Probanden beobachteten. Ergebnis: Placebos aktivierten wie echte Schmerztabletten den Blutfluss im Hirnstamm und im sogenannten Anterior-Cingulate-Kortex, einer der wichtigsten Schaltzellen im Gehirn.

▶ Eine Studie der University of Southampton, England belegt, dass der Placeboeffekt wesentlich vom Arztgespräch abhängt.

▶ 64 Prozent der Patienten, die Placebos verabreicht bekamen, fühlten sich besser, wenn der Arzt ankündigte: »In ein paar Tagen fühlen Sie sich besser.« Sagte der Arzt dagegen: »Ich weiß nicht, was Ihnen fehlt«, fühlten sich nur 39 Prozent wohler.

»Jede Krankheit ist heilbar, nicht aber jeder Kranke« ...

… sagte ein berühmter Apotheker des 19. Jahrhunderts namens Emile Coué. Und brachte damit auf den Punkt, worum es in diesem Kapitel geht: um uns. Um unsere wunderbare Fähigkeit, uns selbst heilen und fit halten zu können. Nur durch unseren Kopf. Durch unseren Willen, unseren Glauben, unsere Hoffnung und unsere Vorstellung. Wir kennen dieses Phänomen vom Sport. Wir wissen, dass der beste Coach aus einem bewegungsfaulen Couch-Potato keinen Weltklassesprinter machen kann. Wir wissen, dass Erfolg den Willen zum Erfolg voraussetzt. Den eigenen Willen. Warum sollen wir nicht schaffen, was Georg Hackl und Franziska von Almsick bei der Olympiade gelingt? Ein guter Platz unter den Top-Millions der gesunden und glücklichen Menschen dieser Welt!

Die Kraft der Vorstellung

Geleitete Imagination sagen die Experten dazu, oder kreatives Visionalisieren: Der Patient ändert Körperfunktionen, die dem Bewusstsein eigentlich nicht zugänglich sind, mit Hilfe von einfachen Sätzen oder bunten Bildern, die er sich im Geist malt. Kraft dieser Bilder baut er Stress ab, lindert Schmerzen, schickt sein Immunsystem auf Patrouille gegen den Krebs. Um diese Methode bei Krankheiten einzusetzen, müssen Sie sie bei einem Experten lernen. Aber gegen kleine Alltagsbeschwerden oder den Gesundheitsräuber Stress können Sie gleich jetzt was tun. Probieren Sie's einfach aus, egal ob die Welt über Ihrem Kopf zusammenzubrechen droht oder ob die Nervosität wegen eines bevorstehenden Geschäftstermins an Ihnen nagt. Wenn Sie nicht einschlafen können oder

der Kopf schmerzt. Setzen Sie sich entspannt auf einen Stuhl und legen die Arme in den Schoß. Schließen Sie die Augen, und atmen Sie langsam tief ein und aus. Sagen Sie sich: »Alles ist warm und schwer, ich bin ruhig und gelassen.«

Suchen Sie ein Bild, das Ihnen gefällt

Drei-Minuten-Trance nennt sich diese Übung. Die gängigste Soforthilfe gegen Alltagsbeschwerden wie Kopfschmerzen, Ruhelosigkeit und Angst. Aber nicht die einzige. Alternativ können Sie sich Bilder und Geräusche vorstellen, die Sie angenehm finden und mit Ruhe und Entspannung verbinden: einen Baum, der sich raschelnd im Wind bewegt, einen rauschenden Bach, Vogelgezwitscher. Kreieren Sie phantastische Bilder in Ihrem Kopf. Stellen Sie sich vor, wie Ihr Körper mit Licht durchflutet wird. Oder Sie inszenieren Ihren eigenen Film. So ähnlich wie einen Werbespot für ein Grippemittel:

▶ an puls der zeit

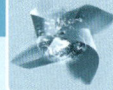

Der Coach löst den Psychologen ab

Wenn Sie auf Partys gehen und zuhören, dann werden Sie immer häufiger das Wort »Coach« hören. Der Personal Coach löst den Psychologen ab – der Motivationscoach, der Essen-&-Trinken-Coach, der Fitnesscoach. Man mag nicht mehr passiv auf der Couch liegen. Man möchte selbst etwas tun. Und weil der Wille fehlt und der Glaube an dieses »Das schaff ich auch allein«, engagiert man eine stärkere Macht, die einen am Händchen nimmt – und mit einem laufen geht. Die einen motiviert und bestärkt, bis man daran glaubt, es auch allein zu können. Und das ist gut so. Nur leider nicht billig.

Die Viren sind kleine, böse, rote Teufelchen. Die Abwehrzellen sind supercoole Fighter mit blauen Helmen, riesigen Schilden und Laserschwertern. Damit gehen sie auf die Virenteufel los. Bis die Bösen geflüchtet sind und sich die letzten auf dem Boden krümmen und »aua, aua« schreien.

Das finden Sie albern? Die Experten der Mind-Body-Medizin finden das nicht lächerlich. Die haben herausgefunden: Je konkreter Sie sich Ihre Abwehrkräfte vorstellen, desto effektiver wirkt die Gedankenarbeit. Aber nehmen Sie bitte Ihnen angenehme Bilder. Etwas, was Ihnen ein wohliges Gefühl vermittelt. Übrigens: Damit hatte man sogar bei unheilbaren Krebspatienten Erfolge.

Fazit: Hauptsache Glauben

Es geht nicht darum, an wen man glaubt, sondern dass man glaubt. Egal an was. An das, was einem gute Freunde raten. An das Schicksal, das Glück. Oder an den lieben Gott, an Buddha, an Allah oder an gute Geister. Oder an den Arzt. Und das aus einem einfachen Grund. Weil das Gegenteil von Glauben Misstrauen ist. Pessimismus, Zynismus, Nihilismus. Und Überheblichkeit. Wer den Glauben verweigert, denkt: »Ich stehe über den Dingen.« Ganz weit oben – wo die Luft bekanntlich dünn ist.

Wer nicht glaubt, ist einsam. Und Einsamkeit macht krank. Messbarerweise. Unzählige Studien weltweit haben mittlerweile nachgewiesen, dass Gläubige länger leben. Im Schnitt um sieben Jahre. Das ist doch was. Oder? Und sie leben besser: Sie leiden weniger unter Bluthochdruck, genesen schneller nach Operationen und haben ein stabileres Immunsystem. Sie klagen weniger über Depressionen, fühlen sich entspannter und haben mehr Freunde.

▶▶ Minutenrezepte für das Gehirn

Nur 30 Minuten dauert der Kreativitätsmarathon für den Kopf:

Sie sind nüchtern, morgens unterwegs. Laufen. Dann laufen Sie etwas schneller als langsam. Sie merken das sofort. Plötzlich wird es im Kopf so hell, die Gedanken so glasklar. Das Hirn wacht auf. Das hat einen Namen: ACTH. Das Kreativitätshormon durchflutet den Körper. Es senkt den Blutdruck, wirkt entspannend. Und weckt den Kopf.

▶ Ein kurzes Frühstück für den Geist

Morgens braucht das Gehirn Zucker. Keinen Industriezucker (auch kein Industriemehl), der schadet dem Gehirn, macht in zwei Stunden müde, dann irgendwann insulinresistent, dann Alzheimer. Das Gehirn braucht Fruchtzucker. Essen Sie eine große Schüssel Obst, dazu Eiweiß mit den gehirnaktiven Aminosäuren, die glücklich, wach und kreativ machen. Sojamilch, Buttermilch, Joghurt – oder einen Eiweißshake. Und bitte: Schicken Sie Ihr Kind nicht hungrig in die Schule. Das tun ein Viertel aller Eltern.

▶ Fünf-Minuten-Risiko-Parcours durch den Supermarkt

Laufen Sie einfach mal durch den Supermarkt und lassen Sie fünf Minuten lang gedanklich auf sich einwirken, dass es sechs Millionen Jahre gedauert hat, bis sich das menschliche Gehirn zu dem entwickelte, was Sie gerade benutzen. Und all das, was da bunt verpackt, geschmacksverstärkt, aromatisiert, mit E-Nummern, gewürzt und gezuckert in den Regalen liegt, führt laut neurowissenschaftlicher Forschung in ein paar Jahren zur Verblödung. Schon jetzt warnen Hirnforscher, die Evolution des Gehirns kehrt sich um: Es geht abwärts mit der Geistesleistung, der IQ nimmt von Generation zu Generation ab, sogar das Gehirnvolumen.

▶ Fischöl für den Kopf

Vor 2,3 Millionen Jahren, so die Annahme der Hirnforscher, wog das Gehirn noch 400 Gramm. Dann wuchs es auf die Größe Ihres Gehirns, auf 1500 Gramm, an. Das begann an großen Süßwasserseen in Afrika, wo fette Fische mit vielen Omega-3-Fettsäuren lebten. Früher steckte die hirnwichtige Fettsäure auch in Milch und Fleisch. Hat die Landwirtschaftsindustrie rausgezüchtet. Nicht gut für unseren Kopf. Denn die Membranen unserer Nervenzellen bestehen zu einem Fünftel aus ungesättigten Fettsäuren. Denken funktioniert nur dann wie geschmiert, wenn wir genug Omega-3-Fettsäuren aufnehmen. Omega-3-Fette sollten Sie unbedingt täglich zuführen. Sind hoch lebenswichtig. Vor allem fürs Gehirn. Und für die gute Laune.

▶ Antipasto presto – ein Salat mit Olivenöl

Eine Studie aus Rotterdam belegt, dass sich mit Vitamin C und E das Alzheimerrisiko senken lässt. Vitamin C aus Gemüse und Vitamin E (enthalten in Olivenöl) sind Antioxidanzien, die das Gehirn vorm Rosten schützen.

▶ Werfen Sie kurz den Glutamat-Blick aufs Etikett

Steht Glutamat drauf oder Natriumglutamat oder E621 bis E625 oder Geschmacksverstärker? Zurück ins Regal legen. Steckt in vielen Fertigprodukten. Weil Sie das Zeug sonst nicht runterkriegen würden. Übrigens: Zwei Kilo Glutamat haben Sie auch in Ihrem Körper. Ist ein wichtiger Botenstoff. Steckt auch in der Muttermilch und im Parmesan. Tut Ihnen auch nicht weh, wenn Sie ab und zu Glutamat essen (außer Sie reagieren mit Kopfschmerzen drauf, bekannt unter Chinarestaurant-Syndrom). Nur die Dosis macht's. Viel Glutamat tut halt nicht gut, ist ein Nervengift. Spielt eine Rolle bei der Alzheimerentstehung. Und weltweit werden 1,5 Millionen Tonnen pro Jahr unter die Nahrungsmittel gemixt.

Rauchen Sie Ihre letzte Zigarette – dauert fünf Minuten

Dass Rauchen den Hirninfarkt, die häufigste Form des Schlaganfalls, begünstigt, ist bekannt. Durch Rauchen steigt auch das Risiko für die zweithäufigste Form des Schlaganfalls: die Hirnblutung. Überdies fanden französische Forscher bei Tierversuchen heraus, dass Nikotin Hirnzellen absterben lässt und deren Neubildung verhindert.

Meditation für einen guten Schlaf

Schlafen Sie mindestens acht Stunden. Bei Einschlafstörungen hilft die 15-Minuten-Meditation von Seite 315. Forscher der University of Pennsylvania School of Medicine in Philadelphia haben herausgefunden, dass chronischer Schlafmangel zu einer signifikanten Abnahme der kognitiven Fähigkeiten führen kann.

Zehn Minuten Meditation für mehr Konzentration

Gilt schon lange als wirksames Mittel gegen Stress und Angst. Ein Forscherteam der Universität Wisconsin in Madison (USA) hat herausgefunden: Meditation wirkt sich langfristig positiv auf die Gehirnfunktionen aus.

Sprechen Sie kurz mit Ihrem Anti-Aging-Arzt über Acetyl-L-Carnitin

Bin da oben ein wenig eingerostet, sagen Sie, wenn Sie hilflos im Gespräch nach Worten oder Namen ringen. Und es stimmt wirklich: Viele Schäden im Gehirn entstehen durch Oxidation. Zahlreiche Studien haben belegt, dass die Aminosäure Acetyl-L-Carnitin Abhilfe schaffen kann. Weil sie im Gehirn antioxidativ wirkt. Acetyl-L-Carnitin wird Patienten verabreicht, die an Alzheimer, Gedächtnisverlust und Depressionen leiden. Zurzeit ist Acetyl-L-Carnitin als Anti-Aging-Präparat im Trend. Für gesunde Menschen, die ihre Gedächtnisfunktion erhalten und verbessern wollen.

▶ Ruckzuck im Schlaf mit Vitamin C

Nehmen Sie abends noch eine Dosis Vitamin C (200 bis 500 Milligramm). Es ist beteiligt an der Synthese von Neurotransmittern, die Ihnen beim Abschalten helfen – Sie gut schlafen lassen, Ihr Gehirn jung halten.

▶ Täglich zehn Minuten Denksport

Gebildete Menschen leben mit einem geringeren Alzheimerrisiko als ungebildete, fanden Forscher vom Nationalen Institut für mentale Gesundheit in Bethesda (USA) heraus. Bildung erhöht die Anpassungsfähigkeit des Gehirns. Und deshalb kann es sich trotz bereits vorhandener Schäden wenigstens zu einem Teil regenerieren. US-Forscher testeten 130 katholische Nonnen, Priester und Mönche jedes Jahr auf Gedächtnis- und Intelligenzleistung. Nach deren Tod wurde das Gehirn auf Demenzleiden hin genau untersucht. Sie fanden bei Gebildeten und weniger Gebildeten die gleiche Menge an Plaques. Doch geistig fitter waren jene Studienteilnehmer, die über einen hohen Grad akademischer Bildung verfügten.

▶ Ab sofort an Ginkgo glauben

Ginkgo-Extrakt hilft nicht nur Menschen, die an Demenz leiden. Er verbessert auch bei gesunden älteren Menschen die kognitiven Leistungen und wirkt sich positiv auf ihre Stimmung aus. So die eine Studie. Die andere behauptet: Hilft nichts. Lassen Sie die Forscher doch streiten. Sie wissen: Auch Mehl hilft. Man muss nur daran glauben. Und zweitens: Eine Milliarde Menschen kann nicht irren. Ginkgo ist bei den Chinesen seit Jahrtausenden ein Wundermittel. Auch das chinesische Bärlappgewächs Huperzia serrata verhindert laut Studien den Abbau des Nervenbotenstoffs Acetylcholin. Die Kapseln gibt's rezeptfrei in Apotheken.

▶ Täglich drei Minuten Aspirinobst naschen

Aspirin kann möglicherweise gegen Alzheimer vorbeugen. Amerikanische Mediziner haben herausgefunden, dass »nichtsteroidale entzündungshemmende Arzneimittel«, zu denen auch Aspirin gehört, das Alzheimerrisiko fast halbieren können. Aspirin kann man auch naschen: zum Beispiel rote Johannisbeeren, Erdbeeren, rote Paprika, Basilikum, Thymian. Sie enthalten Salicylate – chemische Verwandte der Acetylsalicylsäure (ASS).

▶ Kantinengänger sollten täglich Folsäure tanken

Folsäure schützt vor Schlaflosigkeit, depressiven Verstimmungen, psychischen Störungen und Vergesslichkeit. Und wahrscheinlich sogar vor Parkinson. Das geht aus einer neuen Studie des National Institute of Aging in Bethesda (USA) hervor. Wenn Sie häufig in die Kantine gehen, dann fehlt Ihnen Folsäure. Sie verkocht. Sie brauchen täglich 400 bis 800 Mikrogramm Folsäure. Kantinenessen sollten Sie mit Folsäure aus der Apotheke würzen.

▶ Östrogenspiegel messen

Lassen Sie vom Arzt überprüfen, ob Ihr Körper genügend Östrogen produziert. Das Schönheitshormon verlangsamt auch bei Gehirnzellen den Alterungsprozess, verbessert

Gedächtnis und Konzentration. Studien zeigen: Eine mehrjährige Östrogentherapie in den Wechseljahren kann das Alzheimerrisiko um bis zu 40 Prozent senken. Wer (aus wohlbekannten anderen Gründen) keine Hormonpillen mag, schützt sich mit pflanzlichen Östrogenen. Phytoöstrogene, die pflanzlichen Schwestern des menschlichen Hormons, stecken in Sojabohnen, Leinsamen, Sonnenblumenkernen, Kichererbsen und Walnüssen.

▶ Bewegungshäppchen ins Leben einbauen

Denker brauchen Sauerstoff: Kein Organ verprasst so viel Sauerstoff wie das Gehirn, und je mehr Sie ihm schenken, desto agiler ist es. Sie können mit Lezithin – Nüsse knabbernd – die Sauerstoffversorgung verbessern. Aber 100 Prozent mehr Sauerstoff bekommt Ihr Gehirn nur, wenn Sie sich bewegen. Nehmen Sie die Treppen statt den Aufzug, fahren Sie mit dem Rad ins Büro. Benutzen Sie im Büro die Beine zum Kollegen statt den Telefonhörer.

▶ Musik machen

Dr. Gottfried Schlaug von der Uni Jena stellte mittels Kernspin-Untersuchung fest, dass Menschen, die seit ihrer Kindheit ein Instrument spielen, mehr graue Substanz haben als Nichtmusiker.

▶ Jede Stunde ein Glas Wasser trinken

Eine Studie der Universität Erlangen zeigt: Die besten unter den Medizinstudenten sind die, die trinken. Wasser. Vormittags schon 1,5 Liter. Flüssigkeit verbessert die Reaktion, die Koordination und die Konzentration. Kaffee und Alkohol rauben Geisteskräfte, weil sie den Körper dehydrieren (entwässern). Deswegen: Zu jeder Tasse Kaffee, zu jedem Glas Wein die doppelte Menge Wasser!

▶▶ Minutenrezepte
für ein gesundes Herz

▶ 30 Minuten Bewegung täglich

Was passiert, wenn Sie Ihr Auto jahrelang in der Garage lassen? Rostet ein. Tut auch Ihr Motor. Sie müssen – wirklich –, wenn Sie Ihren Lebensmotor lange zufrieden schnurren lassen wollen, 30 Minuten in Bewegung investieren. Bewegung beim richtigen Puls. Denn – und nun kommt's – wenn Sie sich lange nicht angestrengt haben und sich plötzlich sehr anstrengen, dann steigt das Infarktrisiko schnell mal auf das 100fache an. Ich spreche jetzt von den Menschen, die so gerne Schlagzeilen machen, die da lauten: Jogger fiel tot um.

Sie tun das nicht, Sie machen vorher einen Check-up beim Arzt, wenn Sie sich lange nicht bewegt haben. Und fangen ganz langsam, locker, lächelnd an. Beim richtigen Puls spazieren gehend oder walkend. 30 Minuten.

▶ Speisekarte beim (guten!) Griechen gut studieren

Kostet fünf Minuten. Oder beim guten Italiener. Was kochen die denn da? Wild, viel Fisch, wenige Fleischgerichte, Gemüse ist immer dabei, davor ein Salat, sie kochen viel mit Kräutern und vor allem mit Olivenöl. Fit-Fette putzen nämlich die Gefäße durch, dazu zählt Olivenöl. Es ist gar nicht so lange her, da trimmte man Herzkranke auf fettarmes Essen. Richtig ist: Die mediterrane Diät, die an Fett nicht gerade spart, hält das Herz gesund. Wer sich mit Olivenöl, Wein, Obst und Fisch anfreundet, senkt sein Herzinfarktrisiko um 30 bis 40 Prozent.

▶ Minutenschneller Ölwechsel

Es kostet Sie eine Minute, eine Flasche Olivenöl mit dem Aufdruck »extra vergine« aus dem Regal in den Einkaufskorb zu legen oder Walnussöl oder Rapsöl. Die einfach ungesättigten Fettsäuren aus Rapsöl, Olivenöl und Walnussöl schützen vor frühzeitigem Herztod. Schon ein Esslöffel täglich reduziert das Herzinfarktrisiko um 30 Prozent. Die gesunden Herzfette können Sie auch zum Kochen verwenden. Weil einfache Fettsäuren nicht so hitzeempfindlich sind. Nur Rauch sollte nicht entstehen. Und eine weitere Minute kostet es Sie, Ihre Flaschen mit Maiskeimöl, Distelöl, Sojaöl und Sonnenblumenöl ein wenig unerreichbarer nach hinten in den Küchenschrank zu verbannen. Damit sollten Sie sparsam umgehen. Sie liefern viel Linolsäure. Zu viel genossen, schadet Linolsäure dem Kreislauf, weil sich die Gefäße verengen und der Blutdruck steigt.

▶ Täglich ein Teelöffel Leinöl

Nur eine viertel Minute dauert es, bis Sie Ihren täglichen Löffel Leinöl im Gemüsesaft verquirlen. Auch Leinöl hilft Herzkranken: Die darin enthaltene Linolensäure senkte, so eine Studie, Durchblutungsstörungen am Herz um 35 Prozent. Außerdem lockt Leinöl gute Eicosanoide, die den ganzen Menschen in Richtung gesund trimmen.

▶ Eine Sekunde: Nachdenken über Adernverstopfstoff

Eine Sekunde zaudern, nachdenken, was gleich für eine milchig trübe Masse durch Ihre Adern fließt – und dann in neun von zehn Fällen Abstand nehmen. Gilt für Schmalz, fette Wurst, Schweinebraten! Ist pures Gift für Ihre Adern. Je öfter Sie sich von fettem Schweinebraten und Leberwurst verführen lassen, desto mehr schlechtes LDL-Cholesterin schwimmt in Ihrem Blut. Zudem machen zu viel tierische Fette dick, und das belastet wiederum Ihr Herz. Einfach zu mageren Produkten greifen!

Der 20-Sekunden-Blick aufs Etikett

Transfettsäuren sind Herzfeinde. Sie zerlöchern die Zellwände, schlagen Kerben in die Gefäßwände, erhöhen das Infarktrisiko, locken krank machende Gewebshormone. In einer US-Studie hatten Probanden, die viele Transfette aßen, ein um 66 Prozent höheres Infarktrisiko als die anderen Teilnehmer. In Großbritannien fütterte man jungen Männern drei Wochen lang Transfettsäuren – der Cholesterinspiegel stieg in schwindelerregende Höhen. Die gefährlichen Fette entstehen in der Fritteuse und in der Fabrik. Also Finger weg von gehärteten Fetten. Von Pommes, vielen Fertigprodukten und Billigmargarine (zu erkennen, wenn auf der Packung »hydrogeniertes Fett«, »gehärtetes Fett«, »partiell gehärtet« steht).

Das Vier-Minuten-Ei

Sie lieben sonntags Ihr Frühstücksei? Künftig haben Sie keine Angst mehr vor Cholesterin: Eier und Shrimps haben weniger Einfluss auf das Herzinfarktrisiko, als lange angenommen. Wenn Sie den Ölwechsel vornehmen und weniger tierische Fette, dafür mehr Olivenöl, Rapsöl, Walnussöl zu sich nehmen, müssen Sie Cholesterin aus der Nahrung nicht fürchten.

Ein paar Minuten für Wildwechsel

Holen Sie gleich mal ein Kochbuch und suchen Sie nach einem schönen Wildrezept. Das planen Sie am Wochenende zu kochen, damit Sie auf den Geschmack kommen. Denn das schützt Ihr Herz, wenn Sie einmal pro Woche Wild essen – statt Fleisch aus Massentierhaltung. Wild lockt mit seinen wertvollen Omega-3-Fettsäuren und einem niedrigen Arachidonsäuregehalt die gefäßschützenden Eicosanoide (Gewebshormone) im Körper. (Mehr Seite 243 ff.)

Es dauert zwei Minuten, eine Knoblauchzehe zu schälen ...

Wer sein Leben täglich mit Knoblauch würzt, verlängert es um sage und schreibe fünf Jahre. In China, in einer Provinz mit dem Namen Shandong, leben die meisten Knoblauchbauern. Sie leben fünf Jahre länger als Chinesen zum Beispiel in Henan, Guangdong oder Sichuan. Forscher vermuten: Die knoblauchreiche Küche der Shandong-Bewohner konserviert das Leben. Zahlreiche Studien bestätigen: Knoblauch ist gut für Herz und Kreislauf. Die schwefelhaltigen Aromastoffe Alliin und Allizin senken Blutfettwerte und den Blutdruck, lösen Blutgerinnsel auf, fangen freie Radikale. Am besten entfaltet die Knolle ihre Wirkung, wenn Sie die Zehen klein hacken oder zerdrücken und roh genießen.

Der Nussknacker knackt die Nuss in sieben Sekunden

... und Sie leben länger. Nüsse machen dick? Nein. Studien zeigen: Wer täglich etwa 20 Gramm Nüsse knabbert, der senkt sein Herzinfarktrisiko um 35 Prozent und bleibt schlank dabei. Nussfett wandert nicht auf die Hüften, sondern senkt den LDL-Cholesterinspiegel, hält das Blut flüssig und schützt die Gefäße vor Entzündungen. Nüsse liefern Arginin, die Grundsubstanz für das Molekül des Jahres, NO, das die Gefäße jung hält – das Herz vor Infarkt schützt (erinnern Sie sich an Seite 200). Es kostet Sie nur wenige Minuten, wenn Sie täglich 20 Gramm Nüsse über den Salat reiben oder ins Müsli streuen.

Sekundendeal: Zuckerstreuer hinter das Glas Honig stellen

Forscher der University of Illinois spürten im Honig Herzmedizin auf: Antioxidanzien. Die Stoffe, die Sie mit der Vitaminpille schlucken, um jede Ihrer 70 Billionen Körperzellen vor den freien Radikalen zu schützen. Den aggressiven Sauerstoffmolekülen, die Kerben in die Adern schlagen und Arteriosklerose vorantreiben, die ebenso das Erbgut schädigen und Krebs wuchern lassen.

Im Honig stecken also Antioxidanzien in Form von Vitaminen, Spurenelementen und sekundären Pflanzenstoffen, die die Biene aus der Blüte holt. Jeder Teelöffel Honig schützt Sie und Ihr Herz mit Vitamin C, Flavonoiden, Karotinoiden. Und – das müssen Sie zugeben – süßer schmeckt keine Medizin.

▶ In fünf Minuten brühen Sie sich Thromboseschutz auf – mit Ingwer

Frischer Ingwer wirkt mit seinen sekundären Pflanzenstoffen wie Aspirin. Ingwer hält das Blut flüssig, beugt Thrombose und Schlaganfall vor, fanden Forscher der Universität Minnesota heraus. Brühen Sie sich täglich fünf Gramm frischen Ingwer mit einem Liter Wasser auf. Und Sie senken das Thromboserisiko um 40 Prozent.

▶ Schnellentscheidung: Butter oder Margarine

Butter kommt aus dem Euter der Natur, Margarine aus den Töpfen der Industrie – mitunter gewürzt mit gefährlichen gehärteten Fetten. Wählen Sie Natur, ganz dünn.

▶ Achten Sie auf die Kalium-Natrium-Balance

Sind Sie häufig müde? Und essen Sie viele verarbeitete Lebensmittel? Dann haben Sie zu wenig Kalium. Zu viel Salz aus Fertigprodukten, Brot, Wurst und Käse wird ausgeschieden. Dann nimmt die Niere aber Kalium gleich mit. Folge: Müdigkeit, Bluthochdruck und Herzrhythmusstörungen.

Kann man ändern: Essen Sie einfach mehr Obst und Gemüse. Weniger verarbeitete Lebensmittel, und die Kalium-Natrium-Balance stimmt wieder. Der Steinzeitmensch hat fünfmal so viel Kalium wie Natrium aufgenommen.

▶ Nicht lange nachdenken: Magnesium nehmen

Schützen Sie Ihr Herz mit dem wichtigsten Herzschutzstoff Magnesium. Verhindert, dass Kalzium übermäßig in die Herzmuskelzelle schießt, schützt Sie vor Stress, stabilisiert Zellmembranen, schützt Ihre Gefäße vorm Zerreißen, Ihr Herz vor Infarkt. Sie brauchen es täglich. Sie brauchen 600 Milligramm. Und die kriegen Sie nur in der Apotheke.

▶ Zeit für eine Portion Spinat

Grünes Gemüse liefert Chlorophyll, den grünen Pflanzenfarbstoff. Und wissen Sie, was dieses Molekül in seinem Herzen trägt? Magnesium heißt sein Zentralatom. Darum schützt Chlorophyll das Herz. Zudem verhindert es, dass unsere öligen Zellwände ranzig werden, das beugt Arteriosklerose vor, stärkt das Immunsystem – und hält den ganzen Menschen jung. Viel Chlorophyll steckt in der Brennnessel, im Spinat, im Brokkoli.

▶ Kurz nachdenken über Cholin

Cholin (Ihnen auch bekannt als Lezithin) brauchen Sie fürs Gehirn. Dringend. Aber auch fürs Herz. Cholin senkt den LDL-Spiegel und Blutfettwerte. US-Forscher fanden heraus: Cholinmangel führt zu Herzfunktionsstörungen, Bluthochdruck. Cholin steckt in Form von Lezithin in Eiern, Fleisch, Fisch, Nüssen und Weizenkeimen. Sollten Sie täglich essen – Sie brauchen zwei bis vier Gramm Lezithin (100 bis 200 Milligramm Cholin).

▶ Ein kurzer Schlag köpft die Kokosnuss

Die Kokosnuss liefert am meisten Selen (800 Mikrogramm), doppelt so viel wie Pistazien und viermal so viel wie Fisch. Wie viel Selen im Lebensmittel steckt, hängt vom Schwermetallgehalt und Säuregrad des Bodens ab. Vielleicht glauben Sie nun doch, dass bei uns kaum noch was im Boden steckt, folglich auch nicht auf Ihrem Teller liegt. Selen ist ein potenzielles Antioxidans und eine potente Lebensversicherung für Ihr Herz. Am besten in Kombination mit Vitamin C. Wer davon nicht genug hat, kann auch Nahrungsselen schlecht verstoffwechseln. Sie brauchen 200 Mikrogramm Selen.

▶▶ Minutenrezepte gegen Diabetes

▶ Mit Zimt würzen

Irgendwie hat Oma immer Recht. Warum tut sie denn Zimt in den Zimtstern? Weil der Zucker enthält. Neuerdings haben Forscher aus Beltsville (USA) entdeckt: Zimt enthält den Wirkstoff MHCP. Und der wirkt wie Insulin, verstärkt die Aufnahme von Zucker in die Zelle. Wie stark, untersuchten die Forscher an 60 Testpersonen, die schon unter Prädiabetes (Insulinresistenz) litten. Nach 40 Tagen hatten die Diabetiker, die täglich ein paar Gramm Zimt naschten, um 20 Prozent niedrigere Blutzuckerwerte als die Kontrollgruppe. Die empfohlene Dosis der Forscher: sechs Gramm Zimt täglich. Sollten Sie einfach über Ihren morgendlichen Obstsalat streuen.

Nicht abwarten –
sondern Tee trinken

Studien zeigen: Ginseng macht die Zellen sensibel für Insu-
lin. Wer hohen Blutzucker hat und Diabetes vorbeugen will,
dem empfiehlt der Naturheilarzt täglich ein bis zwei Tassen
Ginsengtee. Zutaten: 40 Gramm Ginsengwurzel, 20 Gramm
Heidelbeerblätter, 20 Gramm Wegwartenwurzel, 20 Gramm
Löwenzahnwurzel und -kraut. Die Zutaten mit einem halben
Liter kochendem Wasser übergießen und zehn Minuten zie-
hen lassen, anschließend abseihen.

Tauchen Sie den Löffel
in Honig

B-Vitamine und Spurenelemente wie Beryllium, Mangan,
Kalzium, Strontium und Barium beeinflussen den
Kohlenhydratstoffwechsel des Diabetikers günstig.
Die Natur weiß einfach alles besser. Hinzu kommt: Honig
hat einen besseren Glyx als Zucker. Lockt nicht so viel
Insulin.

Apfelessig senkt die
Zuckeraufnahme

Apfelessig, besonders wenn er aus säuerlichen Äpfeln
hergestellt ist, senkt die Zuckeraufnahme über den Darm.
Ruhig mal ausprobieren: Kurmäßig mehrere Wochen vor
jeder Mahlzeit ein Glas Wasser mit zwei Teelöffeln Apfelessig trinken!

Täglich Nüsse knabbern

Hilft Frauen, das Risiko, an Typ-2-Diabetes zu erkranken, um
27 Prozent zu senken. Ähnlich positive Effekte bewirkt laut
der amerikanischen Nurses-Health-Studie auch der Genuss
von Erdnussbutter. US-Mediziner vermuten, dass sich die

in Nüssen enthaltenen ungesättigten Fettsäuren, Magnesium, Vitamine, Ballaststoffe, Mineralien und pflanzlichen Eiweiße auf den Blutzucker und die Insulinausschüttung auswirken.

▶ Täglich schnell mal den Blutdruck messen

Halten US-Wissenschaftler vom American College of Physicians (ACP) bei der Behandlung von Diabetes-Typ-2-Patienten für genauso wichtig wie die regelmäßige Kontrolle des Blutzuckers. Die meisten Typ-2-Diabetiker haben auch noch einen hohen Blutdruck.

▶ Schlafen Sie gut – auch 20 Minuten Tiefschlaf helfen

Stress strapaziert den Kohlenhydratstoffwechsel, fördert Insulinresistenz. Mindestens sechs bis acht Stunden Schlaf pro Nacht beugen dieser Stoffwechselstörung vor. Wer das nicht schafft, baut tagsüber eine Tiefschlafsitzung ein, Anleitung Seite 315 f.

▶ Bei Tisch herzlich lachen

Kein Witz: Wer nur zum Weinholen in den Keller geht, aber zum Lachen am Tisch bleibt, senkt den Blutzucker während des Essens. Fanden Forscher der Universität Tsukuba in Japan heraus. Der Grund: Wer lacht, hat keinen Stress. Und Stress, unter dem vor allem Diabetiker beim Essen stehen, lässt den Blutzucker ansteigen.

▶ Knabbern Sie Sonnenblumenkerne

Enthalten Ballaststoffe und reichlich Vitamin E. Beides beugt Diabetes Typ 2 vor.

▶ Zaubermittel Grapefruit

Genießen Sie vor dem Essen eine halbe Grapefruit – oder trinken Sie ein Glas Grapefruitsaft. Wissenschaftler der Scrips-Klinik in San Diego fanden heraus: Wer das tut, nimmt ab. Und hat nach der Mahlzeit weniger Insulin und weniger Glukose im Blut. Grapefruit wirkt sich positiv auf den Zuckerstoffwechsel aus.

▶ Wollen Sie wirklich?

Wer ernsthaft versucht, Blutdruck, Cholesterin und den Blutzucker zu senken, wer wirklich will, der schafft's auch. US-Forscher fanden heraus: Die Ambition des Patienten spielt eine wesentliche Rolle bei der Diabetestherapie.

▶ Zeit fürs Frühstück nehmen

Wer jeden Morgen fröhlich frühstückt – am besten Obstsalat mit einem Milchprodukt –, der senkt sein Risiko, an Fettsucht und Diabetes zu erkranken, um 35 bis 50 Prozent. Das ergab eine Langzeitstudie einer Forschergruppe vom Kinderkrankenhaus in Boston. Ein tägliches Frühstück beeinflusst den Appetit und den Energiehaushalt positiv, vermuten die Forscher. Wer morgens frühstückt – nach dem Laufen –, kann seinen Hunger tagsüber besser kontrollieren.

▶ Chilischote schnippeln

Genauer gesagt Capsaicin, der Stoff, der den Schoten Schärfe gibt, senkt den Blutzuckerspiegel laut Wissenschaftlern der University of the West Indies in Kingston, Jamaika. Demnach könnten Ärzte auf aller Welt bald tun, was jamaikanische Heiler schon lange machen: Diabetespatienten mit Chilischoten behandeln.

▶▶ Minutenrezepte gegen den Krebs

▶ In fünf Minuten mixen Sie sich einen Krebsschutzcocktail

Schutz für zwei: eine Grapefruit, eine Orange und eine Zitrone auspressen. Am besten gleich noch einen Teelöffel Leinöl untermixen – und täglich genießen. Täglich Zitrusfrüchte können das Risiko für bestimmte Krebsarten (zum Beispiel Magen, Kehlkopf, Mund) halbieren.

▶ Ein Griff ins Regal – und die Grillwanne landet in Ihrem Einkaufswagen ...

Die sollten Sie unbedingt verwenden – egal ob Sie Fleisch oder Gemüse grillen. Weil sie verhindert, dass Fleischsaft, Fett oder Marinade in die Glut tropft. Wodurch krebserregende Benzpyrene entstehen, die den Rauch vergiften. Und damit auch das Grillgut.

▶ Drei Minuten zieht der grüne Tee

Zwei im Tee enthaltene Substanzen, EGCG und EG (aus der Gruppe der Flavonoide), blockieren eine Kettenreaktion im Körper, die Krebs auslösen kann. EGCG und EG stecken übrigens auch in Brokkoli, Kohl, Weintrauben und Rotwein.

▶ Fix gemixt: die Sanddornschorle fürs Immunsystem

Täglich 40 Milliliter Sanddornsaft (Reformhaus) mit Wasser verdünnt zu trinken erhöht die Leistungskraft des Immunsystems um 60 Prozent. Grund: Sanddorn enthält zehnmal mehr Vitamin C als Zitrusfrüchte.

▶ Fünf Minuten dauert ein weiches Ei ...

... da stecken viele essenzielle Aminosäuren, Vitamine und Mineralstoffe drin. Und die beugen Brustkrebs vor, fanden amerikanische Wissenschaftler heraus.

▶ In zehn Sekunden ist der Apfel gewaschen ...

... aber noch nicht geschält. Und das ist gut so. Denn in der Schale stecken die meisten sekundären Pflanzenstoffe. Die wirken antioxidativ und schützen viel effektiver vor Krebs als vermutlich der Rest vom Apfel, so Wissenschaftler der Technischen Universität München.

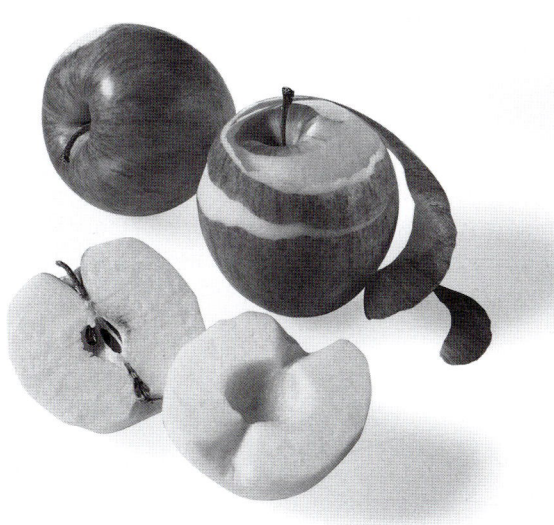

▶▶ Minutenrezepte für die Liebe

▶ 30 Minuten für das Herzkapitel

Manchmal ist der Mensch herrlich unkompliziert. Alles, was im Kapitel über das Herz (ab Seite 212) steht, gilt auch für die Körpermitte. Einfach lesen – und tun. Was meinen Sie, was sich dann wieder regt, da unten …?

▶ Fünf Minuten für den Beckenboden

Machen Sie diese drei Übungen für aktive Beckenbodenmuskulatur, für gute Durchblutung und guten Sex dreimal die Woche. 10 bis 15 Wiederholungen, zwei Durchgänge.

▶ Beckenschaukel: Beine schulterbreit auseinander, gerade aufrichten. Pomuskeln anspannen, Becken nach vorne schieben, Spannung halten, locker lassen, Becken nach hinten schieben.

▶ Kreuzen: Auf eine Matte legen, Hände im Nacken verschränken. Rechten Fuß auf das linke, angezogene Knie legen. Linken Ellenbogen und Oberkörper zum rechten Knie führen. Rücken bleibt auf der Matte. Seite wechseln.

▶ Beinschere: Auf den Bauch legen. Stirn auf die Hände. Fußspitzen strecken, Gesäß- und Beckenmuskeln anspannen. Beine anheben. Ein Bein über das andere führen. Dabei kein Hohlkreuz machen.

▶ Küss mich, Schatz

Dieser Satz kostet Sie keine drei Sekunden – und führt so oft ins Reich der Liebe. Nutzen Sie die romantischen Stunden mit der Liebsten auf der Couch. So oft Sie können. Sex ist nämlich nicht nur die schönste Sache der Welt. Sondern auch das Beste, was Sie für Ihre Potenz tun können. Vergessen Sie alte »Weisheiten« wie: Jeder Mann hat nur 1000 Schüsse in seinem Leben. Blödsinn. Heute weiß man: Mit Sex ist es wie mit Sport. Nur wer regelmäßig trainiert, bleibt fit. Regelmäßiger Sex bedeutet: Ihr Körper produziert Testosteron, und das Schwellkörpergewebe in Ihrem Penis wird ausreichend durchblutet und mit Sauerstoff versorgt. Testosteron ist das Hormon, das Ihre Lust auf Trab bringt. Und eine gute Durchblutung Ihres Penis ist die wichtigste Voraussetzung für eine gute Erektion. Falls kein Partner vorhanden, rät Men's Health: Selbst ist der Mann.

▶ IHM reichen täglich 20 Minuten

Trampolin, Laufband, Fahrrad, walken, joggen, nordic walken, skaten oder mit dem Staubsauger tanzen – egal was Sie machen, Hauptsache, Sie bewegen sich regelmäßig. Durchblutungsstörungen und Gefäßverengungen sind die Hauptursachen für Impotenz. Regelmäßiger Sport ist das Beste, was Sie dagegen tun können. Bewegung erhöht die Durchblutung und lockt außerdem das Lusthormon Testosteron aus der Reserve.

▶ Die 15-Minuten-Meditation

Kommen Sie runter, wenn der Alltag zu viel wird. Dann kommt er auch wieder rauf. Stress macht krank. Stress macht unglücklich. Und Stress killt Ihre Lust im Bett. Also: Suchen Sie sich einen Raum, in dem Sie Ruhe haben. Stellen Sie sich einen Wecker, und machen Sie die Meditation von Seite 315.

▶ Wasser, Pulver, umrühren. Fertig.

Dauert 30 Sekunden. Um Ihrem Körper ein wichtiges Powermineral zuzuführen. Magnesium fördert die Durchblutung und damit die Erektionsfähigkeit und sein Stehvermögen. Außerdem sorgt Magnesium für Entspannung und leistet als Antistressmineral einen wichtigen Beitrag für das Aufkeimen der Lust. Steckt doch alles im Essen, denken Sie. Theoretisch ja. Allerdings müsste man täglich 1,4 Kilo Käse und 22 Bananen zu sich nehmen, um sich ausreichend mit dem Mineral zu versorgen. Darum holen Sie sich Ihr Magnesium in Tabletten- oder Pulverform in der Apotheke. Sie brauchen 600 Milligramm pro Tag.

▶ 20 Minuten: Krabben-Brokkoli-Gratin mit holländischem Käse

Schmeckt toll, macht schlank und enthält viel Chrom. Ein Spurenelement, mit dem Ihr Körper ein Molekül namens Dehydroepiandrosteron (DHEA) bildet. Das Hormon DHEA brauchen Sie, um Testosteron zu bilden, um Lust zu haben, um schlank zu werden, um geistig rege zu bleiben, um gute Laune zu haben …

▶ In zehn Sekunden ist eine Einladung ins Fischrestaurant ausgesprochen

Und das Beste ist: Die meisten Frauen lieben Fisch. Weil er lecker und leicht ist. Und Ihnen tut er gut. Bestellen Sie am besten Schellfisch oder Scholle. Enthalten beide besonders viel Jod. Ihre Schilddrüse braucht Jod, um den Haushalt der Sexualhormone in Schuss zu halten. Mit Jod bringen Sie sich wieder in Stimmung. Jod ist ebenfalls enthalten in Parmesan, Bergkäse und Krabben. Ihre Libido ist seit einiger Zeit im Keller? Das kann auch an einer Schilddrüsenunterfunktion liegen. Das sollten Sie beim Arzt mal messen lassen.

► Fünf Minuten – braucht Tee, bis er durchgezogen ist

Schwarzer Tee enthält Mangan. Ein Element, das der Körper braucht, um Testosteron und andere Sexualhormone zu bilden. So steigert Tee die Lust. Genauso wie die anderen manganhaltigen Lebensmittel: Haselnüsse, Haferflocken, Weizenkleie, Weizenkeime.

► Das Fünf-Minuten-Ei

Omelett, Spiegelei, Rührei geht auch. Hauptsache, Sie essen Eigelb und das darin enthaltene Zink. Zink und Folsäure erhöhen die Spermienzahl und deren Qualität. Und erhöhen die Libido. Das haben jetzt Wissenschaftler vom University Medical Center in Nijmegen, Holland herausgefunden. Darum sind Austern hervorragende Aphrodisiaka. Da ist auch viel Zink drin. Ebenso in Mohnsamen, Sesamsamen und Weizenkleie.

► 26 Minuten für eine halbe Pizza

Übergewicht macht impotent. Und wer sexuell aktiv ist, tut was für die schlanke Linie. Ein italienischer Ernährungsexperte (muss ein Italiener gewesen sein) hat mal ausgerechnet, wie viel Kalorien was verbraucht. 15 Minuten Oralsex verbraucht die Kalorienmenge eines großen Schluckes Wein. 26 Minuten Vorspiel verbrennen die Kalorien einer halben Pizza danach.

► Drücken Sie die Letzte aus

Raucher leiden häufiger an Erektionsproblemen. Jede Zigarette steigert das Risiko für Impotenz. Ein Mann, der 20 Zigaretten täglich raucht, hat ein um 60 Prozent höheres Risiko als ein Nichtraucher. So eine Studie von der Universität New Orleans mit 4800 Teilnehmern.

Nachtrag – (nicht) nur für Ärzte

Gelöbnis

Für jeden Arzt gilt folgendes Gelöbnis

»Bei meiner Aufnahme in den ärztlichen Berufsstand gelobe ich, mein Leben in den Dienst der Menschlichkeit zu stellen. Ich werde meinen Beruf mit Gewissenhaftigkeit und Würde ausüben. Die Erhaltung und Wiederherstellung der Gesundheit meiner Patienten soll oberstes Gebot meines Handelns sein. Ich werde alle mir anvertrauten Geheimnisse auch über den Tod des Patienten hinaus wahren. Ich werde mit allen meinen Kräften die Ehre und die edle Überlieferung des ärztlichen Berufes aufrechterhalten und bei der Ausübung meiner ärztlichen Pflichten keinen Unterschied machen, weder nach Religion, Nationalität, Rasse noch nach Geschlecht, Parteizugehörigkeit oder sozialer Stellung.

Ich werde jedem Menschenleben von der Empfängnis an Ehrfurcht entgegenbringen und selbst unter Bedrohung meine ärztliche Kunst nicht in Widerspruch zu den Geboten der Menschlichkeit anwenden. Ich werde meinen Lehrern und Kollegen die schuldige Achtung erweisen. Dies alles verspreche ich auf meine Ehre.«

Merken Sie, lieber Leser, dass es hier eben nicht um Krankheit geht? Dass die Gabe einer Zuckertablette oder eines Blutdrucksenkers sicher nicht die Gesundheit wiederherstellt, sondern die Krankheit konserviert. Merken Sie, um was es hier geht? Um den Menschen. Das ist Medizin. Frohmedizin.

Sachregister